非驢非馬

中醫、西醫與現代中國的相互形塑

雷祥麟◎原著與修訂
陳信宏◎譯

NEITHER DONKEY NOR HORSE

MEDICINE IN THE STRUGGLE OVER CHINA'S MODERNITY

獻給我的母親倪美安與父親雷彬生

各界讚譽

作者有很強的企圖心，以清晰的論點、豐富的資料和高超的寫作技巧，成就這部非常令人耳目一新的學術著作，讀來流暢愉悅。

——美國醫學史學會頒發的William Welch Medal

如果你只想讀一本關於中醫現代史的書，這就是你該讀的那一本。作者以充滿原創性的見解，分析醫學、科學、現代性和國家之間相互纏繞的歷史過程，論證清晰，相當令人折服。本書對科技研究、全球健康史和二十世紀中國史的研究做出非常重大的貢獻。

——栗山茂久｜哈佛大學，東亞系

本書是現代中醫史傑出學者的重要著作。作者論證當今我們所理解的「傳統中醫」事實上誕生於二十世紀初，是在與西醫及國家的互動中具體成形。在每個章節，作者都能闡明非常困難的文本與概念，同時又能清楚地提出有著深遠理論意義的論證。作者的論證基於最高水準的研究之上，又通曉歷史材料，嫻熟中、外文的學界成果和理論發展，任何對民國史和科學史有興趣的讀者應該都會想要開卷展讀。

——沈艾娣（Henrietta Harrison）｜牛津大學，歷史系

雖然許多中醫師認為中醫的歷史已經綿延幾千年，但基本上史學界一般認為「傳統中醫」是二十世紀的發明。在這本充滿企圖心的大作裡，作者採取一種全新的視角，追溯「傳統中醫」被發明的史前史。透過編織巨量的史料、細緻的論證和全景視野，構築出堅實的論點，層層分析下來犀利精闢，令讀者回味再三。雖然作者以理論為架構，但行文風格清晰又親切。對民國時期中醫史特別有興趣的讀者而言，本書是最好的選擇。

——李尚仁｜中央研究院歷史語言研究所研究員，出自*Frontiers of History in China*

在這本富有洞見且引人深思的書中，作者讓我們看見在毛澤東所稱的半殖民半封建社會裡，實踐「現代」醫學究竟意味著什麼。透過豐富的史料，本書使我們理解到現代醫學將永遠都會是雜種醫。更重要的是，作者為所謂的「傳統中醫」——中國現代性的典範以及全球性的現象——提供了一個批判性的後殖民譜系。

——Warwick Anderson｜雪梨大學，醫學史與STS

本書超越了原先中國現代史的研究成果，挑戰傳統學界對現代性、科學和國家權力的既定認知，呈現十九世紀末以降，東亞世界醫學爭議和發展的思想史和社會史。這本著作細緻檢視了二十世紀改變中國社會的現代化跨國歷程。醫學知識和實作，不論「現代」或「傳統」，都不是外在於政治、文化和社會階層而獨立存在的。任何人對普世科學知識和在地知識如何相互作用、對社會主義和資本主義、對於制度和自然知識如何被使用來進行健康和人口的當代治理有興趣，應該都可以從本書找到歷史的洞見。

——Judith Farquhar｜芝加哥大學，人類學系

這部卓越的巨作闡明中醫和西醫如何催生中國現代性的形成，並深刻影響著民國時期的國家建構。作者以精巧的鋪陳，將中西醫的政治衝突和「中醫科學化」的爭議，連結到更高層次的主題：那就是主導二十世紀初中國政治鬥爭的國家、民族主義和現代性議題。

——韓嵩（Marta Hanson）｜約翰霍普金斯大學，醫學史系

這本書不單只是中醫史，也不單只是西醫史，而是呈現醫學、科學和政治交織纏繞、共同演化的中國現代史。作者巧妙地使用時人「非驢非馬」這個有點貶義的詞彙作為書名，充分展現中國追求現代性的過程中，致力達成「科學化」時的各方張力。本書是一項非凡的成就，足見作者是一位頂尖的中醫史學家，也是「科學與技術研究」的重大思想家。藉由這本書，作者建立了一套概念架構，未來所有關於這個主題的研究，都將會受到此一架構所形塑。

——Ruth Rogaski｜美國范德堡大學歷史系，出自*East Asian Science, Technology, and Society*

想要過度高估此書的價值是困難的，史料豐富又有非常精細的理論分析。非常詳盡且全面分析二十世紀中國的醫學進展。不僅如此，這還是一本知識史和政治史兼具的著作，呈現醫學改革如何成為中國成功追求現代性的案例。本書將會適得其所地獲得經典之作的地位。

——Nicole Elizabeth Barnes｜杜克大學歷史系，出自*Bulletin of the History of Medicine*

在構想如何將批判性的跨學科研究——女性主義研究、後殖民研究或者科學研究——的洞察納入亞洲史領域時，人們常會想到兩種可能的做法。第一種做法是選擇性地採用某些批判性的語彙，這有時可能會促成

一些真正的新想法，但整體而言研究取徑仍然大同小異；在另一種做法裡，亞洲史學家直接探索跨學科研究本身所關切的基礎議題，從而轉化了當被追問的問題以及進行研究的方式。在本書中，作者精彩地展示了後面這種做法。

——魏美玲（Emily E. Wilcox）｜密西根大學，中國研究，出自*Modern Chinese Literature and Culture Journal*

本書有許多優點，其中之一是，作者分析西醫如何不是中醫現代化的敵人，甚至可能是中醫科學化的助產士。另外一點是，本書是至今為止最好的一本書，去分析「國家」這個角色如何影響了醫學在中國的發展，中醫和西醫從十九世紀以來競爭病人的態勢，轉變成競爭如何與國家有更多的結盟。

——姜學豪｜美國加州大學戴維斯分校，歷史系，出自*Journal of the History of Medicine*

整本書充滿精細的分析、有說服力的論證和充滿啟發的見識。作者使用了許多國民黨官員的日記作為素材，加上官方文件和媒體報導，讓讀者得以窺見個人是如何看待公共巨變。

——姜麗婧（Lijing Jiang）｜約翰霍普金斯大學，科學和技術史學系，出自*Studies in History and Philosophy of Biological and Biomedical Sciences*

這本書對於當代最重要的意義在於，作者指出我們不假思索視之為具高度同質性的領域，例如：現代性和科學，其實是充滿高度歧異性和眾聲喧嘩的領域。就像作者挖掘出來的圖像史料所呈現的，不論中醫或西醫，它們內部都不是只有單一社群或組織去獨攬整體的代表權，而是呈現出一個變動紛雜的混沌環境。

——大道寺慶子｜慶應義塾大學，出自*Medical History*

本書對於傳統中醫的歷史和人類學研究者來說，是引頸期盼等了很久的佳作。讀起來令人感到非常滿足，有扎實的史料和作者的洞見，非常推薦給跟國家、科學和任何其他現代性主題搏鬥的研究者。

——詹梅｜加州大學爾灣分校，人類學系，出自*Medical Anthropology Quarterly*

過去的歷史研究常將中醫史描述成傳統與現代的對立，不是聚焦在西醫在華史，不然就是傳統中醫史，但這本書之所以能脫穎而出就在於，作者將兩者的歷史合而為一。整體來說，這本書令讀者一捧起來就完全投入，背後蘊含完整的理論架構，論點無懈可擊。即使歷史錯綜複雜，情勢千變萬化，但本書並不會讓讀者陷入檔案細節的泥淖裡，作者施展精湛的敘事能力，總能清晰地疏理歷史行動者的鬥爭，帶領讀者穿越種種爭議的核心，貫穿歷史的分期。這是一則迷人的故事，而且將會大幅推進非西方世界的醫學史領域。

——Emily Baum｜加州大學爾灣分校，歷史系，出自*Studies in History and Philosophy of Science*

作者做了非常多的努力，從史料和二手研究中，提煉出獨具開創性的歷史作品。作者詳細研究主要歷史人物，例如：余巖、陳立夫和陳果夫，也描繪出民國時期和抗戰時期，政治和文化所處的大環境，甚至追溯至宋代的中醫大歷史的敘事邏輯。作者描繪了一九四〇年代之前，中醫科學化的歷史動態圖像，藉此質疑我們習以為常「西醫必將主宰一切」的假設。任何對醫學史、民國史、國民黨歷史，以及科技與社會研究有興趣的讀者，都應該可以從這本書找到洞見。

——Tina Philips Johnson｜美國聖文森學院，出自*The China Quarterly*

作者重新詮釋了十九世紀末到一九四九年，中醫和國家、和科學、和現代性的複雜歷史。本書超越了「中醫的存續」和「西醫的發展」如此二分的史觀，帶領讀者將焦點從單純的中西醫政治鬥爭，到「何謂中國現代性本質」的意識形態爭議。在這個新觀點之下，中醫不再是被邊緣化的犧牲者，而是主動參與打造現代國家的狠角色。本書帶領讀者看到中醫在制度、知識論和物質世界的重大轉變，還有中醫與國家、科學以及現代性的關係。任何對現代中國的醫學史、科學史和中國史本身有興趣的人都應該展頁開讀，中醫執業者和中醫管理單位也應該能從本書獲致真知灼見。

——方小平｜澳洲蒙納許大學（Monash University），出自*Canadian Journal of History*

目次

「非驢非馬」的意義——中文版序

隨著中文版《非驢非馬》在反覆修改後逐漸成形，我才由遙遠模糊的記憶中回想起，早在我還在為博士論文奮鬥不懈而又不時感到惶惑不安的研究生時期，我就同時心懷喜悅地期望著，有朝一日，我要為中文讀者出版一本關於這段歷史的專書。

會懷抱著那樣的期望，是因為我覺得自己想要追問的是一個很素樸的、一般人都會感到好奇的、甚至很切身的問題：自從十九世紀以來，東亞各國關於自然現象的所有傳統知識幾乎全都被現代科學取代了，唯有傳統醫療留存至今，甚至反向傳布到世界各地。究竟是什麼樣的歷史過程造成了這個奇特的現象？這個歷史現象究竟有什麼意義？

藉由探索這個素樸的問題，我發現了一個少為人知的、「非驢非馬」的歷史困局。自民國時期以來，積極推動「中醫科學化」的改革派中醫師幾乎不可避免地陷入這個雙重困局之中。如果他們改革的目標只在「保存傳統」，他們只需要負隅頑抗、堅持中醫與現代科學不可共量，甚至超乎科學之上，即可自圓其說。如果他們「科學化」的目標就只在將少數中藥零星、片段地吸納入現代醫療之中，或是將中、西醫任意結合，那麼所謂的「科學化」不難執行，卻必然意味著中醫的解體。但是當時改革派中醫師的目標卻不同於這兩個常識性的通論，他們一方面希望將科學、醫學知識（解剖、生理、細菌學說）以及現代性的概念（真實、真理、客觀性）吸納進入中醫之中，另一方面又致力於保持中醫的自主性、發展其特長、延續其生命力。

然而由當年的進步知識份子的角度看來，這些改革派中醫師們所致力追求的卻是一個「非驢非馬」、沒有正面意義、更絕對沒有未來的雜種醫。這些現代論者認定一切企圖結合現代科學與傳統醫療的努力，要不就背離中醫的傳統精義、要不就扭曲科學的普世真理，勢必違反現代性，因而註定會失敗。即便是推動此一努力的改革派中醫師，也無法否認一旦踏出歷史性的這一步，中醫的未來便變地危機四伏而難以想像。正因此，現代中醫史最具有世界史意義的特點，就在於中醫師曾與此困局搏鬥至今，曾正面遭逢與吸納現代性概念以及科學知識，又同時透過自我創新與重組中醫，從而得以存活至今，成為一個傳播全球的、活著的傳統（living tradition）。

他們如何陷入這個「非驢非馬」的歷史困局？如何與這個困局搏鬥？如何與現代性概念與科學知識協商？如何重組與轉化中醫？這是書裡想要描述的故事，一個在當時、甚至今日都不容易理解的努力，無怪乎持續地引發人們熱烈的辯論。當二〇一五年屠呦呦教授以中藥青蒿治療瘧疾的研究榮獲諾貝爾醫學獎後，甚至國際輿論界都加入激辯，究竟這個獎是頒給「現代科學」還是「傳統中醫」？只是辯論的各方都不知道早在屠教授於一九六〇年代投入尋找可以治療瘧疾的中藥之前，結合兩者的努力已經進行很久了，而且已經在結合的過程中得到重要的成果並創造出獨特的科學研究取徑，那就是本書第九章關於中藥常山的故事，更是一個必須追溯到台灣第一位醫學博士杜聰明先生的故事。[1]

藉著追問這個素樸的歷史問題，我的研究旨趣是透過醫療史與科技史來理解東亞諸國自十九世紀以來所經歷的歷史巨變，並透過這個非西方的歷史來反思基於歐洲歷史經驗所定義的普世現代性。

最後，這個由研究生時期以來一直陪伴著我的願望，終於落實為您手上的這本書了，衷心希望您能感受到當年的我想像中的喜悅。

1 以屠呦呦教授獲獎引發的國際爭議為例，各界激辯的問題預設了一個不符史實的前提：直到屠教授與其研究團隊在一九六○年代投入研究之前，「現代科學」與「傳統中醫」還是極少交流、涇渭分明的兩個知識傳統。基於此前提，人們才會汲汲於追問研究成果究竟應當歸功於誰。事實上，就如本書第九章所描述的，要不是在一九四○年代的重慶已經成功地證實中藥常山可以治療瘧疾，中共當局根本不會在越戰中決定投入巨大的資源尋找可以治瘧的中藥。說來有些反諷，民國時期的行政院長汪精衛曾在立法院公開表示絕不相信中藥能治傳染病，並以此為由反對關於中醫條例的立法，八十年後卻是關於中藥治療傳染病的研究使得華人科學家首度贏得諾貝爾醫學獎，由此可見這段期間之內歷史走了多遠。更重要的是，在一九四○年代成功證實常山療效時，所採取的研究程序（research protocol）違反當時國際科學界的共識，以人體的臨床實驗作為第一步，因此被譏嘲爲「倒行逆施」法。或許會更令讀者感到意外的是，早在一九二○年代的日治台灣，台灣第一位醫學博士杜聰明先生就已經主張以這種他稱之為「實驗治療學」（Experimental Therapeutics）的新方法來研究漢藥，而且當他特別推薦應當以這種新方式來研究的漢藥時，他所推薦的兩個漢藥之一就是後來被證實有效的常山。很明顯地，杜博士清楚知道常山有效，只是目前科學界共同遵循的方式難以證實其療效，所以必須鼓起勇氣自居國際學界的最前沿，投入開發適合實現漢藥潛力的新的科學研究方式。總而言之，早在屠呦呦投入研究之前，已有許多中醫倡議者與科學家投入探索結合兩者的方式，不僅已有重要的研究成果，更在結合兩者的過程中發展出獨特的科學研究方法，只不過在杜聰明的年代與一九四○年代都飽受譏評。唯有當我們對於這一切發生過的歷史都視而不見，堅持一定要在常識性的「現代科學」與「傳統中醫」兩者中選擇其一，才會得到屠教授的研究成果與中醫完全無關的結論。

這就是為什麼我們必須關心「非驢非馬」的歷史，它代表著一個謎題：有一個全新的物種在歷史中誕生了，我們不可能再以熟悉的「驢」或「馬」來理解它，無法將其化約為「現代科學」或「傳統中醫」。而且一旦承認「非驢非馬」這個謎題，我們就會意識到解謎的鑰匙就在它誕生的歷史之中。

參見雷祥麟，〈杜聰明的漢醫藥研究之謎：兼論創造價值的整合醫學研究〉，《科技、醫療與社會》，第十一卷（二○一○）頁一九九～二八四，關於常山的部分見頁二二七。

CHAPTER 1 導論

身為中華民國國父以及西醫師的孫中山（一八六六—一九二五），被迫在臨終前的病床上公開表明他個人對於傳統中醫的立場。面對肝癌的致命威脅，他究竟是否將接受中醫治療？他思考的過程以及最後做出的抉擇，從一九二五年一月初開始就受到無數觀察者的高度關注，直到他於三月十二日辭世為止。如果在生命最脆弱而絕望的時刻，孫中山仍能拒絕接受中醫治療，這項決定就證明了他對於現代性無比堅定的信念，證明了他不愧是中國現代性的代表。根據也曾習醫的中國現代文學先驅魯迅（一八八一—一九三六）的描述，孫中山在臨終說：「中國的藥品固然也有有效的，〔西醫〕診斷的知識卻缺如。不能診斷，如何用藥？毋須服。」[1]聽說孫中山竟能始終如一地拒絕服用中藥（後來證明並非如此），[2]魯迅激動莫名地直言，孫的決定「不下於他一生革命事業地感動過我」。[3]如同魯迅的評論所示，拒服中藥竟比推翻帝制更令人感佩，因為在孫中山的同志們與進步知識分子的心中，服用中藥就意味著公然背棄現代性的理念。

同樣是在北京協和醫院裡，半個世紀後發生了另一件同樣深富象徵性但意義全然不同的事件。一九七一年，《紐約時報》記者雷斯頓（James Reston；一九〇九—九五）在尼克森總統歷史性的中國行之前參與一支先遣團隊造訪中國，卻在北京接受一個緊急的闌尾切除手術。在周恩來總理（一八九八—一九七六）的命令下，頂尖的醫學專家合作為他提供治療。手術很順利，但雷斯頓卻出現嚴重的術後疼痛。在專家以針灸舒緩他的疼痛後，他在《紐約時報》發表了一篇報導，詳述他的親身經驗以及針灸在其他病患身上驚人的療效。對於許多西方人而言，這是他們第一次聽到針灸。許多人都認為雷斯頓這篇開創性的報導「為這個國家（美國）開啟了探索另類醫學的大門」，[4]但雷斯頓非常清楚這是何等的歷史反諷。一九一六年，當洛克斐勒基金會創建他接受手術的北京協和醫院時，成立的目的是要為中國人心智灌輸「科學精神」，[5]但雷斯頓在報導指出，「就像此刻中國的一切事物，這所醫院正在嘗試將非常古老與非常新穎的東西結合在一起。」[6]在孫中山臨終的病榻前，中醫被視為與現代性水火不容的死敵（antithesis），但五十年後在同一所醫院裡，中醫卻變成一個向全世界宣告的訊息：中國發展出了一種非常不一樣的醫學與一種非常不一樣的現代性。

二十世紀初義憤填膺的進步知識分子，如果知道在五十年之後，中醫的形象居然會由阻礙進步的傳統，華麗轉身為啟發世界各地接納另類醫學的先驅，無疑會驚愕莫明。會令他們更困惑的是，中國並不再是當年那個極度欠缺現代醫療的國家，同一時期內中國大幅提升了人民接受現代醫療服務的管道。在雷斯頓發表那篇報導的時候，中國已經發展出一套初級衛生保健體系，「對於龐大的人口達成百分之九十的覆蓋率，深受世人欽羨。」世界衛生組織總幹事陳馮富珍指出。[7]因此，正是在現代醫學（亦即「西方」醫學）席捲全球而普及中國的過程中，傳統中醫同步經歷了一個歷史性的轉變。基於這樣一個出人意表而且令人困惑的歷史，我在本書中試圖回答一個看似簡單的問題：中醫如何從現代性對反的死敵轉變為中國探索其自身現代性最有力的象徵？

當中醫遭遇到國家

說來極為反諷，中醫現代史的轉捩點是一個企圖全面廢止中醫的歷史事件。一九二八年，在內戰、社會動盪以及外力凌夷等內憂外患交相煎迫的情況下，國民黨總算終結軍閥割據（一九一六—二八），建立了一個新的中國政府。雖然國民黨實質控制的只有部分地區，但仍然致力建國，在新都南京成立了衛生部。除了宋朝（九六〇—一二七九）以外，[8]這是中國首次設立一個國家行政中心來掌控所有醫療相關事務。緊接著的次年，由西醫師主導的中央衛生委員會無異議地通過了一項廢止中醫的提案。出乎所有當事人的意料之外，這項決議卻促使原本缺乏組織的中醫界群起集結，發動一場聲勢浩大的國醫運動，從而正式展開中西醫間長達十餘年的集體鬥爭。

半個世紀後，廣受敬重的中國公衛先驅陳志潛（一九〇三—二〇〇〇）這樣回顧這場歷史性的衝突：

一九二〇年代，現代醫學的從業者（包含中國的國民）因為要求廢止傳統醫藥，而無意間延遲了科學醫學的散播，而且可能延遲達數十年之久。他們的舉動所引發的恐懼，導致城市裡一小群有影響力的儒醫開始串連，以集體行動尋求政府高層代表他們出面干預。備受官方與民眾敬重的這些儒醫不僅得以捍衛他們既有的勢力範圍，甚至還擴展了他們的影響力。超過五十年後，這兩種醫學體系在中國占有同等的地位，各自有其學校、治療機構，在官僚體系裡也各有身居高位的朋友。[9]

簡言之，從陳志潛等西醫的角度看來，一九二九年春的提議廢止中醫案是一項不可原諒的誤判。這個歷史性的誤判不僅導致西醫的「散播」延後數十年之久，更促成當代中國醫學二元體制的誕生。

陳志潛預設西醫席捲全球勢所必然，因此認為在一九二〇年代目睹的情形只是一種「延宕」，是生物醫療大獲全勝而傳統醫療走向滅絕的必然過程中所經歷的局部停滯。陳志潛做出這段評論的時間是一九八〇年代末期，但就像其他許多現代化倡議者一樣，他深相信科學生物醫學必然全面取代地方性的醫療傳統，問題只是時間早晚而已。儘管如此，四十年後的今日，傳統中醫診療在台灣海峽兩岸都獲得政府的合法化認可，並且逐漸傳播到世界各地。[10]根據世界衛生組織的報告，中醫是另類醫學與輔助醫學（alternative and complementary medicine）的領頭羊，而且在世界各國也愈來愈獲得主流醫療的接納。[11]與其將這段歷史視為一項不幸的延宕、或是邁向科學醫療的必然過程中的過渡階段，我打算從另一種觀點來檢視中醫的現代史：亦即將其視為中國探索現代性的關鍵歷程。為此，本書將探究傳統中醫如何跨越閾限（threshold）而步入現代性——包含政治、制度以及知識論等面向。我將在以下說明，跨越閾限的時刻就是「當中醫遭遇到國家」，是以它是本節的標題。

首先，我關切的歷史常被認為為是兩種知識體系的文化衝突：一方是科學的西方醫學，另一方是前現代的中醫。兩者間的衝突常被視為是現代科技傳播全球的過程中難以避免的地方性事件。然而在一九二〇年代時，中西醫在中國卻已共存數十年，而且彼此之間極少直接競爭。如果國家沒有在一九二〇年代晚期強行介入禁止中醫，所謂的中西醫之爭根本不會出現，就算競爭也會以非常不一樣的形式進行。由此看來，這項歷史性的衝突其實並不是直接發生於中西醫之間，而是發生於中醫與邁向現代化的國家之間。

第二，發生於一九二九年的那兩項歷史事件——一是政府宣布廢止中醫，二是國醫運動的興起——徹底扭轉了中西醫在中國的競爭邏輯。在這兩起事件之前，中西醫師所競逐的是個別的病患；但之後，他們所競逐的卻是與國家建立結盟關係。更重要的是，這兩起歷史事件促使中醫師集結起來積極追求國家剛開始賦予西醫師的專業利益、制度上的基礎設施、以及官方的認證。為了競逐由國家所創造並且提供的各種權益，中醫師與其支持者開始致力改革中醫以迎合國家所追求的現代化。為了突顯與國家結盟的新願景，中醫師決定自稱為「國醫」。國醫這個名稱顯示，當中醫支持者被迫面對來自國家的威脅時，他們的回應策略卻是致力將自身的未來和國家的未來緊密地連結在一起。

第三，我將證明對於傳統中醫的再造（remaking）而言，一九二九年的衝突在知識論的層面上也構成了一個歷史性的事件（epistemological event）。除了必需因應生物醫學所帶來的政治挑戰之外，當中醫領導者開始採納我所謂的現代性論述，並以這些論述為基礎而致力改革中醫時，他們便會在知識論的層面承受近乎暴力的壓迫。由於這些流傳全球的論述其功能就是在現代與前現代之刻畫出巨大的斷裂，因此改革派中醫師試圖以這些新的知識前提為基礎來改革中醫之時，便不免遭遇極其艱困的挑戰。然而隨著他們的努力，大幅轉化了中醫的理論、實作、教育和社會網絡，這一切便為後續的發展鋪平了道路，使得共產中國能在一九五〇年代中期創造出一個以標準化的教科書為基礎的「傳統中醫」（Traditional Chinese Medicine, TCM）。[12]就這個意義而言，現代中醫的創立肇始於一九二〇年代，當中醫遭遇到現代國家的那一刻。

超越傳統與現代的二元歷史（Beyond the Dual History of Tradition and Modernity）

除了少數幾個令人矚目的例外，絕大多數的民國醫學史都可以明確區分為涇渭分明的兩種歷史：[13]西醫在華史與傳統中醫史。[14]雖然從來沒有學者規定兩者間非得如此涇渭分明，而且大多數的學者可能根本不曾意識到這個現象，但這兩種歷史間的嚴格劃分隱含了一個意義：對於現代醫療在中國的發展史而言，中醫幾乎沒有扮演任何角色。關於現代的制度、價值觀與知識如何影響中醫的發展，史學家熱切地留下許多記載，但對於中醫師與其支持者如何影響了西醫傳入中國的過程或是現代公衛與醫療行政的建設，我們所知極為有限。很明顯地，醫學史的編纂原則複製了傳統與現代性的二元對立，使我們難以想像中醫可以是對於中國醫學現代性做出積極貢獻的成員。

將兩種歷史斷然分隔的學術分工，使我們錯過了中醫最獨特而重要的特點，就是它和中國的現代性之間存在著高度爭議與曖昧的關係。如同艾爾曼（Benjamin Elman）研究中國科學史的大作所下的結論，帝制中國原有的科學研究領域裡，唯有一個學門「曾經歷了一八五〇至一九二〇年間的現代科學衝擊而得以倖存」。[15]其中的「倖存」（survive）一詞提醒了我們，無論在中國或是其他非西方地區，現代科學與生物醫學傳入後，往往造成傳統知識大規模的邊緣化——甚至是集體滅絕。無論史學家多麼努力超越啟蒙運動的線性史觀與目的論架構，他們最終寫出來的歷史卻總是人們熟悉的老故事——傳統知識被推擠到歷史舞台的邊緣，乃至完全被現代科學取代。相較於全球各地的傳統知識都遭到滅絕與邊緣化的不幸命運，中醫無疑是個引人注目的獨特案例，它不但在科學與現代性的攻擊下存續至今，甚至蓬勃發展，成為獲得國家認證的公共知識。[16]

令人扼腕的是，至今許多人仍然認為中醫只是前現代的「倖存」者或遺跡而已。即便艾爾曼等學者已經細心地強調，經歷科學攻擊而存續至今的是「現代化版本的中醫」，[17]但一般人卻常不假思索地認定中醫是苟延殘喘於現代中國的某個洞窟裡的活化石。如果我們認定中醫現代史只是一段致力於保存中醫、乃至「現代化」中醫的歷史（而且這一切只為了中醫自身、為了使它在那個洞窟裡苟延殘喘），那麼這段歷史當然就與現代醫療在中國的發展史沒什麼關係。反過來說，如果把引發高度爭議的中醫史排除在視野之外，那麼剩下來的「中國現代醫學史」就會很像人們都很熟悉的故事，就是醫學史家華威・安德森（Warwick Anderson）批判的那種「『現代醫學發展』這個大敘事的一種地區性的變體」。[18]如同安德森指出的，這種醫學史反映並且強化了一個普遍流行的想法：就像其他許多非西方國家一樣，中國的現代史可以「被視為『歐洲史』這個大敘事的一種變體」。[19]換言之，現代性的主要面向都源於歐洲，之後流傳全球。

如果我們認定中醫現代史是中國現代醫療史的一部分，這段歷史就有潛力去挑戰上述的歐洲中心主義與歷史主義，那也正是查卡拉巴提（Dipesh Chakrabarty）在《將歐洲地方化：後殖民思想與歷史差異》（*Provincializing Europe: Postcolonial Thought and Historical Difference*）這部深富影響力的著作中批判的核心。我雖然強調中醫史的這種重大潛力，卻絕對無意將歷史中「倖存的傳統中醫」浪漫化為一種與生物醫學截然不同的另類選項。一般而言，這樣浪漫化中醫的論述，往往會預設中醫現代史與西醫（在華）現代史之間涇渭分明，從而強化了兩種歷史的區隔——中醫現代史記錄著存續下來的傳統事物，西醫現代史則記錄從歐洲輸入中國的新事物。我認為這兩個觀點都不合乎史實。我們必須超越人們習以為常的思考架構，因為那個架構把這段複雜而且緊密交織的歷史割裂為兩個相互獨立的歷史進程：一邊是傳統醫學的存續，另一邊是現代醫學的發展。

邁向一種共同演化的歷史（Toward a Coevolutionary History）

中醫經歷科學與現代性的衝擊卻得以存續至今，此「倖存者」的獨特地位當然是我們思考的起點與核心。但就書寫中醫現代史而言，比「倖存者」（survivor）更適切的概念是「物種形成」（speciation）。首先，中醫的倡議者在這段時期努力的目標並不是保存中醫、甚至不是所謂的中醫現代化。[20]國醫運動的領導人曾明白指出，他們努力的目標是要創造「新中醫」，一個可以清楚辨識的新物種。生物演化的比喻，可以幫助我們理解以下這兩者間的關鍵差異：一是中醫的存續，另一是所謂的「國醫」這個新物種的形成。中醫的現代化或是中醫的存續所描述的是一群生物體（也就是中醫）的轉變而已，但國醫的願景卻涉及雙重的轉變，一方面是這群生物體，另一方面則是這群生物體適應存活的新棲位（niche）——就是興起中的民族國家。「存續」一詞無法捕捉「國醫」這個物種形成的過程，無法告訴我們新中醫如何與現代國家的新棲位進行共同演化。

為了超越「傳統醫學的存續」和「現代醫學的發展」這種二元史觀，本書特別強調中醫、西醫與國家三者之間的交互作用。為了突顯三者間原本隱晦難見的交引互動，我將以單一歷史敘事綜述原先各自獨立的三項歷史：西醫在華史、中醫現代史，還有國家的政治史。這種異於傳統的研究設計當然會使我無法充分探討三種歷史中的任何一項；但卻能夠揭露出三者間出乎意外的結盟，而且有時結盟會發生在地理上阻隔不通、範疇上截然不同、是以實質上相距甚遠的歷史事物之間。

讓我提供一個具體但有些簡化的例子，就是發生在一九一〇年的滿洲鼠疫，我將在第二章講述這段歷史。這起事件普遍被視為是西醫在華史的里程碑，因為滿洲鼠疫證明在建構國家的過程中，西醫扮演著不可或缺的、政治性的角色。藉著遏制疫情的散播，西醫師們成功捍衛中國的主權，阻止了日本與俄國的勢力擴張。西醫這項劃時代成就是兩股力量匯聚的結果：新興的地緣政治權力（源於主權危機）與一種新知識（傳染病的細菌學說）。若要理解為何滿洲鼠疫會使中醫與西醫相比之下顯得無可救藥地相形見絀，我們就必須考量國家主權與顯微鏡之間史無前例的結盟（見第二章）。

本書企圖同時描述這三項歷史，除了為了捕捉三者間的交互影響與出人意外的結盟之外，也有非常實際的理由。就敘述中醫現代史而言，西醫與民族國家的興起無法被當成所謂的「歷史背景」，因為兩者的變化都太迅速、太深遠，而且太直接地影響到中醫的歷史。遏制滿洲鼠疫後，西醫的倡議者得到一個有些反諷的結論，他們認為現代醫學的科學真理無法憑著自身的力量在中國散播，而一定需要仰賴現代國家及相關制度。為了實現「藉由國家推廣西醫」的新策略（見第三章），他們致力於將西醫形塑為建構國家的利器。正與西醫艱苦鬥爭的中醫師馬上起而效尤，立即認定實現這個策略是關乎中醫存亡的重要挑戰，為了讓中醫和現代民族國家緊密連結，他們開啟了中醫政治化（politicizing Chinese medicine）的歷史進程。換句話說，正是為了回應西醫在中國的獨特發展策略，「國醫」才會迅速崛起為現代中醫的集體願景。

中西醫都致力於自我政治化之後，國家就在各方期待之下，開始扮演驅動中國醫學史的火車頭的角色。在實務上，國家與醫學的關係在這段時期經歷了深刻的轉變。儘管清廷在一九一〇年的滿洲鼠疫爆發之前並不關切醫學與公共衛生，但到了一九二八年，國民政府已決意成立一個獨立的衛生部——和英國在一九一九年成立全世界第一個衛生部僅僅相隔十年。一九四七年，國民政府在憲法中納入了公醫制度（State Medicine）：這是一種非比尋常的國家衛生體系，人員與資金完全由政府提供，也全然由政府掌控。在不到四十年的時間裡，中國經歷了鉅大的轉變，從原本被視為「全世界最晚採行科學醫療的社會之一」，[21]變成政府堅定承諾要為全體公民提供現代醫療服務，乃至後來共產黨政府建設出舉世聞名的初級衛生保健體系。經歷巨變的國家改造了中西醫賴以存活的社會空間；在此同時，與中西醫的互動也改變了國家，在國家的身上刻劃下一些重要的特徵。就此意義而言，本書希望能同時是醫學發展的政治史（a political history of medicine）與國家形成的醫學史（a medical history of the Chinese state）。

綜上所述，中國近代醫學史必須納入中醫史，因為這三種歷史中的任何一者都無法單獨解釋中國現代性的形貌，中國現代性的關鍵特徵是在三者相互關聯（interrelated）的歷史中具體成形的。本書主張將這三項歷史視為變動不居、相互影響的動態過程，從而致力於呈現出三者間的交引互動與共同演化。基於三者共同演化的觀點，我們便會注意到，傳統中醫之所以能夠享有與其他傳統知識不同的命運、獨樹一格地「倖存」至今，其實深受源自歐洲與日本的知識、論述以及制度所影響。反過來說，中國的現代醫療之所以能對全球醫療做出獨特的貢獻，也是因為它納入了新近改造後的本土中醫。共同演化史不會複製傳統與現代的二元對立，而會揭露兩者在歷史進程中極其密切的交引纏繞，從而能夠闡明在歷史過程中具體成形的中國現代性的形貌。

中國的現代性（China's Modernity）

截至目前為止，我的討論聚焦在中西醫之爭的政策面向。然而郭適（Ralph Croizier）早在半世紀前出版的開創性著作中就已指出，中醫大辯論的意涵遠遠超過醫療政策。[22]郭適將中西醫之爭置放入五四運動的文化脈絡，從而深具說服力地闡明為什麼這項醫學政策的爭議會引來那麼多醫學領域以外的人士熱切參與，包括當時最著名的知識分子與政治領袖。一言以敝之，因為中西醫之爭背後是一個更巨大而關鍵的意識形態之爭：中國現代史上最重要的兩大意識形態——文化民族主義（cultural nationalism）與科學主義（scientism）——之間有著無可調解的矛盾。基於郭適所做的意識形態分析，我進一步主張所謂的中西醫之爭實際上包含了兩種不同但相關的鬥爭：一是醫療政策之爭，關鍵是中醫在國家醫療體系當中扮演的角色，另一是意識形態之爭，關鍵是中國現代性的本質。

被擬人化為「賽先生」的科學主義，在一九一八年的五四運動中躍升為現代中國思想的主導力量，其影響力在一九二三年的科學與玄學論戰中臻於巔峰，乃至人們激烈辯論個人的「人生觀」能否也能以科學的方式決定。[23]如同科學與玄學論戰所揭露的，進步知識分子致力於以科學來界定現代性，這麼一來，中國當前劇變的方向就都能以所謂的科學方法決定。在這樣的歷史背景下，科學不僅被視為一種理解並且控制自然界的專業知識，更是可以批判儒教並引導社會與文化變遷的意識形態權威。矛盾的是，如同思想史學家汪暉指出的，五四運動的領導人物並沒有將科學當成與宗教對立的死敵，反而提倡對於科學的「信仰」，並且鼓吹「以科學取代宗教」。[24]

事實上，他們認為中國人需要「信仰」，因而致力於將一神論（monotheistic）的架構引入中國，套用在文化與日常生活的各個面向上，包括政治意識形態、歷史發展、男女情愛以及醫病關係。[25]他們不僅不攻擊「信仰」這種宗教概念，反而認為科學為一神論信仰提供了最佳的範例。

科學的意識形態功能絕非中國獨特的現象。政治史學家大衛·阿諾（David Arnold）對於英屬印度的殖民主義進行了深入的研究，他強調科學在其中扮演了一種關鍵性的角色，就是形塑了人們對於現代性的理解並且賦予其權威（authority）。[26]在我看來，相較於科學主義的概念，他所提出的「科學界定的現代性」（science as modernity）更能幫助我們理解為什麼中國知識分子會把中醫存廢當成事關中國現代性生死存亡的終極之戰。科學主義通常是指將科學的權威擴充至明顯屬於科學「之外」的領域，例如「人生觀」。但在中醫存廢的論辯脈絡中，辯論的焦點並不在於將科學方法應用在科學「之外」的領域，而是在一般認定屬於自然科學「之內」的領域裡——例如醫學——現代科學能否壟斷一切文化權威。這兩種辯論雖然都涉及科學的文化權威，卻分屬一個光譜的兩極。想到當年的進步知識分子在各種文化場域內致力於極大化科學的權威，就不難理解當他們在中醫存廢論爭中竟被迫採取守勢、捍衛科學的權威之時，為什麼會顯得如此憤怒且焦慮。五四運動領袖之一的傅斯年（一八九六—一九五〇）在一九三四年寫下這段措辭強烈的文字：「中國現在最無恥、最可恨、最可使人短氣的事，不是匪患，不是外患，而是所謂西醫、中醫之爭。」[27]傅斯年這樣說是有道理的，因為中醫論爭的影響將遠超過關於「人生觀」的科學主義辯論。由於支持中醫意味著正面質疑「科學界定的現代性」（即等於主張「非科學」的中醫對於現代性也有正面價值），因此也對普世主義的現代性概念（universalist conception of modernity）構成了極度危險而不容妥協的挑戰。

在這些參與者的眼中，中醫存廢之爭的核心問題是：就界定中國現代性的努力而言，被認定為前現代又不科學的中醫是否能有任何正面的貢獻與價值？這個問題的答案將會決定中國的現代性是否必須是普世現代性的忠實翻版。晚近有些研究現代中國的學者以寬鬆的方式使用「現代性」一詞，幾乎將十九與二十世紀歷史進程中的所有面向都稱為現代性。這樣寬鬆地理解現代性會導致一種不幸的後果，就是我們會因此對現代性的知識性暴力（epistemic violence）視而不見，會無法看到歷史行動者在因應普世主義的現代性概念時所承受的痛苦和囿限。阿諾在英屬印度的情境中做出深具洞見的結論：「一旦接受了殖民地官員、傳教士、教育學家與科學家以偏頗的方式所引介的那種現代性，印度人將永遠處於受人指導以及從屬的狀態，永遠落後一步。相較於西方的理想，他們永遠只能是次等的、不完美的複製品。」[28]要瞭解他們的艱難處境，學者必須正視「科學界定的現代性」所具有的規範性與囿限效應。

首先，科學已被尊崇為人類所能夠擁有最客觀且最具普世性的知識。人們不難想像在某地落實現代性的其他面向時會經經歷過協商與調整，但要想像科學也需要因地制宜的調整就困難得多，因為科學的普世性受到了「自然」的保證，而自然則是被認定為獨立於歷史與文化之外。一旦將科學與自然混為一談、等同為一（conflate science with nature），這樣的科學觀便能為一種超乎文化的、普世主義的現代性概念提供無比堅實的基礎。[29]如果有人想反抗這種現代性，或是想對其提出因地制宜的調整，他們必然被視為擁抱蒙昧主義，甚至是非理性與迷信。[30]

環繞著中醫的意識形態之爭，背後預設的架構就是「由科學界定的現代性」。本章開場時魯迅悼念孫中山的話清楚地透露出一點：在二十世紀初的中國，與科學最扞格不入的死敵就是中醫。在這樣的意識形態脈絡下，臨終前的孫中山是否向中醫求助才會變成眾所矚目的爭議。[31]身為中國現代性最受尊崇的代表人物，如果孫中山竟公然採用被視為反科學的中醫，勢將導致賽先生「人格分裂」，從而摧毀「由科學界定的現代性」。

中醫存廢之爭確實涉及重大的意識形態衝突，所以醫學政策之爭與意識形態之爭常被糾纏在一起，但是我們卻不該把醫學政策之爭化約、等同為意識形態之爭。就研究方法而言我們一定要做到，一方面把這兩種爭議區分開來，另一方面又同時研究這兩個爭議。因為針對中國現代性的意識形態之爭並不發生在不食人間煙火的概念空間。即便在做意識形態的論辯時，人們同時會討論許多實際的問題，像是如何解決中國醫療人力不足的問題，以及如何改造中醫（或說「科學化」中醫）。如果我們把中醫存廢之爭化約成純然是一個關於中國現代性的意識形態鬥爭，我們很容易便會忽視當時的人們曾致力於改造中醫，在許多面向上（包括制度、知識論、與技術）多管齊下。郭適的傑作清楚地闡明中醫存廢之爭發生在一個意識形態的歷史脈絡之中，本書則致力於提供一個反向的歷史脈絡：為了理解關於中國現代性的意識形態鬥爭，我們需要重建它置身其中的醫學與社會技術脈絡（medical and social-technical context）。

把關於中國現代性的意識形態鬥爭置放回醫療與實務的歷史脈絡中，事關重大。因爲所謂的現代性不是「一個獨立自存的東西」(a thing in itself)，[32]它不是固定不變、全然隔絕於在地環境的生活實況與社會技術發展之外的。為了透過中醫的議題來探究中國現代性的本質，我們必須先把普世主義的抽象現代性概念束之高閣，從而思考以下這項可能性：對於在歷史過程中具體實現於中國的現代性而言，大幅轉化後的現代中醫可能曾作出正面貢獻、甚至塑造了現代性的形貌。為了探究這種可能性，本書特別致力於描繪在具體歷史過程中，中醫支持者如何主動接納並協商修改現代性論述（discourse of modernity），並且同時重新組合中醫。在這個意義上，本書的目標是勾勒出現代中醫與中國現代性兩者間的歷史共構（co-production）。[33]

現代性論述（Discourse of Modernity）

在二十世紀的上半葉，中醫遭逢了許多新穎的觀念、器具、人物與制度，都是短短數十年前根本不存在於中國的東西，包括顯微鏡、蒸汽機、《格雷氏解剖學》（*Gray's Anatomy*）、細菌理論、現代醫院、社會調查、衛生部、洛克斐勒基金會，以及專業主義，而且這些只是在後續章節會討論到的少數幾個例子而已。這些現代世界的事物令中醫師感到震驚、威脅，甚至有時目眩神馳。但對中醫現代史的影響而言，這些新事物——除了現代國家以外——的重要性都比不上我所謂的「現代性論述」。由於現代性的論述使中醫與科學變成水火不容的死敵，因此對於中醫改革者構成了最艱鉅的挑戰。

現代性論述的核心，即是科學哲學家伊恩・哈金（Ian Hacking）所稱的再現主義的真實觀

（representationist conception of reality）。[34] 在英文裡，這是一個可以顧名思義的概念：「再現」（re-present）就是「再次」（re）加上「出現」（present）。作為一種科學哲學，再現主義認為科學的目標即是對自然界創造再現（representation），讓自然界再次出現，彷彿科學家只是拿著一面鏡子對著自然，讓自然在鏡中「再次」「出現」，完全沒有擾動他們企圖再現的那個真實。其次，自然界則被認定是獨一無二、亙久永存、並且超越文化，所以科學創造的再現是自然的，因此具有普世性。簡言之，再現主義的真實觀將科學與自然混為一談、等同為一，從而使科學能夠扮演現代性的守護者。當代科技研究（Science and Technology Studies）的學者極少支持再現主義的真實觀，但它仍是一般大眾與許多現職科學家不證自明的常識。最重要的是，歷史學家尚未探索這種哲學對於中國現代史的影響，遑論如果揚棄這種哲學會對歷史敘事帶來何等深遠的挑戰。

一但接受再現主義的真實觀，中西醫之間的關係就完全改變了。首先，雖然參與中醫存廢之爭的歷史行動者從來不曾直接闡釋這種常識性的科學哲學，但他們論辯時的論點卻常常預設這種在當年還十分新穎的知識理論。如同後續章節將會顯示的，當人們指控中醫為「反科學」時——這是中醫最大的過錯，也是廢止中醫的終極理由——他們不是指控中醫無效，而是指中醫的理論無法再現已知的自然界，無法像科學與生物醫學那樣正確無誤地再現。由於這項指控，本體論（ontology）便被提升為決定中醫的命運與中國醫療政策的關鍵。此外，透過將科學等同於自然與真實，再現主義的真實觀將西醫與中醫之間的競爭轉變為一場你死我活的零和賽局。從此以後，中醫即正式進入陌生的現代性的本體論空間——一個不容許中醫與西醫學並存的空間。

值得注意的是，關於中國人如何開始擁抱這一種關於知識與真實的根本架構，我們知道的竟然如此之少。長久以來，現代史的學者忙於追蹤學術地景裡令人目不暇給的變化，因此很容易忽略了地景之下知識得以成立的前提（conditions of knowledge）所發生的結構性重組。相較之下，中醫現代史中卻有一個關於「中醫科學化」的公共辯論，人們激辯科學與真實的本質以及如何「科學化」與科學對反的「他者」（中醫）等一系列高度爭議的想法，並將其付諸實踐。因此中醫現代史提供了一個極其罕見而珍貴的窗冂，使我們能夠檢視中國人究竟如何開始擁抱這些知識的前提，後來又如何與這些知識的前提進行協商。

非驢非馬

要解答導論開場的問題——中醫如何由現代性的死敵變成中國現代性的象徵，關鍵就在於本書的書名：「非驢非馬」。簡單地說，這個歷史性的轉折之所以會發生，就是因為過程中誕生了一個中醫的新物種（species），一個被譏評為「非驢非馬」的新中醫，而這種新中醫具體地證明了中醫與現代性之間的關係並非必然相互對立、水火不容。以中文為母語的讀者都非常清楚，非驢非馬是一句罵人的話，而且粗鄙不文，是以我曾經感到猶疑不安，是否真要用「非驢非馬」當成一本中醫現代史的書名？幾經掙扎後，我認為這個貶抑的成語精確地捕捉了中醫改革者所承擔的歷史性挑戰——獻身於推動一項普遍公認為無從想像而且注定失敗的計畫。

先闡釋一下這個成語的來源與含意可能會對讀者有所幫助，因為英語當中並沒有能夠直接對應於這個成語的說法。[35]這句成語最早出現於大約兩千年前的《漢書》，在一則關於龜茲國王的記述裡。龜茲國是個中亞國家，位於當今的新疆。這位國王深深仰慕漢文化，因此下令建造漢式宮殿、著漢服，並且採用漢式禮儀制度。那個區域的胡人譏諷道：「驢非驢，馬非馬，若龜茲王，所謂贏（騾子）也。」[36]這句話批評了那位國王是匹騾子，意指他的作為同時背叛了兩個文化傳統，因此成為一個帶有強烈貶意的詞語，表示強烈反對跨界的文化交融。

對於理解中醫現代史而言，「非驢非馬」深具啟發性。第一，這句話提醒我們在那個歷史時刻，出現了一種新式的醫學匯通。「非驢非馬」與後殖民研究（post-colonial studies）所說的混雜性（hybridity）十分不同，「非驢非馬」不是學者所發明與使用的分析工具，[37]而是當年的歷史行動者們所使用的詞彙，他們用來描述一種正在形成之中的新醫學（本書也以相同的方式使用這個詞彙）。直到一九二〇年代末期，這個在中文裡存在了約有兩千年之久的成語，才首度被用來批評企圖融合中西醫的努力。當唐宗海（一八五一—一九〇八）在一八九〇年代開創「中西醫匯通派」時，幾乎沒有人以如此強烈的用語來抨擊他。實際上，唐宗海對於文化交融所抱持的積極樂觀態度，反映了晚清改革派人士主流的想法。改革派領袖梁啟超（一八七三—一九二九）就十分自豪於創造出「一種『不中不西、即中即西』之新學派」。[38]當時完全沒有徵象顯示「不中不西」的匯通是一條愚不可及的死路。

如同我將在第六章詳細論述的，直到一九二九年的衝突之後，尤其是在國民政府於一九三一年成立國醫館以促成中醫「科學化」之後，抗爭的雙方才突然開始注意到一種新的醫學的出現：一種「非驢非馬」的「雜種醫」。企圖融匯中西醫這個現象本身並不新，唐宗海的中西醫匯通就是一個明顯的先例。嶄新之處的是人們對這種新中醫的評價：中醫改革者開始普遍支持，而反對者將之貶抑為「雜種醫」。這兩種對立的評價同時出現，因為此時醫學匯通的問題已經進入一個與科學的概念及現代性論述密不可分的新架構之下。為了將中醫轉變為一個國家認證的現代專業，並成為世界醫學中具有正當地位的一員，改革派中醫師大舉投入「科學化中醫」、致力於融合中醫與現代醫學。儘管被譏諷為「非驢非馬」，他們仍不計毀譽地投入於開創這種新中醫。

此外，「非驢非馬」的表述斷言匯通中西醫必然失敗，因為那違反自然。這個成語以生物學知識來闡釋文化現象，把跨文化的胡漢融合比擬為跨生物物種的雜交。它把龜茲國王嘲諷為騾子，明顯引用了雌馬與雄驢雜交而生的騾子無法繁殖後代這項生物學知識。正如不具生殖能力的騾子，「非驢非馬」醫不論在當下多麼蓬勃發展，終究只是一種違反自然的產物，注定沒有未來。

在一九三〇年代，即便是中醫改革人士也難以想像這種新中醫的未來。有些中醫改革者以儒學與佛教在宋朝（九六〇—一二七八）的成功融合為例，鼓舞同道在醫學上追求同樣大膽又富有創意的中外文化匯通。[39]然而此處涉及的外國文化是科學，而科學又壟斷了自然界的知識與真理，因此難以想像把中醫和科學融合為一體時，如何能夠不扭曲或傷害科學的「真理內容」。由於這些改革者無法闡述自己對於這種混種醫的願景、並正面辯護其價值，他們只好默默承受自己遭到的污名化，乃至是被迫加入公開譴責「雜種醫」的行列。[40]那些以儒佛融合為典範，冀望在醫學上促成類似跨文化交融的改革派人士，也不得不面對一個殘酷的現實，就是自以為視野恢宏的願景被批評者譏嘲為「非驢非馬」。由於當時非常難以想像與闡明關於這個新醫學的願景，而且中醫的倡導者也確實經常訴諸文化民族主義（是以強調傳統而不強調新發展），所以我們很容易就忽略了中醫現代史上的這項關鍵發展——一種自覺為「非驢非馬」的新中醫的興起。

到今天為止，這種創新努力已經持續了八十多年，但許多人仍然覺得很難想像這種「非驢非馬」醫的未來。即便在中國境內，不久前（二〇〇六年）也有引發廣泛共鳴的「告別中醫藥」運動。[41]在這個意義上，中醫現代史與其他科學的現代史截然不同，中醫的現代史至今仍是一個具有高度爭議性的歷史，未來的走向仍在未定之天。正因「非驢非馬」醫的未來至今仍在激辯之中，所以我們才更有必要瞭解中醫改革者自一九三〇年代致力推動「中醫科學化」以來的歷史過程中，他們曾如何艱苦開創「非驢非馬」醫的未來。

最後，我要強調的是，「非驢非馬」是一種情感動員的手段。批評者利用這個成語告訴大家，面對這種愚不可及、自我矛盾的人，我們最適切的反應就是一起嘲笑他，讓他感到無地自容，絕對不需要認真探討他主張的內容。但現在當我在公開演說中提及「非驢非馬」這句成語時，聽眾卻總是報以友善的笑聲。這個反應揭露了我們與一九三〇年代之間的情感距離是多麼地遙遠。我寫作本書的目標之一是幫助讓讀者回到那個歷史情境，親身體會改革派中醫師在那時所必須承受的情感暴力與知識論的暴力，因此我決定依照當年與「非驢非馬」交互使用的「雜種醫」一詞，而在英文當中稱其為mongrel medicine，以免讀者誤以為我是在套用後殖民研究的混種（hybridity）概念。唯有當我們能切身體會這種對於雜種醫的鄙夷，這種在當時被視為理所當然、發自內心而絲毫不需解釋的鄙夷之後，我們才有可能開始理解在一九三〇年代支持非驢非馬醫所必須面對的歷史挑戰——不只在中國是如此，在世界其他許多地區也可能是一樣的。本書以非驢非馬為書名，就是想凸顯歷史行動者所承擔的歷史性挑戰——他們心知肚明自己所致力推動的新中醫已被為廣泛地視為死路一條、病態反動、而且自相矛盾——而這就是本書企圖描述的歷史。

用語說明

我必須在一開始就釐清書中所謂的「西醫師」與「中醫師」是什麼意思。在本書的論述當中，「西醫師」指的是自從十九世紀末開始前往西式醫學院接受教育的華人，不論是身在中國還是海外。因此，我所謂的「西醫師」並不包含外國醫生與醫學傳教士。值得特別一提的是，大部分的「西醫師」都是在日本或者受到日本支持的醫學機構接受教育。在一九二九年的歷史抗爭之前，西醫師的人數約有兩千人。[42]

我所謂的「中醫師」比較難以界定。「中醫」一詞所指的，主要是帝制時期知識菁英所採行的醫學，以及這種醫學在民國時期延續的發展。這些知識菁英很重要，因為他們後來主導國醫運動，而且致力於將中醫轉化為一個現代的專業。不過，如同席文（Nathan Sivin）指出的，帝制時期的儒醫「沒有組織，沒有將自身視為一個群體，也無法針對教育、技術或薪資訂定普遍通行的標準。」[43]因此，在政府於一九二〇年代開始介入規範醫療從業人員之前，醫療領域幾乎沒有入行的門檻，任何人都可以自稱是中醫師。所以，「中醫師」一詞廣泛指涉所有沒有受過現代生物醫學教育的中醫從業人員。由於成員身分認同（membership identification）

是本書所探討的一項議題，因此定義需要保留一些彈性空間，如果一開始的定義過於詳盡，反而會有反效果。相較於提供定義，第六章會詳細探討一九三〇年代上海所謂「中醫」與「西醫」的複雜性與異質性，而且是透過闡釋一張資訊極為豐富的「上海醫藥形勢圖」。綜而言之，正是由於本書所研究的這段歷史，我們現在所謂的中醫與西醫才透過在國家領域內的互相鬥爭而逐漸具體成形。

CHAPTER 2 主權與顯微鏡：滿洲鼠疫的遏制，一九一〇—一九一一

「始則不知疫之可以傳染」

相較於明代就已傳入西方天文學，中國接受西方醫學的步伐出人意外地遲緩。帝制崩解的巨變前夕，醫學史卻發生重大突破，即清政府以現代醫學力抗滿洲鼠疫。醫學史家將滿洲鼠疫定位為多重的歷史里程碑：「（中國）現代醫學史的分水嶺」、「揭示了流行病控制以及預防醫學之重要性」、「確認了現代醫學（勝過中醫）的優越性」、「確立公共衛生是國家的重要責任」。[1]一日認真思考這四重讚譽，卻令人感到疑惑。這些讚譽提到自十九世紀以來逐漸成長的四項歷史趨勢：在華西醫人數持續增加、初步建立傳染病控管體制、國家開始負起公共衛生的責任、乃至人們越來越認識到中醫遠不如西醫。這四項歷史趨勢都已經獨立進展數十年了，為什麼必須等到這場疫病才能同時突破？

乍看之下，答案似乎直接了當，西醫遏制了這場慘痛的疫病，中醫卻遭到慘敗。不過，

這樣的解釋卻令人想到一個明顯的問題，當年的中國被鄙視為全球疫病的「源頭」，[2]絕不缺乏傷亡慘重的疫病，為什麼先前沒有發生這樣截然對比的現象？我們應該把這個素樸的疑惑轉化為一個比較明確而可以回答的歷史問題：滿洲鼠疫的歷史究竟有什麼特殊之處，竟然能使醫學史在四個面向上同時發生多重突破？

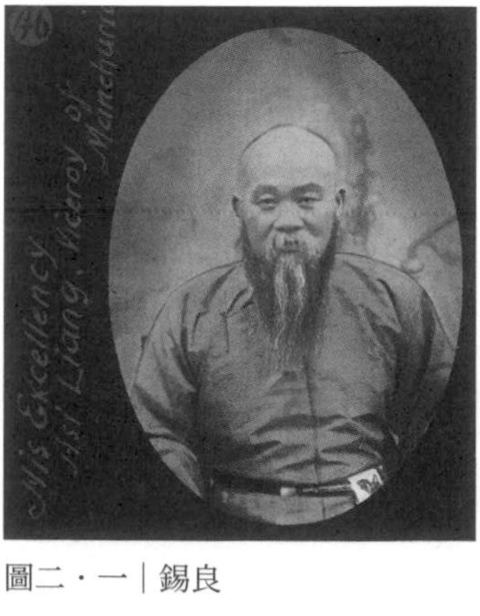

圖二・一｜錫良

對於負責因應這場悲劇事件的官員而言，滿洲鼠疫是一種極其特殊的疫病。在疫情平息後上呈給清廷的《東三省疫事報告書》的〈緒言〉中，東三省總督錫良（一八五三—一九一七）等人指出抗疫過程中會遭遇六大困難，其中排名第一的是「員醫無素養之困難」：

> 始則官紳醫士不信疫之可以傳染，一切防衛療治之法俱按中國治瘟成方從事，且中醫不用鏡驗，於似疫非疫之辨，每難剖晰。偶遇感冒發熱等症，狃於略施湯藥之即奏效也，頑舊社會遂眾口一喙，盛言疫之易治。[3]

讓我們暫時擱置令人費解的「始則官紳醫士不信疫之可以傳染」這句話。緊接其後的文字明白揭示出滿洲鼠疫從根本上挑戰了瘟疫的傳統定義，從「傳染」的概念、抗疫的措施、乃至確診鼠疫的臨床程序，一切都與傳統瘟疫截然不同。有鑑於其與傳統瘟疫的斷裂，遏制東北鼠疫的過程應當被視為中國遭遇一個嶄新的疾病範疇的起點，那就是「傳染病」（Infectious disease）。

根據當事人的描述，這項由瘟疫到現代傳染病的典範轉移之所以會發生，是因為抗疫過程就像一個受到密切觀察而又大獲全勝的「公開實驗」，實際證明「傳染病」這個新概念的價值。不過，再厲害的新概念也不可能在幾個月裡改變人們的想法，疫病的具體特質一定更為關鍵。醫學史學家羅森伯格（Charles Rosenberg）在《框構疾病》（*Framing Disease*）一書中指出，疾病「是在社會情境中具有架構能力的元素（structuring factor），是社會行動者（social actor），也是具有中介能力的協調者（mediator）」。因此，「每一個疾病都具有一套獨特的社會特性（social characteristics），能在（在社會中）觸發與疾病特性密切相關的反應。」[4]基於這個具有啟發性的洞察，我們應該探問：滿洲鼠疫——這一種被史學家赫爾斯特（Fabian Hirst）稱為「所有疾病當中最具致命性」的肺鼠疫（bubonic plague）[5]——究竟有著什麼樣的社會特性，是以中醫遭受歷史性的挫敗？為了闡明滿洲鼠疫的特性以及其所促發的社會反應，在本章中我將會不斷地對比滿洲鼠疫與香港鼠疫（一八九四年）。

最後，讓我們把焦點轉向錫良的陳述中最出人意外的線索，就是他對顯微鏡的強調——

「中醫不用鏡驗」。令人訝異的是，遲至今日，歷史學者極少注意到細菌理論（germ theory）在遏制滿洲鼠疫的過程中所扮演的角色。這是一個非常令人遺憾的缺失，因為這個面向是世界醫學史的一環，其意義遠不止於西醫在華史，而是安祖・康寧漢（Andrew Cunningham）與佩里・威廉斯（Perry Williams）所謂的「醫學的實驗室革命」（the laboratory revolution in medicine）中的核心歷史事件。[6]由香港鼠疫（一八九四）到滿洲鼠疫（一九一〇）的十五年之間，科學社群以細菌學研究徹底改寫了鼠疫（Plague）的定義，因為他們發現了造成鼠疫的微生物——今日名為耶爾辛氏菌（*Yersinia pestis*）。[7]伍連德（一八七九—一九六〇）這位在劍橋大學取得博士學位的華裔英屬馬來亞醫師，不但是遏制滿洲鼠疫的英雄，更是這段創造新知識的歷史中的要角，曾於一九三五年榮獲諾貝爾醫學獎提名。為了突顯滿洲鼠疫對世界史的意義，本章的分析整合了東北的地緣政治、創造醫學新知的科學爭議、以及基於研究發現的抗疫措施。透過將多種異質因素整合為一，本文將闡明為何四項歷史趨勢都必須等到滿洲鼠疫才能因緣具足、同時突破。

肺鼠疫與腺鼠疫

一九一〇年十月，在東北地區爆發了一種神秘的鼠疫，它極不尋常的傳染力引發了嚴重的恐慌。隨著眾多擔任苦力的華工搭乘火車返鄉過年，這個疫病以史無前例的速度迅速傳播。此疫源起於中俄邊界的滿洲里市，在兩個月內就傳到了三千公里外的奉天，進而威脅北京以及中原腹地。工業發展帶來始料未及的惡果，三大鐵路樞紐——哈爾濱、長春與瀋陽（當時稱為奉天）——登時淪為疫情擴散的三大中心。

這場東北鼠疫不僅影響中國人民的生命財產，更直接威脅清廷本已岌岌可危的主權。清廷原本沒有認真看待這場疫情，直到西方外交使節團對於疫病進逼北京深感驚恐，開始對中央政府施壓之後，情況才有所改變。[8]後來清廷之所以採取超乎尋常的行動，就是因為擔心日本與俄國會利用遏制疫情為藉口，趁機在東北地區擴張影響力。[9]

使疫情迅速流竄的鐵路網是東亞三大帝國在世紀之交兩場歷史大戰的結果。一八九五年甲午戰敗後，清廷企圖聯合俄國以阻擋日本擴張，所以簽下中俄密約，允許俄國建立與西伯利亞鐵路連結而橫跨東北地區的東清鐵路，並有縱貫東北的支線由哈爾濱向南延伸至旅順。但疫情發生的五年前，日俄戰爭（一九〇四—五）爆發，又使得日本由俄國手中取得東清鐵路支線中由長春至旅順的路段，並改名為南滿鐵路。[10]由於東北鐵路系統由三個在地緣政治上激烈衝突的三大帝國分別掌控，學者薩默斯（William Summers）指出：「（無論是基於）鐵路在行政管理上的複雜度、在政治上的重要性，乃至在運送鼠疫感染者上所扮演的關鍵角色，東北鐵路都無可避免地同時成為控制疫情的樞紐與各方爭議的焦點」。[11]反過來說，僅僅十五年之前，當這些鐵路都還不存在時，疫情絕不可能如此迅速在東北傳播，更不會造成清廷的主權危機。

如同學者內森（Carl Nathan）所言，化解這項主權危機的唯一方法，就是由中國自行設置一個抗疫機構，以至於「在醫療實務上盡可能地『西化』」的同時，中國仍得以極大化對於該機關的主控權」。[12]這並不是清廷首次為了維護主權而被迫採行西方公衛措施。為了重新行使對天津的主權，清廷必須讓列強相信它決意延續外國人在義和拳亂之後建立的衛生機構，是以於一九〇二年在天津設立中國第一個市衛生局。[13]也許就是惦記著這項令人不安的前例，外務部右丞施肇基（一八七七—一九五八）緊急請求他的老友伍連德趕往東北。

在伍連德自傳《鼠疫鬥士》（*The Plague Fighter*）全書開場的第一段裡，這位年輕的醫師回想自己在一個寒風刺骨的聖誕夜抵達哈爾濱的情景。作者甚至還沒向讀者介紹自己，便迅速把鏡頭聚焦於到自己的手上，提著「一具小巧的中型英國製貝克顯微鏡，附有細菌學研究所需的一切配件」。[14]伍連德以這個鏡頭為第一章〈黑死病〉拉開序幕，巧妙暗示了這些器具的關鍵角色。但是接下來的三天裡，伍連德完全沒有機會使用顯微鏡，直到他在極祕密的情況下解剖一具染疫身亡的日本女性屍體，立刻發現了一些微生物。這些微生物看起來就像是與日本科學家北里柴三郎（一八五三—一九三一）和法國科學家耶爾辛（Alexandre Yersin；一八六三—一九四三）在一八九四年香港鼠疫時共同發現的鼠疫桿菌。透過顯微鏡，伍連德又進一步觀察到一種新奇的現象，這些桿菌只存在於病患的肺裡，由此可見，滿洲鼠疫與香港鼠疫極為不同。

根據伍連德當時的推想，滿洲鼠疫是空氣傳播的肺鼠疫（Pneumonic Plague），鼠疫桿菌透過人與人的接觸而直接傳播，而不是像香港的腺鼠疫（Bubonic Plague）基本上只透過鼠蚤傳播。[15]在北里和耶爾辛辨識出鼠疫桿菌的四年後，（不過後來證實耶爾辛所發現的才是真正的鼠疫桿菌，因此該菌在一九五四年正名為耶爾辛菌），法國科學家席蒙（Paul-Louis Simond）進一步發現鼠疫是透過鼠蚤傳播。鼠疫在香港爆發後傳至印度與世界各地，成為人類史上第三次鼠疫大流行，十多年來奪走超過千萬人的生命，是以科學家們對腺鼠疫持續進行深入的研究。相較之下，肺鼠疫只被當成腺鼠疫的一種衍生現象而已。腺鼠疫流行時，在少數患者身上會表現為肺鼠疫，沒有淋巴

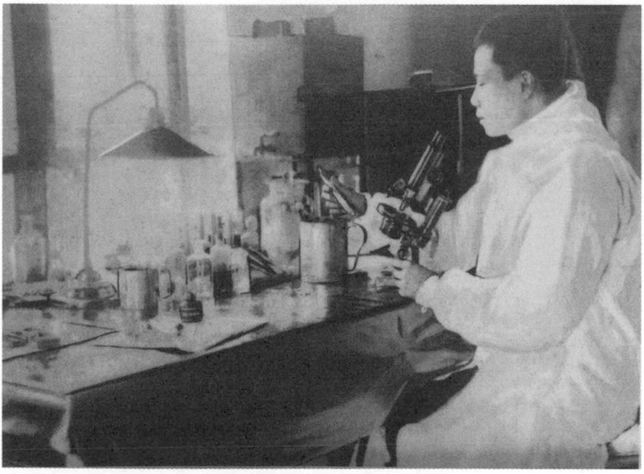

圖二・二｜伍連德與其顯微鏡

腺腫大的現象。有時甚至會出現人傳人的原生型肺鼠疫（Primary Pneumonic Plague），但是規模往往非常小，也極為罕見，所以不受學者重視。在此要強調，不論是把肺鼠疫和腺鼠疫區分開來，或是描述肺鼠疫的臨床特徵，伍連德都不是第一人。不過，肺鼠疫幾百年來極為罕見，疫情爆發的範圍也非常有限；正是滿洲鼠疫才使國際科學界首度開始關注這種罕為人知的鼠疫類型。[16]

伍連德立刻向哈爾濱與北京的官員通報了他的發現。他邀請地方官與警察長官前來，引導他們透過顯微鏡觀察，以確認這場疫病的真正肇因。在他們一致表現出懷疑的態度後，伍連德斷論：「要說服缺乏現代知識與科學基礎的人，常常不是一件容易的事。」[17]不過，這不是中國人特有的問題；接受過現代訓練的外國醫生，也得等到親嚐苦果後，才會承認這場疫病是肺鼠疫。他們深信自己擁有關於鼠疫的最先進知識，是以拒絕相信肺鼠疫竟會自成一種獨立的疫病且大規模爆發。

若想知道外國醫生如何堅決抗拒這個新知識，最好的線索就是防疫口罩所引起的爭議。伍連德以不久前才發明的外科口罩為基礎，設計了以紗布製成的防疫口罩，要求衛生人員與大眾正確佩戴，以避免呼吸道感染。就如醫療人類學家林泰里斯（Christo Lynteris）所指出的，這是近代世界醫學史上首次發明的防疫口罩。[18]

伍連德的防疫口罩反轉了外科口罩的邏輯。外科口罩是十九世紀末細菌學革命的產物，主要的功能是防止醫護人員將病菌傳播到手術開啟的傷口上，用意不在於保護戴口罩的人，而在保護患者。伍連德的設計源自外科口罩，但目的卻是保護戴口罩的醫護人員，使他們不受到鼠疫患者傳染，所以是一種全新的用途。然而，基於腺鼠疫的科學知識，許多外國醫生（包括來自日本、俄國與法國的人員）不相信伍連德的判斷而拒絕佩戴口罩，即便是與重症病患近距離接觸時也不例外。

伍連德的回憶錄中特別提起一個故事，主角是抗疫團隊的資深同事法國醫生梅斯尼（Gérald Mesny），北洋醫學堂的首席教授。在梅斯尼強烈批評了伍連德對於肺鼠疫的判斷後，伍連德憤而向清廷提出辭呈。幾天後消息傳來，指稱梅斯尼造訪

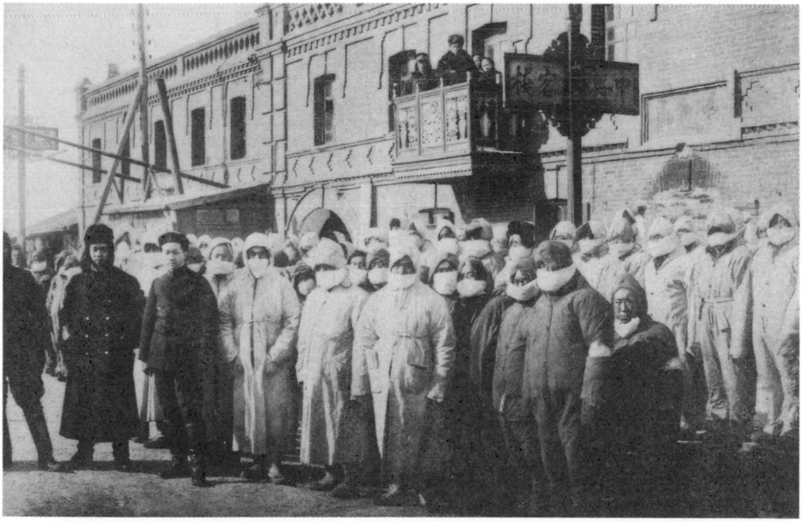

圖二・三｜「第一區防疫執行處員役」*Views from Harbin Taken During the Plague Epidemic*, 哈爾濱傅家甸防疫撮影（Chinese Plague Commission, 1911）. Wellcome Library

俄國醫院的時候沒戴口罩，因而感染了鼠疫。六天後，這位抗疫團隊的領導人不治辭世，眾人頓時認識到這個疫病傳染力之可怖，於是「街道上幾乎所有人都戴上了某種形式的口罩」。[19]梅斯尼去世之後，又有數位與伍連德意見相左的人士先後染疫喪生，彷彿像是疫病直接幫伍醫師掃除他所遭逢的阻力。

與東北當地的官員不同，北京的官員（尤其是伍連德在外務部的老友）不需要顯微鏡就相信此疫是肺鼠疫。梅斯尼的悲劇後，他們積極支持伍連德據此判斷設定抗疫計畫，化解主權危機。在拍發給施肇基的電報裡，伍連德總結抗疫原則為：「這種疾病幾乎完全由人傳人而傳播，老鼠傳染的問題可以暫時存而不論。壓制疫情的一切措施都應當聚焦於人的移動與習慣。」[20]雖然只是一名年輕而且缺乏經驗的醫生，伍連德卻建議擱置近十五年來針對鼠蚤傳播所創設的一切防疫措施，實在是非常大膽的主張。[21]伍氏發出電報的幾個星期後，日本人經營的《盛京時報》還刊登了一篇名為〈論防疫行政宜極注意捕鼠〉的社論，指出台灣也曾經深受鼠疫猖獗之苦，在台灣總督府力行滅鼠後，鼠疫在台灣幾乎已然絕跡。[22]為了在大連複製這樣的成果，日本投注極大心力於滅鼠，到二月底就已經捕捉了超過兩萬隻的大鼠與小鼠。[23]

但是後來情況很清楚，絕大多數鼠疫病患都是感染肺鼠疫，而且被解剖的老鼠身上都沒有發現鼠疫桿菌。即便如此，國際推崇的鼠疫權威北里柴三郎博士在二月底造訪奉天之時，仍然堅稱當務之急是滅鼠。他指出，等天氣變暖，老鼠從冬眠中甦醒並接觸病患後，就會產生新一波的疫情，將會使腺鼠疫與肺鼠疫聯手肆虐中國全境。[24]另一方面，看到大連許多日本人戴著口罩，他斥之為「沒有必要，而且小題大作」。[25]當北里向日本領事館全體人員發表演說時，更強調肺鼠疫其實比較容易控管，不至於傳播至海外，更值得擔心的問題是肺鼠疫有可能在不久之後轉變為腺鼠疫，而腺鼠疫卻可以經由船上的老鼠而散播至世界各地。[26]簡言之，這場鼠疫的本質以及可能出現的轉變（這點在當時正是爭議焦點）會直接影響清廷當如何維護東北地區的主權。

「四千年未經見之極殘忍政策」

由於當時西醫也無法治癒肺鼠疫病患，伍連德的抗疫措施的核心是防止鼠疫擴散：辨識出鼠疫病例、把病患與疑似病患區分開來、設置隔離鼠疫接觸者的設施，並且教導大眾正確佩戴紗布口罩。[27]為了「監管病患」，[28]伍連德招募了六百名警察接受抗疫訓練，取代先前沒有受過訓練的警察人員。[29]鑒於鼠疫沿著鐵路往南傳播，伍連德建議嚴格控制西伯利亞邊界的滿洲里與哈爾濱之間的一切鐵路交通。[30]更有甚者，清廷以軍隊控制火車交通，也阻止徒步旅行者穿越長城入關。

一旦抗疫措施聚焦於控制帶菌病患的移動，顯微鏡就變成一個不可或缺的工具，因為顯微鏡為鼠疫病患的診斷提供了最終的判準。首先，在檢診隊逐戶搜尋鼠疫病患時，「逐日報告必以醫官診斷書為憑，醫官之出診斷書，務以鏡驗成績為據。一病名之是否，必經數醫之手，多次之檢查，確有百斯脫菌之發現，而後敢決定。」[31]逐日報告表中列有專門欄位，以供填寫檢驗結果以及檢驗日期。鼠疫個案的診斷由「百斯脫菌」(鼠疫桿菌)決定，因此與顯微鏡以及病菌理論密不可分。儘管如此，很難想像當時的診斷程序都確實使用了顯微鏡，因為不管是儀器還是受過訓練的人員，其數量都遠不足以進行如此全面性的檢驗。更何況就成本效益而言，顯微鏡檢驗絕不是診斷鼠疫病患的最佳方式。[32]

滿洲鼠疫期間，確診的鼠疫病患被送進一家鼠疫醫院，而病患接觸者則被送往由俄國鐵路當局出借的一百二十部鐵路貨車所改裝而成的緊急隔離營。病患接觸者每天早晚都必須量測脈搏與體溫，只要有人出現發燒症狀，就立刻隔離於獨立的車廂裡。如果細菌檢驗發現某人感染了鼠疫，那人立刻就會被轉送到鼠疫醫院，而且入院後幾天內就會死亡。[33]由於鼠疫醫院裡的病患死亡率近乎百分之百，因此顯微鏡診斷個人染病狀態的功能，就等於賦予這種儀器判斷生死的權力。

清廷以顯微鏡作為抗疫措施的基礎，從而賦予顯微鏡莫大的權力；另一方面，顯微鏡也反向賦予抗疫措施高度的正當性——即便連錫良都承認那些措施是「四千年未經見之極殘忍政策」。[34]至於抗疫措施為何會被視為殘忍的暴政，這一點並不難理解。史學家班凱樂（Carol Benedict）指出，在許多面向上，傳統中國因應瘟疫的做法與歐洲早年因應黑死病的做法十分類似：兩者都向神靈求助，都以為疫情源於大環境的因素，並且都努力避免接觸有毒的空氣。不過，「（歐洲）政府以隔離檢疫（quarantine）直接介入民眾的生活，而中國卻沒有施行強制性的公衛措施。」[35]換句話說，中國與西方因應疫病的不同之處，就正是伍連德建議的那種策略：嚴格控制人民的移動與習慣。

無論是在香港鼠疫或是滿洲鼠疫期間，當局施行的抗疫措施都遭到華人強烈的抗拒。英國公衛當局在香港逐戶搜尋病患，並且將病患送上醫療船「海之家」（Hygeia）隔離時，當地的華人在憤怒與恐懼交相影響下數度暴動。當時的情勢極為緊繃，以致當外籍醫師前往東華醫院附近那個群情激憤的區域時，甚至覺得有必要隨身攜帶左輪槍。[36]此外，為了逃避那些可怖的抗疫措施，大約三分之一到二分之一的港人離開香港湧入廣州，儘管疫情在廣州也同樣猖獗。[37]由此看來，港人對於抗疫措施的恐懼，竟然比對鼠疫疫情的恐懼還要強烈。

相較於港府在香港鼠疫中的作法，伍連德在東北的抗疫措施更為嚴格也更具侵入性。哈爾濱城外駐紮了將近一千二百名士兵，城內又有六百名警察值勤，所有市民皆不得進出自己被劃入的區域，更遑論進出城市。在控管活人移動以外，更棘手的問題是處理地面上堆積如山的死屍。由於攝氏零下三十度的酷寒將土壤凍為堅冰，延伸超過一公里的兩千多具屍體無法安葬。深知中國人對祖先的崇敬，伍連德焦慮地等待皇帝特准大規模地火葬屍體的詔令。疫情平息後，他經常把皇帝核准火葬的詔令譽為西醫在華史的里程碑。[38]

對於當時在東北的大多數華人而言，他們既不知道鼠疫桿菌，也不關心國家主權，他們只是驚恐於一個明顯的事實：所有被強制送入隔離醫院的病患，沒有一個人活著回來。在他們的眼中，伍連德憑著醫學而指示的警察行動和衛生措施顯得專斷、暴虐、又深具破壞性。為了對抗鼠疫，伍連德運用警力限制人民的行動、干預他們的日常生活、焚毀他們的住宅與財物、還帶走他們的親屬——卻沒有救回任何一名鼠疫患者的性命。許多鼠疫患者在半夜自行爬出屋外，橫屍街頭，只是為了避免連累家人遭到警察的侵擾。[39]此外，疫情中謠言四起，有人說疫情源於日本人在井裡下毒；[40]也有人說病患遭到當局活埋；更多的是宣稱傳統中醫成功治癒了某些鼠疫病患。[41]防疫事務總處的權威與正當性遭到來自四面八方的挑戰。

由於伍連德與他的同事無法以療效即時贏得人民的信任，所以那些看似殘酷的抗疫措施如果有任何正當性的話，就是因為沒有任何更有效的辦法。由防疫人員的角度看來，既然確診鼠疫的病患必死無疑，那麼在抗疫上唯一可行的選項就是把染病的人和健康的人隔離開來，並且把前者送進鼠疫醫院去等待他們必然的最終命運。這些措施確實無法治癒任何一名病患，但治療本來就不是他們的目標。藉著把確診的肺鼠疫病患和一般大眾區隔開來，伍連德與他的同事便可阻止疫病進一步散播，從而拯救許多人的性命。雖然無人確知到底是什麼因素遏制了這場疫病，但施行抗疫措施之後才短短三十天，哈爾濱的每月染疫死亡人數就從三千四百一十三人遽減為零。[42]由此看來，儘管無法治癒任何一名染疫的病患，這些嚴厲措施極可能是當時抗疫的最佳選項。

來自中醫的挑戰：香港以及東北

不論在香港還是東北，中醫師都對鼠疫無藥可治的說法感到氣憤填膺，但由於兩地遭逢的鼠疫型態不同，兩地中醫師的抗疫經驗也截然不同。有些中醫師宣稱這兩種鼠疫都可以治癒，挺身質疑抗疫措施的必要性。由華人營運的東華醫院就以中醫為基礎，在回應鼠疫危機時與香港殖民政府形成競爭關係。港督對東華醫院妨礙抗疫極為不滿，曾一度下令炮艇特威德號（*Tweed*）停泊在東華醫院對面以示警告。[43]相較之下，清政府在東北面臨的挑戰更為棘手，因為在疫情之初，連地方官員也和平民百姓同樣認為中醫能夠治癒鼠疫。[44]如果這是實情的話，強迫病患住進鼠疫醫院不啻是剝奪了他們獲得有效治療的唯一機會。就此而言，中醫正面挑戰官方抗疫措施的正當性。

透過兩個有趣的案例，我們可以看出在當局回應中醫的挑戰時，顯微鏡如何扮演了關鍵性的角色。第一個案例來自一位西醫師的敘述，案主是關於一位聲稱自己能夠治療鼠疫的著名中醫師，他在香港鼠疫期間獲得東華醫院聘用，而在轄下的玻璃廠傳染病院工作。這位中醫師任職一個月，「所治者皆不起」，只好請辭，臨去前稱「香港之疫與別處不同」。其實這名中醫師的託辭很可能是事實，這次他遇上的鼠疫病例的確與他以前自以為治癒的鼠疫病例很不同。講述這個例子的西醫師接著向讀者提醒道：「香港傳染病院所治之疫，乃經傳染病研究所（香港名曰衛生署）醫官以顯微鏡仔細查驗，見其確為疫病，即送往傳染病院。故某醫治之無一癒。」[45]由此看來，如果那位名醫過去真的曾成功治癒過「鼠疫」病患，那是因為許多病患罹患的根本不是鼠疫。就像這位西醫背景的作者所強調的，公衛當局必須藉由顯微鏡檢驗而掌控「鼠疫」的定義，否則就會遭到中醫師以他們那些號稱治癒（但其實不然）的案例提出強烈挑戰。

第二個案例記載於呈送給清廷的《東三省疫事報告書》。在疫情肆虐於哈爾濱但尚未傳至奉天之時，抗疫當局就急忙把奉天的顯微鏡北送至哈爾濱。隨著疫情往南擴散，顯微鏡便不敷應用，是以公衛官員面對某些真假難辨的個案時，他們只能藉由外顯症狀來診斷鼠疫病患，因而不免將不是鼠疫的個案誤診為鼠疫。當某些被誤診的個案在接受中醫治療後痊癒，民眾便以為中醫治療鼠疫確實有效。旋踵之間，當地官員也大肆宣揚中醫療效，鄙斥消毒與隔離等抗疫措施，[46]情勢迅速失控，致使錫良親令禁止官員散佈中醫療效的謠言。簡言之，唯有當公衛官員能夠利用顯微鏡來辨識鼠疫患者，或者說得更直白一點，唯有將顯微鏡檢驗確立為辨識疑似鼠疫病例的終極判准時，他們才能夠讓地方官員與平民百姓相信，感染肺鼠疫者，必死無疑。

必須一再強調的是，這兩種鼠疫在傳染性、毒性與傳播方式等面向都非常不同。香港鼠疫造成超過兩千五百人死亡，東北鼠疫的死亡人數則是高達六萬。滿洲鼠疫藉由人與人的互動而直接傳染；香港的腺鼠疫則是透過鼠蚤間接傳染。科學家剛發現導致香港鼠疫的病菌時，他們並不曉得鼠疫是一種蟲媒傳播的疾病。但他們當時就已注意到鼠疫的傳染性不是非常強，而且似乎不是以人與人之間直接傳染的方式傳播。[47]由於這兩種鼠疫具備如此不同的特性，它們對於中西醫之爭的影響也極為不同。

也許是因為腺鼠疫與肺鼠疫的差別，中醫師在香港逃過了威信全失的挫敗，在東北卻被迫承認黔驢技窮。香港鼠疫期間，東華醫院一再要求港府將華人病患送到由中醫師負責治療的玻璃廠傳染病院，直到香港疫情尾聲，仍有港人偏好尋求中醫師協助。[48]不管是香港鼠疫的當事人還是史學家，都不曾宣稱中醫導致死亡率惡化。實際上，在往後長達二十餘年的鼠疫疫情中，華人多次爭辯中醫的療效，因此香港總督卜力（Henry Blake；一八四〇—一九一八）決定在一九〇三年舉行一場對照實驗，比較接受西醫與中醫治療的病患死亡率。令他感到意外的是，兩群病患死亡率的差異僅有百分之一．八三。卜力也提到有一名鼠疫病患在接受中醫治療後痊癒，是一個獲得首席醫務官認證的成功案例。[49]卜力總結指出：「就目前看來，中國醫師開立的處方確實有效。」[50]滿洲鼠疫期間，東北商人也曾企圖採用中醫抗疫，他們「致命性的冒險」卻是當地民眾開始接納西醫防疫措施的轉捩點。[51]

將之稱為「致命性的冒險」的人是親眼目睹此事件的司督閣醫師（Dugald Christie）。他是蘇格蘭長老會醫學傳教士，在疫情平息次年（一九一二年）創立奉天醫科大學。根據他的描述，最強烈抗拒防疫措施的人士就是東北的商人。為了減輕生意遭受到的衝擊，商會決定自行成立鼠疫醫院，並且邀請司督閣主持。司督閣拒絕之後，他們轉而邀請兩位著名的中醫師擔任主持。很明顯的，那些商人並不偏好中醫，他們所關心的是不要妨礙生意。雖然這兩位中醫師是以針灸與草藥來治療鼠疫病患，但他們的鼠疫醫院確實試圖遵守隔離的原則，把院區分為兩部分，一部分安置鼠疫病患，另一部分安置病患的接觸者。問題是這兩位醫師沒有佩戴口罩，不僅自己受到感染，更將病菌帶入尚未染疫的隔離者病房。十二天之內，這兩位中醫師與兩百五十名病患及接觸者就全部染疫身亡，無一倖免。統計顯示滿洲鼠疫中，中醫師的死亡率高達百分之五十，西醫師只有百分之二。[52]司督閣對此總結：「那是一項代價高昂的實驗，但是〔奉天〕因此學到了教訓。」[53]

犧牲人命的慘劇不只是這場公共實驗所付出的「代價」，只怕更是迫使人們學到這個寶貴教訓的必要條件。[54]只要比較兩場鼠疫的疫情，即可明白這一點。舉例而言，直到不久之前，史學家與中醫師仍然聲稱「中醫是香港鼠疫的救星」，並且頌揚三位在疫情期間勇敢涉險為民服務的著名中醫師。[55]相較之下，滿洲鼠疫透過呼吸道傳播而且致死率百分之百，便難以出現像香港那樣對中醫治疫的頌揚。歸根究柢，曾被稱為「所有疾病當中最致命」的肺鼠疫，在中醫的歷史性的挫敗中扮演了決定性的角色。正因為當時中西醫都缺乏有效的療法，西醫才得以展現它在非治療面向的相對優勢，以診斷、預防與圍堵鼠疫的特長證明自身在捍衛國家主權上的價值。[56]

傳染：感染者網絡的延伸

展讀至此，讀者或許會覺得晚清中醫與華人實在愚不可及；錫良的那句「始則官紳醫士不信疫之可以傳染」，暴露出他們是何等地欠缺醫學常識。但如果稍微多推敲一點，或許便會感到這比欠缺常識更嚴重。在現代中文裡，「疫」本是傳染病的另一種說法，「不知疫之可以傳染」就等於說「不知道傳染病是可以傳染的」，這不擺明了是邏輯錯亂、自相矛盾嗎？但如果我們不將這句話當成邏輯上的自相矛盾，而嘗試理解這個錫良在官方抗疫報告中所指出的最大困難，它會是什麼意思呢？

這句話令人費解，因為中國本有疾病傳染的概念，而且醫學史家已經考掘出一個中國傳染概念的系譜。梁其姿的近作指出，自從十二世紀以來，「傳染」這個中文詞彙就常被用於描述「經由接觸病患而感染同一種疾病」。到了十七世紀，吳有性（約一五八〇—一六六九）進一步在《溫疫論》中闡明此概念，力主疫病爆發是源於環境中特定病原「自口鼻入」，[57]而不是源於氣候的巨觀變化。[58]鑑於疫病「傳染」概念在中國的歷史悠久，錫良宣稱中國人不相信「疫之可以傳染」，實在令人難以索解。非常幸運的是，疫情平息不久清廷就舉辦了「萬國鼠疫研究會」（International Plague Conference），在這個中國有史以來第一個科學會議的開幕式中，錫良發表了一個歷史性的演說，為這個謎題提供了一項可能的答案。

這場具有高度象徵意義的演說經常被史家引為證據，證明中國終於因滿洲鼠疫而「承認現代醫學優於中醫」。[59]但就在最常受到引用的段落之前，錫良指出「這是一個三、四個月前在中國還從未聽聞的疫病」。[60]香港爆發鼠疫後的十多年間，腺鼠疫傳播到中國其他地區以及其他國家，包括印度、日本、美國與台灣，中醫也出版了探討腺鼠疫的專書，是以錫良沒有理由說腺鼠疫是中國人前所未聞的疫病。[61]由此可見，錫良所指的是肺鼠疫，即便在當時的西方也罕為人知。[62]

除了是一種在中國前所未聞的疫病之外，滿洲鼠疫的傳播方式也超越了晚清士人的知識視野。在前述梁其姿的那篇文章裡，她極其仔細地釐清了「傳染」一詞在多種層次上的意義。根據我對於該文的解讀，「傳染」一詞有兩種極為不同的意義：一種是指涉疫病的急遽爆發與廣泛流傳，另一種則是指涉疾病經由人與人直接且親密的接觸而傳播。「傳染」的第一種意義，常用於描述疫病經由環境中的「氣」而傳播，尤其是吳有性在《溫疫論》裡提到的地區性的「雜氣」，這種氣經由口鼻進入人體內。相較之下，「傳染」的第二種意義多用於描述非流行性、甚至是慢性的疾病，例如肺結核、痲瘋病與性病；這種經由人與人間的親密接觸而發生的「傳染」很少被用於描述疫病的急速散播。由此看來，「傳染」一詞有兩種不同意義，系統性地指涉兩種在傳播力道與傳播方式上有著明顯差異的疾病。一旦認識到「傳染」這個詞彙有著兩種如此不同的意義，或許可以想見為什麼中國人明知許多疾病都會傳染，卻從來不曾把這些疾病共同歸類為傳染病，直到此時才引入「傳染病」這個新疾病範疇。

總而言之，滿洲鼠疫在兩個意義上超出了晚清華人的認知範圍。第一，肺鼠疫是一種前所未聞的疾病；第二，它的傳播方式在傳統架構中難以想像。肺鼠疫以史無前例的方式結合了「傳染」一詞的兩種意義，從而體現了一種嶄新的疾病概念：一種急遽爆發且廣泛流傳的疫病，卻靠直接且親密的人際接觸來傳播。[63]

若要理解這個新的疾病概念，最好的工具就是《東三省疫事報告書》裡的「傳染系統圖」（圖二・四），因為它的功能本就是以圖像來呈現鼠疫傳播的過程。以遼陽宋家店的悲劇為例，事件開端是店主宋先生在院子裡發現兩具鼠疫患者的屍體。為了避免生意遭到侵擾，宋先生與媳婦把那兩具屍體埋藏在積雪之下，不料因接觸屍體而染疫。兩個星期之內，鼠疫傳到隔壁楊家，奪走兩戶人家五十多條生命。傳染系統圖以兩具無名死屍為起點，依序將五十名鼠

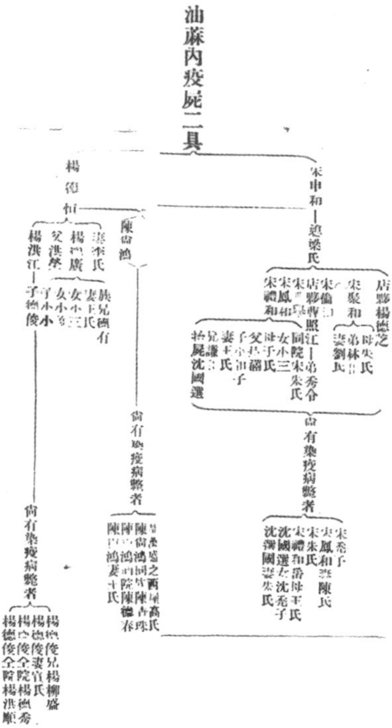

圖二・四｜遼陽楊林子宋家店傳染系統圖（《東三省疫事報告書》第一編，第五章，頁4-5）

疫患者串連為一個由家人、親戚、鄰居、同事以及當地居民所構成的網絡。每一名病患都有名有姓，彼此之間都有關係，顯示每一個人都是因為接觸圖中的另一個人才感染鼠疫的。這樣一種猛烈爆發的疫病，卻依賴個體間的接觸而逐步傳播，又能急速開展為一個延伸的感染者網路，確實不是晚清華人所能想見的疫病傳播模式。無怪乎錫良會說「始則官紳醫士不信疫之可以傳染」。

在英文原著裡，我刻意不把錫良那句話裡的「傳染」一詞譯為英文的「infection」（間接傳染）或「contagion」（接觸傳染），而就是使用音譯的 *chuanran*。這兩種概念之間的關係雖

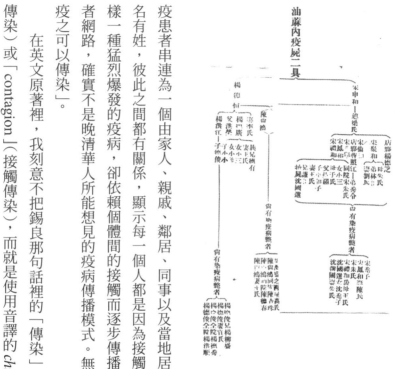

然相當複雜而且有所重疊，但如同史學家佩林（Margaret Pelling）所闡明的，「一般認為『contagion』是經由接觸而直接感染，而『infection』則是經由水、空氣或受污染物品間接感染。」[64]基於這樣的區別，錫良那句話要表達的意思，應該是中國人不相信「這個急速爆發的疫病竟是藉由接觸傳染的模式而傳播的」。雖然可以這樣來理解錫良想要表達的意思，從而明白那句話不是邏輯上的自相矛盾，但是這句話應該會令晚清士人深感困惑。當時中文裡並沒有分別對應Infection與Contagion的兩個詞彙，無論是間接傳染還是接觸傳染，都不假區分地翻譯為「傳染」。由此看來，錫良是想要描述一種新現象，而且為了精確描述這種新現象，他需要區別間接傳染與接觸傳染兩種模式。但由於中文沒有突出這種區分的兩個詞彙，他被迫只能使用「傳染」這個涵蓋了接觸傳染與間接傳染這兩種意義的詞彙。總而言之，他使用的語言不允許這種新現象的存在，也因此沒有為描述這種新現象做任何準備。為了呈現那句話令人費解的本質，並且突顯相關的語言與翻譯議題，在英文原著中我選擇不把「傳染」一詞譯為英文。

最快接納這種新知識的人，莫過於必須親身處理病患的人員。親眼目睹同事因處理病患與屍體而感染鼠疫的慘狀後，這些人再也不懷疑滿洲鼠疫會經由人與人的接觸而傳染。弔詭的是，認知改變之後，問題反而惡化，他們「深信疫之可以傳染，雖以重賞懸其前，厲罰驅其後，員醫伕役亦畏縮不前」，[65]乃至棄職潛逃，直到軍警以強力壓迫下才返回崗位。由此可見，參與抗疫的人員已經可以掌握接觸傳染的新概念。

避疫

西醫與中醫的抗疫措施有著根本性的差異，幾乎不可能互相調和：西醫重視檢疫與隔離，中醫則建議移動、離開疫區。基於「傳染系統圖」所代表的鼠疫傳染模式，伍連德不符常軌的抗疫措施在科學上全然言之成理。只要當局能夠在某個病患接觸其他人之前予以隔離，即可阻斷一連串的傳染，從而使一群可能淪為病患的人們不至於變成傳染系統的一部分。相較於伍連德以隔離檢疫限制人員流動，人員移動卻是華人因應疫病的一項重要手段。由於晚清華人認為鼠疫是由某地特殊的「地氣」所造成，中醫以「避疫」之名鼓勵病患遷離致病之地以避開致病的「地氣」。[66]

余伯陶是一位著名的中醫師，也是重要的中醫學會的創辦人。他在一九一〇年針對腺鼠疫所寫的《鼠疫抉微》一書中，有一個專門探討避疫的章節，描述了兩種避疫的做法。第一種做法聚焦於避開個人住處溫熱潮溼的地點，因為「疫作時，其宅每熱氣從地升，猛者如筒煙上噴」，彷彿可以看到致病的熱氣由地表湧出升起的景象。[67]即便是鼠疫病者，余伯陶也建議「即時移出大樹下當風處」。[68]更重要的是，到室外的患者必須坐在架高的椅子或床上，以便與地氣保持距離，[69]否則到室外只會導致病況惡化。余伯陶並不擔心人們會因接觸病患而感染鼠疫，他擔心的是被地氣傳染。[70]第二種避疫做法來自晚清著名知識分子俞樾（一八二一—一九〇七）的著作。基於一八六〇年代鼠疫爆發時的見聞，他描寫了「避疫」的作法：「一家有病者，其左右十數家，即遷避之，踣於道者無算，然卒不能免也。」[71]與其隔離病患，數十人反倒倉皇逃離那個危險的地區，因為垂死的病患意味著整個地區已然染疫。

兩種避疫的移動規模差別很大，但共同的重點都是迴避溫熱、致病的地氣。避疫這種策略所迴避的是一種以地點為基礎的疾病，並不強調迴避鼠疫患者。

由「傳染系統圖」的觀點看來，現代檢疫措施與中國的避疫之間的衝突是無可避免的。因此，強制施行隔離檢疫所代表的意義，遠不止於採納一個新的抗疫措施而已。在香港鼠疫的案例中，港府一度不允許華人離港，便被視為企圖剝奪人民最終的自保手段。當港府屈服於民眾的要求後，有八萬人（即香港華人人口的三分之一至二分之一）在鼠疫期間從香港逃至廣州。相較之下，在滿洲鼠疫肆虐的高峰，鎮守山海關的軍隊將一萬多名苦力阻隔於長城之外。[72]對峙雙方劍拔弩張之際，一位蕭姓醫官向中央政府請命：「該苦工等如不遵法令（硬闖山海關），請示可否按土匪一律辦理，格殺勿論。」[73]雖然外務部終究沒有核准這項駭人聽聞的政策，但蕭醫官的請命已明白顯示了他控制疫區人口向外流竄的決心。

避疫是以個人利益為中心的策略，而阻斷傳染網絡卻是為了群體的利益，而且需要政府公權力的介入。如同宋家店的案例所示，民眾如果不與抗疫當局完全合作，一個染疫病患即可造成疫病的四散傳播，是以作者總結指出：「〔此一悲劇〕是圖詢匿屍不報及不將眷屬速送隔離所者之炯戒也。」[74]根據「傳染系統圖」的視野，遏制傳染病的工作不僅凌駕於任何個人的私利之上，更需要每一個人的完全合作。一旦認識到鼠疫可藉由延伸感染者網絡而急速傳播，政府就必須採行因應瘟疫時未曾想見的作法：要開始嚴格地調查、分類與控管人們的行動。

加入全球監控體系（Global Surveillance System）

為了凸顯西醫對於鼠疫的新理解，《東三省疫事報告書》給了它一個新的名字。報告書中許多部分都不是以「疫」、「大疫」、「瘟疫」或甚至「鼠疫」等傳統詞彙指稱這項疫病，而是稱之為「百斯脫」：這是日文「ペスト」的中文音譯，而這個日文詞語本身則是來自於法文的「peste」，是當年耶爾辛為鼠疫桿菌所取的名字。中文與日文的這個詞語都是音譯而來，而且中文的「百斯脫」三字本身毫無意義。實際上，在分離出香港的鼠疫桿菌之前，日本也是使用「疫」這個漢字指涉鼠疫。正是為了突顯這是一個全然陌生的外來概念，才會選擇一個無法顧名思義的音譯名稱。[75]最重要的是，對於中國人而言，百斯脫不只是一種新的疾病，它向清廷引介了一個新的疾病範疇：傳染病。

在滿洲鼠疫爆發之初，中國政府還不曾制定關於傳染病通報（notification of infectious disease）的法律。在香港鼠疫流行時，由於鼠疫是從廣州傳來香港，英國殖民政府希望未來可以獲得中國鼠疫爆發的通報，但中國並未建立傳染病通報系統，英國只能向海關醫官索取疫情的資訊。[76]直到滿洲鼠疫的尾聲，錫良才亡羊補牢，針對法定傳染病（notifiable infectious disease）發佈衛生規範。由於這些規範是為鼠疫緊急設立的，條文中甚至沒有提到任何其他傳染病。[77]不過當萬國鼠疫研究會將期中報告呈交給清政府時，關鍵議題就是傳染病的通報。

清政府在垮台前幾個月致力籌備中國第一場國際科學會議，就是希望把來自日本與俄國的國際壓力，轉化爲各國在「科學上的協同研究，而不是行政上的博弈較勁」。[78]為此清政府官員，尤其是施肇基，不

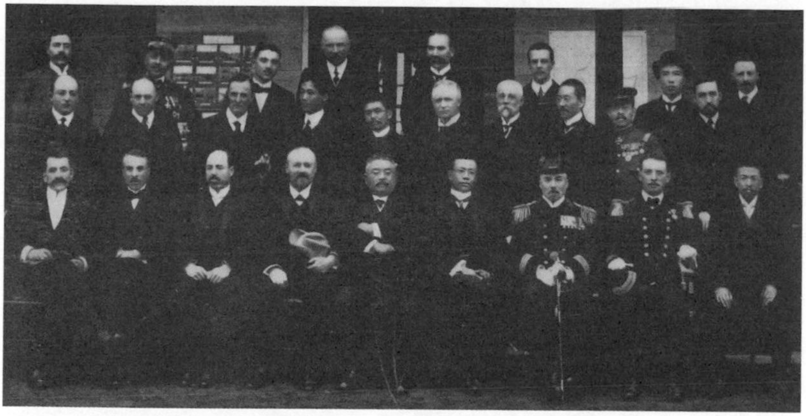

圖二・五｜萬國鼠疫研究會（前排右四為伍連德，右五為北里柴三郎）

僅展現了高超的外交手腕，也充分掌握尖端科學研究在國際權力鬥爭中的關鍵角色。他們預見以北里為首的日本科學家極可能會居於主導會議全局的地位，所以特別邀請美國科學家在會議召開前一個月就提前抵達東北地區，讓他們有充分的時間與機會解剖檢驗鼠疫死屍，藉以平衡日本的影響力。[79]

萬國鼠疫研究會在一九一一年四月三日於奉天召開，共有來自十一個國家的代表與會。鼠疫權威北里柴三郎在最後一刻接受了邀請，但「對於中國人在會議上發言的資格或甚至權利發表了一些貶抑性的言論」。[80]儘管情勢緊張，但為了防止鼠疫未來再度在中國爆發，這場國際會議仍深入討論清政府應該採行的措施，通過了四十五項決議。

與會者花了許多時間討論是否應該建議清廷設立一個政府機關專職負責公共衛生。他們非常清楚，只要政府裡沒有負責執行的官員，會議通過的建議就不可能落實。有些與會者認為，建議中國推動制度改革而設立中央衛生機構，未免過於理想主義而不切實際。如同一名與會代表指出的，「提議設置的機構比我們英國的現狀還更為先進。」[81]也有許多與會者認為他們只是科學家，建議中國重組政府不屬於他們專業職能的範圍。但他們都非常希望促使中國成為全球傳染病監控體系的一員，尤其是監控鼠疫。

自從一八五一年首度舉辦國際衛生會議（International Sanitary Conference）開始，根本的目標就是要「保護歐洲免於疾病的輸入，以及減緩檢疫措施對於國際貿易的負面影響。」[82]雖然這些會議大半的心力都用於確保歐洲免於「亞洲霍亂」（Asiatic cholera）的入侵，但在香港鼠疫傳至印度而引發大流行後，各國在一八九七年決議聚焦於鼠疫，[83]並促成現代國際傳染病監控體系的誕生。呼應自那時以來監控鼠疫疫情的努力，英國代表法拉爾醫師（Reginald Farrar）在奉天會議中斷言：「沒有政府部門，就沒有通報機制。沒有通報機制，就不可能防治鼠疫。」[84]與會代表在熱烈辯論後決議：「為了落實這些建議，（政府）應當竭盡全力設立一個中央公衛部門，其最重要的功能就是管理以及通報傳染病在未來的爆發。」[85]

伍連德以及部分歷史學者曾宣稱，萬國鼠疫研究會向清政府推薦了一個全面性的建設公共衛生的方案。這不是歷史事實，萬國鼠疫研究會只建議清政府建立一個通報與管理傳染病的體制而已。新成立的中華民國臨時政府接受了這項建議的一部分，在次年創設北滿防疫處，由伍連德擔任總醫官。這個機關直屬外務部管轄，並且由外國控制的中國海關總稅務司供應資金，直到一九二九年為止。

結論：滿洲鼠疫的社會特性（Social Characteristics）

病菌理論之父柯霍（Robert Koch）曾有一句名言，在改善衛生的奮鬥當中，霍亂是「我們最佳的盟友」，[86]但要催生公共衛生在中國的發展，中國顯然需要一個遠比霍亂還要殘暴的「盟友」。先前的研究已充分闡明地緣政治如何將滿洲鼠疫轉變為清廷的主權危機，相較之下，若要追問是什麼因素使滿洲鼠疫能成為帶來公衛突破的強大盟友，至今我們所知仍極為有限。為了在結論中回答這個問題，我想借用前述醫學史學家羅森伯格的「疾病的社會特性」這個概念，一方面總結滿洲鼠疫一系列獨特的「社會特性」，另一方面說明由於這些「社會特性」而引發的重要政治與社會效應。

首先，滿洲鼠疫是肺鼠疫。單只是肺鼠疫百分之百的致死率，就一方面使中醫無法展現任何療效，另一方面凸顯出中醫在遏制疫病擴散上全然無計可施。令人感到苦澀反諷的事實是，在證明中醫不如西醫的歷史事件中，西醫完全沒有治癒任何一名病患。第二，由晚清華人的眼中看來，肺鼠疫的社會特性相互矛盾、令人困惑，它傳播的方式非常像是慢性病或非流行病，但傳播的速度與規模卻又遠遠超越記憶中最兇暴的疫病。第三，即便對於國際科學社群而言，這樣一種完全不涉及腺鼠疫、純粹的肺鼠疫大爆發，也是一種前所未聞的新現象。正是在遏制滿洲鼠疫的過程中，科學家才開始激烈地辯論，從而逐漸建立起相關的知識。

鼠疫專家雖然知道肺鼠疫的存在，但在這場疫情之前，科學界嚴重低估了這個傳染病。如同先前提過的，即便在認知到滿洲鼠疫是肺鼠疫之後，北里柴三郎還是一再警告指出，等到老鼠從冬眠中醒來之後，腺鼠疫就會與肺鼠疫會師。日本科學家解剖了三萬五千隻老鼠，連一隻感疫的老鼠都沒有發現後，[87] 北里才在萬國鼠疫研究會上承認：「滿洲鼠疫是純粹的肺鼠疫——這是近數百年來不曾出現過的現象。」[88]研究會以欽差大臣提出的十二個科學問題拉開序幕，重中之重的問題是：「就我們所知，這種桿菌在顯微鏡下呈現出來的外貌完全一樣，也對細菌檢測也有相同的反應。那麼為什麼在這裡引起了肺鼠疫與敗血性鼠疫，但在印度及其他地方卻是引起腺鼠疫，而僅有零星的肺部型病例？」[89]研究發現滿洲鼠疫真的只有肺部型的案例，因此與會科學家甚至開始探討是否源於一種變異的鼠疫菌株。[90]要不是伍連德曾正確指出滿洲鼠疫是一種純粹的肺鼠疫，從而在相關研究中扮演著開創性的角色，很難想像外務部會有興趣舉辦中國的第一場國際科學研討會，更遑論由年紀輕輕的伍連德（當時才三十二歲）在國際鼠疫權威面前擔任大會主席。

第四，肺鼠疫是提倡公共衛生的盟友，因為它為清廷帶來了一場科學勝利。梁啟超在為伍連德的鼠疫報告所寫的序言裡，他毫不猶豫地指出：「科學輸入垂五十年，國中能以學者資格與世界相見者，伍星聯博士一人而已。」[91]基於伍連德對於此一罕見疫病的開創性研究，中國首度能夠以尖端科學研究者的姿態迎向世界。正是為了強調此事件中曾創造出具有世界史意義的科學知識，本章標題突出「顯微鏡」，它不僅是指伍連德及其中國同事所使用的顯微鏡，也包括日本科學家找尋鼠疫桿菌時使用的顯微鏡。滿洲鼠疫不只是一個地緣政治事件，在主權之爭中扮演著關鍵性角色的，是透過科學研究所創造的新知識與抗疫措施。

第五，被稱為「所有疾病中最致命」的肺鼠疫，帶來了「四千年未經見之極殘忍政策」。

[92]雖然遏制滿洲鼠疫曾啟動多種正向突破，從而被廣泛稱頌為一個歷史性的事件，但幾乎沒有任何人曾經注意到，在負面闇黑的量尺上，它也是一個歷史性的事件——錫良呈給清廷的報告書的核心訊息，就呈現了這種歷史性的慘絕人寰。

在成功遏制鼠疫之後，錫良竟決意在報告書序言中，長篇陳述自己對於抗疫措施的強烈保留、疑惑不解、乃至沮喪哀傷，讀之令人動容。[93]他比任何人都更明白，世局已不容中國不積極控制傳染病；若要維護主權於不墜，中國必須加入全球傳染病監控體系。但和其他晚清士人一樣，錫良懷抱著在傳統文化中所陶養的道德意識，對於抗疫所見感到毛骨悚然。他將六百字的序言完全投入描寫「防疫新法」如何迫使同胞違反人倫親情：「親屬畏災，棄疫者於病院」，「骨肉之親不得省視」，「及其既死……據其衣衾棺槨而付之一炬。」[94]錫良質問西醫為何要執行這種「慈父孝子所耳不忍聞、目不忍見」的政策，[95]「西醫則以此為人道主義」，[96]他不得不嘆道「天下事豈可以恒理測耶」，而將判斷留給讀者。[97]

錫良在序中稱這些措施「為古來目所未覩之事，即西哲亦鮮發明」，[98]此話確實沒錯。如同史學家甘薩（Mark Gamsa）所言，滿洲鼠疫期間施行的抗疫措施「是西方所採用手段中（對社會生活）侵擾度最高的。即便是在帝俄晚期，都已無法想像執行如此大規模的集體火化與強制檢疫，更遑論是在西歐。」[99]更有甚者，滿洲鼠疫的經驗強化了國家醫療菁英與平民百姓的二元對立。在疫情囂張的壓力下，政府官僚與醫療菁英將人民當成愚昧無知、欠缺理性、自私自利。只有他們知道看不見的鼠疫桿菌，也只有他們知道如何確保公眾的福祉。國家菁英覺得別無選擇，只能硬下心腸執行他們自己都認為殘忍至極的政策。他們發現自己置身於矛盾的困境，同時全知、慈愛，卻又殘忍。如果滿洲鼠疫的確是公共衛生傳入中國的歷史分水嶺，那麼非常不幸地，這個歷史突破的部分遺產就在於催生出國家菁英與平民百姓間的二元對立。

最後，雖然滿洲鼠疫是一個廣受稱頌的歷史性事件，它最具革命性的面向卻少為人知，因為今日的我們都視為理所當然。一言以蔽之，遏制滿洲鼠疫的經驗不可逆轉地使國家躍升為西醫在華史的關鍵主角。這點並不源於肺鼠疫的內在本質，而是源於疫情爆發於東北這項歷史偶然。日俄兩大帝國爭雄於此，威脅中國的主權，在這種地緣政治的情境下，清朝終於認識到公共衛生的政治功能，以及在這種功能上西醫遠勝中醫的優勢。如同本章標題「主權與顯微鏡」所示，滿洲鼠疫使西醫發展出一個與國家結盟的策略，將公衛措施轉譯為建構現代國家的利器。我們在下一章將會看到，這項策略深遠地形塑了此後中醫與西醫的歷史軌跡。

CHAPTER 3 連結醫學與國家：由傳教醫學到公共衛生，一八六〇——一九二八

對於信奉科學普世性以及啟蒙理念的人士而言，出版於一九三五年的〈如何能使中國科學醫之普及〉一文的主張可能會令他們感到非常困惑。這篇文章的作者余巖（一八七九—一九五四，又稱余雲岫）是西醫師，也是批判中醫最著名的言論家。他在文中指出：「我以為普及中國的科學醫，非用政治的力量，不能解決。若是像我們做下層工作在民間宣傳，不知在一百年一千年以後，才有效果可以顯出來沒有。」[1]他以日本的成功經驗為例，而接著指出：「日本自維新以後，科學醫的發達，全靠著政治力量；我們中國的科學醫不能普及，也就是缺乏政治的力量。政治和醫學實在是聯繫為一的。」[2]

余巖說地如此直接了當，因為那正是西醫師自從二十世紀初開始就逐漸發展並採行的主要策略。[3]余巖這些話透露出當他和其他西醫師致力推行這項以國家為中心的策略時，最大的困難點就是在政治與醫學間建立起連結，因為直到清末民初，公眾並不認為兩者緊密相

關。為了在醫學與國家間建立這種連結，這些改革者才會選上公共衛生做為推行這項策略的工具。他們努力將公共衛生提升為國家構建（state building）中不可或缺的面向，從而使公共衛生成為西醫最重要的代表。他們這種以國家為中心的公共衛生願景深刻地形塑了醫療體系在現代中國的發展軌跡。

傳教醫學（Missionary Medicine）

許多學者將滿洲鼠疫視為中國西醫史的里程碑，但他們常常忽略了伍連德最強調的一個面向。在伍連德與王吉民合撰的《中國醫史》（*History of Chinese Medicine*）這部著作裡，探討一九一一至一九二〇年這段時期的章節標題是「清朝的覆滅與第一次滿洲鼠疫大流行：在中國人領導下建設現代公衛的起點」。[4] 藉由這個看似直截了當的標題，伍連德突顯出一組在醫學實踐上與領導權上的平行變化。在前一個時期，現代醫學的代表是外國傳教士與他們的治療醫學（curative medicine），而滿洲鼠疫標誌著一個新時代的來臨：在新成立的中華民國裡，現代醫學的代表將是新的醫學實踐與新的行動者——公共衛生與華人西醫師。

在西醫傳入中國之後將近整整一百年間，西醫的代表完全是傳教醫學，尤其是外科。自從伯駕（Peter Parker；一八〇四—一八八八）在一八三四年於廣州開設眼科醫院以來，醫學傳教士就因為在外科與眼科方面的專業技能而聲名大噪。帝制晚期的中國人愈來愈不願意接受侵入性的治療，就連針灸也被視為「非奉君之所宜」，而在一八二二年遭到清朝的太醫院所禁。[5]在西醫師眼裡，可憐的中國病患因為國家對於外科技術的無知而付出了沉痛的代價。基朗醫師（Dr. Gillan）在一七九三年伴隨馬戛爾尼勳爵（Lord Macartney）的歷史性使團往訪北京之時，就忍不住嘲諷中國人：「我們在全中國都沒有看到任何人缺了一條腿、一隻手臂或是任何一段肢體。」[6]他顯然就此觀察而推斷，如果有華人需要截肢，絕對沒人能在手術之後存活下來。

幾十年後，當傳教士抵達清廷原本禁止華洋接觸的沿海地區時，便發現西醫外科具有相對優勢，是一種寶貴的工具，使他們能對華人表達善意與關懷。等到一九〇七年傳教士於上海盛大舉行來華傳教百年會議（China Centenary Missionary Conference）時，醫學傳教士更受到高度的肯定，因為他們已克服先前在中國傳教時所遭遇的最大障礙，就是「一種充滿懷疑、不信任與仇恨的氛圍。」[7]後來，伍連德就直接指出：「我們甚至可以這樣想，現代醫學（之所以可以蓬勃發展），就是受益於中國人不信任外國人以及他們採用的方法。」[8]不過，醫學因為這種不信任感而受益，同時也帶來了侷限。由於「預防醫學（preventive medicine）不適合傳道活動也無法促進病患與醫生之間的親密接觸」，[9]是以過去醫學傳教士所建立的醫療模式高度依賴立刻可以看到療效的外科手術，並將重點放在治癒個人。而在一九二五年出版的〈醫學傳教在華一世紀〉（A Century of Medical Mission in China）一文中，中華醫學傳教會（China

Medical Association）執行秘書馬雅各醫師（James Maxwell）回顧自己在華的經歷，坦然承認「在預防醫學方面，確實乏善可陳。」[10]

我們可以理解醫學傳教士為什麼沒有在中國積極提倡公共衛生；傳教士並沒有接受過適切的預防醫學訓練，也沒有政府權威提供不可或缺的支持。實際上，在一九〇七年的大會尾聲，他們總結一個世紀的傳教經驗而指出，迫切需要的突破是「去接觸帝國領導階層的人物，那些在中國的知識、社會與政治界握有影響力的人士」。[11]此外，無論是在西方還是中國，當時都有人主張在中國倡導公共衛生只怕弊多於利，反而會惡化中國人口過剩的問題，儘管沒人知道確切的人口數字。[12]即便到了一九一四年，洛克斐勒基金會的中國醫學考察團（China Medical Commission）還是認為有必要在《醫學在中國》（*Medicine in China*）報告書開場的段落裡，首先駁斥「高死亡率（在中國）不全然是一件壞事」這個流行的觀點。[13]

傳教士不但從事大規模的教育活動，也是中國正式醫療服務的主要供給者，不論就歷史、人員或醫院設施方面而言都是如此。根據洛克斐勒基金會的中國醫學考察團在一九一六年的調查，新教傳教士在中國出資維持了兩百六十五所醫院、三百八十六家藥房、四百二十名醫生與一百二十七名護士。[14]新教醫學傳教團在中國的投資比在任何其他國家都多。一九二三年，全世界百分之五十三的傳教病床與百分之四十八的傳教士醫生都在中國。[15]此外，在一八八六年成立於中國的中國博醫會（Medical Missionary Association of China），不但是全世界第一個醫學傳教士協會，在後續數十年間也一直是中國唯一的醫學會。[16]由於協會成員必須畢業於醫學院並在基督教機構裡服務，他們絕大多數都是外國公民。[17]因此，遲至二十世紀初，中國現代醫學教育和醫療服務的主導者都是外籍醫學傳教士。

晚清中國與明治日本的西醫

直到清朝覆亡前，主導西醫的是外籍傳教士；這點並不令人意外，因為醫學並不是晚清改革運動的重點。如同史學家李經緯指出的，晚清的改革人士不認為醫學是西方成就富強的要素。自強運動（一八六一—一九五）的倡導者致力建設西方科學、工業、武器、鐵路與通訊，但卻沒有賦予醫學同等的重要性。由於沒有得到領導階層的重視，在數以千計前往海外接受西方教育的學生當中，最終只有少數人選擇學醫。也因此，雖然現代化派與保守派曾就改革中國的許多面向進行激辯，在二十世紀之前，卻不曾就醫學的議題進行公共辯論。[18]即便當清廷於一九〇五年廢除科舉考試，以西學取而代之，從而揚棄了帝國意識形態與仕紳正統這兩項最重要的基石時，中醫仍是一個獨特的例外：許多晚清知識分子認為它與西醫相比並不遜色，甚至猶有過之。[19]

中國對於西醫的輕視與缺乏興趣——儘管此時許多華人已親身受益於傳教士的外科手術

——與日本的發展形成強烈對比。醫學（更精確地說是人體解剖圖）「促成蘭學興起於十八世紀的日本，從而催生出形塑現代日本史最具決定性的力量，也就是對於西方語言與科學的研究。」[20]一個世紀之後，熱愛蘭學的長與專齋（一八三八—一九〇二）在著名的岩倉使節團（一八七一—七三）擔任醫學觀察者而走訪歐美之時，他訝異地發現「德國提供了一個模範，凸顯出醫學——以及醫學專家——在建設富強國家的過程中所扮演的核心角色」。[21]由於這種長程持續的興趣，醫學不只在明治日本創造現代國家的事業中扮演著核心角色，在後來日本帝國擴張至台灣、朝鮮與滿州等殖民地時更是如此。[22]

在日本習醫的中國留學生，滿懷苦澀地注意到現代醫學在日本有著遠高於在中國的重要性。一名學生在一九〇七年簡潔扼要地描繪兩國的對比，「日本後以德（國）為正鵠，其學則科學的，其事則國家的、社會的，故有進。而我西學醫者，其學則習見的，其事則宗教的、個人的，故無功。」以為這就是西醫在日本持續進步，在中國卻停滯不前的原因。[23]這名作者也指出，在日本成功地將醫學轉化為殖民台灣的利器之後，南滿鐵道會社社長後藤新平（一八五七—一九二九）[24]計畫在東北地區施行同樣的策略，要求一大筆預算在東北建造醫院以及公衛基礎設施。「然則醫學與國家之關係明矣。」這名作者總結道。[25]

雖然中國在新政時期（一九〇一—一一）曾推行了一些衛生措施，[26]但是直到滿洲鼠疫平息後，東三省總督錫良才終於在一九一一年的萬國鼠疫研究會中，公開做出以下這段決定性的陳述：「醫學與各科學並重，醫術共文化具新，並轡以馳，斯臻美備。物質科學既為敝國所不可少，各國明哲所發明之最新最精之醫理，吾民又焉可闕焉不講？」[27]

這段陳述不但比長與專齋在德國發現「衛生」落後了半個世紀，與晚清改革派在一八六五年成立江南製造局學習西方科技與武器相比，也同樣晚了半個世紀。[28]值得注意的是，相較於日本以解剖學而開啟對於西方科學的興趣，中國採納西方科技的過程中，醫學卻是落後的領域。實際上，就算是與大部分的東南亞殖民地相比——在那些地方，「醫學訓練為殖民地菁英提供了初次接觸科學的機會，有時甚至是唯一的機會。」[29]——清代中國也是一個顯著的特例，因為清代菁英對於自然科學、尤其是工程學的重視，遠早於他們對於西醫的重視。最重要的是，中國人之所以那麼晚才採行西醫，不是因為他們體驗西醫療效的機會比日本人少，而是因為他們很晚才看出醫學與他們急切追求的「富強」之間存在著重要的關聯。滿洲鼠疫讓清廷學到的一課，就是現代醫學在捍衛國家主權上扮演著至關緊要的角色。直到此時，中國人才認知到醫學與國家大政密切相關。

第一代華人西醫師

滿洲鼠疫深遠地改變了伍連德與同世代華人西醫師的職業生涯，因為在疫情中他們發展出了一個在中國推展現代醫學的新願景。根據伍連德的自述，滿洲鼠疫爆發前，他在天津陸軍軍醫學堂的生活「不是太令人振奮」。[30]當時，他提議成立一所示範軍醫院，結果清廷給了一個令人沮喪的回覆，指稱「吾國軍民亦多不贊成西醫」。[31]滿洲鼠疫為他提供了一個迫切需要的機會，「以發展平生智願」。[32]疫情平息後，新成立的國民政府於次年設置了北滿防疫處，由伍連德擔任總醫官。這個機構由外務部直接管轄，而且在一九二九年之前，它運作所需的經費都來自由外國控制的中國海關總稅務司。此處的教訓很清楚：如果要獲得國家的支持，就應該要努力強調現代醫療關乎國家大政，可以協助保護國家主權。

在這些新發展的鼓舞下，伍連德及其同僚開始為華人西醫師籌組一個專業協會。由於先前中國改革派人士並未意識到醫學與國家大政的關聯，很少留學生選擇習醫。根據估計，在一九〇五—六年間的巔峰時期，留學日本的中國學生約有八千人，但其中主修醫學的不到一百人。[33]他們之所以對於醫學教育興趣缺缺，是兩股力量共同造成的結果。

第一，由於醫學在傳統中國地位低落，仕紳家族不會鼓勵子孫習醫，[34]儘管「儒醫」的社會地位在明清時期已逐漸上升。[35]傳教士在許久以前就發現了中國醫生社會地位低落，並且認為這是把現代醫學引進中國最主要的一項障礙。[36]由於社會地位的問題，醫學傳教士很難獲得中國仕紳階級的接納，[37]所以早期傳教醫院的華人助手多半來自貧窮家庭。[38]晚至一九一二年，仍有西醫期刊覺得有必要刊出專文鼓勵讀者選擇以醫學為業。[39]

第二，由於中國政府不認為醫學是西方「富強」的秘訣之一，因此既沒有為醫學生設置獎學金，也沒有提供仕途出路。一八九五年甲午戰敗後，晚清政府雖然再度大舉派遣學生到海外留學，目標卻是提倡「實學」，而且其定義一直都是「農、工、商、礦」。[40]等到美國於一九〇八年退還庚子賠款以作為中國學生赴美留學的獎學金時，清政府仍決定把百分之八十的獎學金提供給主修「農、工、商、礦」的學生。[41]相較於這些「實學」領域，修習醫學的學生人數相對低落，但這個現象是政府政策引領的結果，而這個政策則源於一個常識性的見解：醫學不是中國救亡圖存的重要領域。[42]

中國的西醫師雖然為數不多，卻在二十世紀初成立了兩個協會。留日的中國醫學生，尤其是千葉醫科大學的學生，在一九〇六年率先籌組了**中國醫藥學會**。留學歐美的西醫師，則在一九一五年自行成立了更具影響力的**中華醫學會**（National Medical Association of China），並且開始出版雙語的《中華醫學雜誌》。[43]早在滿洲鼠疫爆發前，伍連德就曾想建立專業醫學組織，卻未能獲得足夠的支持。[44]即便五年後終於創立中華醫學會，首次大會也僅有數十名華人西醫師出席。基於遏制東北鼠疫的突破，這一小群華人醫生開始為中國的西醫發展構想出一種非常不同的願景，也為自己構想出一個前所未有的新角色。[45]

將西醫發展為一種公共事業

在《中華醫學雜誌》的創刊號中，就刊出一張透露出強烈訊息的圖像（圖三・一）。右上方文字是：「中國的醫療工作就像一個小孩在與巨大的疾病搏鬥。」在圖像中央站著一個可怕的惡魔，揮舞著一條包含十五種傳染病的鎖鏈。旁邊是一個代表「醫療組織」的小孩，舉著一個玩具般的小棒子，上面寫著「公共利益」。小孩將棒子揮向巨大的惡魔，但惡魔一出手就壓制了他的頭，手臂上寫著「公眾冷漠」。

這張圖代表著一種對於「中國醫療問題」的全新觀點。首先，這個圖

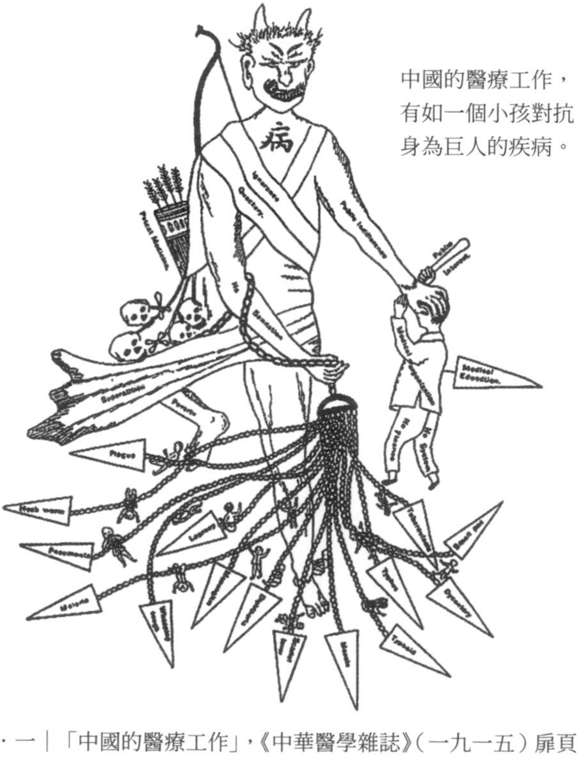
中國的醫療工作，
有如一個小孩對抗
身為巨人的疾病。
病

圖三・一｜「中國的醫療工作」，《中華醫學雜誌》（一九一五）扉頁。

像中完全沒有納入關喬昌（Lam Gua）那一系列油畫中所描繪的駭人腫瘤以及能夠以外科手術治癒的疾病，[46]很明顯地，如今中國的醫療問題被界定為控制各種傳染病。第二，醫學治療的對象不再是患病的個人，而是這些傳染病——在圖像裡以擬人化的手法將其描繪成一個巨大的惡魔。第三，雖然傳染病被描繪為一個人形的惡魔，醫療工作所面對的卻絕不是單純的生物體而已。相反地，惡魔擁有的武器包括了「無知」、「庸醫」、「缺乏衛生」、「迷信」、「成藥」與「貧窮」；由小孩代表的醫學工作，卻因「缺乏資金」與「缺乏體系」，而顯得孱弱無力。歸根究底，中國的醫療問題與可能的解方，其實是一體的兩面，就看面對傳染病時，公眾是漠不關心還是強烈關切。根據這幅圖像所揭示的新願景，醫療工作的本質具有高度的社會性與集體性。一旦以這種方式來界定中國的醫療問題，傳教士為病患個人所提供的治癒醫學就顯得無關宏旨。此刻突破的關鍵就在於將醫療轉化為一個公共議題，或是如中華醫學會的五大宗旨之一所言：「引起大眾對於公共衛生和預防醫學的興趣。」[47]是以自從華人西醫師集結組織中華醫學會之始，公共衛生就是學會優先關注的議題。

史學家早已注意到，在滿洲鼠疫以及辛亥革命之後，就連傳教士也開始重視預防醫學，[48]並且在一九一五年發起中國第一個公衛運動，[49]不過他們的努力還是局限在「教育」以及推廣衛生知識。[50]在中國博醫會（China Medical Missionary Association）於一九二三年舉辦的研討會上，其公共衛生部門通過一項決議，希望強化「預防醫學的科學與實踐」，並指出「為了達成這項目標，應當更加重用華人醫師與受過訓練的助手。」[51]次年（一九二四），一篇名為〈預防醫學〉的社論將全部的篇幅都用於闡明「為何支持公衛工作與醫學傳教士的工作兩者相輔相成」。[52]不過，身在台灣的醫學傳教士馬雅各（一八三六—一九二一）卻在幾個月後反駁這種提倡預防醫學的新觀點，強調醫學傳教士的根本原則是「追隨天主，採用一種獨屬於祂的方法。福音書裡記載基督的治癒工作比其他任何事情都還要多，不是沒有原因的。」[53]如同這項公然抵制所透露的，雖然自一九一〇年代起在華西醫的重心開始轉向公共衛生，但要醫學傳教士從治癒醫學轉向公共衛生絕不是一件容易的事情。

相較之下，中華醫學會的會員轉向公共衛生的過程，卻是出人意外地迅速與平順。在葉嘉熾（Ka-che Yip）關於民國時期的醫療發展史的詳盡研究裡，他觀察到一個很不尋常的情形：美國公衛界與醫界曾對彼此間的疆界發生激烈的衝突，但在民國時期的中國卻從來沒有類似的現象。葉嘉熾認為這是因為「醫界領袖本身就是現代公衛的建築師與實踐者，他們充滿熱情地擁抱這種（公衛）模式」。[54]葉嘉熾這項重要的觀察帶來了一個更進一步的問題：中華醫學會的領導者有許多人都不曾受過公共衛生訓練，為什麼會對公共衛生提供強烈而持續不斷的支持？更進一步地說，他們後來為什麼會鼓動政府採取**公醫**（State Medicine）政策，致力壓制由私人資本主導的醫學呢？伍連德職業生涯的轉變可以為此問題提供一個具有啟發性的線索。

伍連德雖然謙稱自己只是「把握」了滿洲鼠疫帶來的機會，但他清楚地意識到自己的職涯進展將為西醫師們打開全新的可能性。一九一五年成立中華醫學會之後，他隨即指出：「最重要的是，讓我們把更多的注意力放在公共衛生的教學上，因為就形塑公衛專業與國家的命運而言，負責未來健康的醫政官員（medical officier），將會在中國擁有無人可比的影響力，就像其他地區的情形一樣。」[55]雖然伍連德看似在預言未來，但他其實是在向西醫師們推薦自己剛開始擔任的新角色，就是公衛官員一職，[56]不巧的是，那是一個他不曾接受過專業訓練的角色。[57]

除了公衛官員這項受人敬重的職務之外，還有一些原因促使中國的西醫師強調公共衛生。一九一六年中華醫學會舉辦第一屆大會，[58]會長顏福慶（一八八二—一九七〇）在致詞中強調，公共衛生是一個專屬於華人西醫師的領域，因為「我們的政府，不曉得該說是對是錯，不太願意將此特權賦予外籍西醫師。事實上，他們已經為我們的人民提供了許多公共衛生和預防醫學的教育，但若是論及在我們的城市裡負責執行公衛措施的衛生官員，那他們必須得是中國人。」[59]

實際上，就是因為考慮到國籍的問題，清廷才會在滿洲鼠疫時急召伍連德提供協助。也就是說，由於中國民族主義與捍衛國家主權已蔚為風潮，強調公共衛生將有助於促成醫學領導權由外籍傳教士移轉到華人西醫師身上。[60]

「公共衛生：從事大規模工作的時機尚未成熟」，一九一四—二四

雖然西醫師在一九一五年創立中華醫學會的時候，就已經把公共衛生標舉為學會的重要目標，但那一年卻不是中國公衛史的起點。相反地，就在之前一年，洛克斐勒基金會才正式決定擱置參與中國的大規模公衛建設。這是一項歷史性的決定，因為沒有其他機構曾為中國的醫學發展提供更大的支持。在一九一三至一九三三年間，洛克斐勒基金會總共投注了三千七百萬美元，使得中國成為接受該會最多捐贈的受益者。[61]鑒於該基金會在中國現代醫學史上無與倫比的影響力，它這項經過審慎思考的決定不啻提供了一扇珍貴的窗口，讓我們可以窺見早期公衛倡導者在一九一〇年代面對的巨大障礙。

早在洛克斐勒基金會在一〇年代初期考慮幫助中國之前，公共衛生就已經被列為他們關注的三大領域之一。[62]一九一四年，這個基金會成立了著名的中國醫學考察團（China Medical Commission），以便研究中國的衛生狀況。在中國各地進行了為期四個月的調查之後，考察團返回美國，建議基金會在中國投入大規模的醫學建設，「但必須明白這項工作需要花費很長的時間，而且在那段時間裡，基金會將會是中國醫學教育發展當中最重要的力量」。[63]最重要的是，此時考察團決定把公共衛生排除在外，並且在最終報告裡提出這項結論：「公共衛生——由基金會從事大規模工作的時機尚未成熟。」[64]

後來被譽為中國公衛之父的蘭安生（John B. Grant）[65]在一九二三年於北京協和醫學院致力創辦中國第一個衛生學系的時候，他所面對的主要問題就是洛克斐勒基金會下屬的**中國醫學委員會**（China Medical Board）已經考慮過這項議題，並且發布了一份「定論」，表示將擱置對於公共衛生的資助。該委員會提出四個理由說明為何採取這項不尋常的政策，蘭安生也詳盡加以引述。[66]

首先，中國醫學委員會明白承認這項政策不合乎洛克斐勒基金會所一貫秉持的「更大報酬」原則。「在其他國家，基金會總是先將心力投注在預防醫學，因為相較於治癒病患……扶植公共衛生可望為國家與個人帶來更長遠的福利。然而，在中國卻有幾項因素造成洛克斐勒基金會決定推遲在衛生和預防醫學方面的直接活動。」[67]

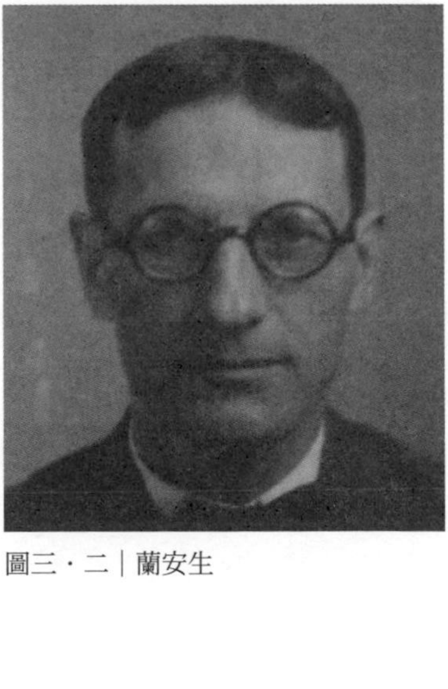
圖三·二｜蘭安生

承認了中國政策是特例之後，該委員會接著提出四個理由為這項政策辯護。第一，「以公共衛生為人民提供系統性的保健，應當是政府的功能。……由於當前政治亂象瀰漫全中國，政府不斷更替，……大規模推動公衛工作的初期發展前景並不看好。」第二，「由於民眾尚未普遍信任科學醫學，無法確保民眾會願意合作，而這點乃是公衛工作能夠奏效的必要條件。」第三，「在推動任何大規模公衛工作之前，都必須先有一段時期詳細研究當地的狀況。」第四，受過高度訓練的人員人數還不足以大舉推展公衛工作。「因此，應當首先關注的是醫學教育的問題。」中國醫學委員會總結指出。[68]

當時公衛推動者以為最嚴重的問題，就是缺乏一個真心關注公共衛生的穩定政府。實際上，在之後的數十年中，這個問題一直是最大的挑戰。隨著滿洲鼠疫受到遏制以及中華民國在一九一二年成立，伍連德等人曾一度興奮不已，認為中國現代醫學史將從此展開新頁。然而，中國的第一個共和國卻在袁世凱（一八五九—一九一六）手上淪為笑柄，在袁世凱於一九一六年去世之後，更解體為軍閥割據的局面。中國政體的分裂、接踵而來的內戰、農村經濟的凋敝，以及帝國強權的節節進逼，導致根本不可能推行全國性的醫學建設。[69]新成立的中華醫學會在一九一五年召開首次大會期間，即已敦促中國政府設立中央醫學委員會以及國家公衛機構。[70]不過，這些建議在接下來的十年裡卻毫無進展；根據報導，中國的死亡率在一九一一至一九二六年間幾乎沒有任何改善。[71]

在軍閥割據時期，伍連德對中國政府的寄望已經全然幻滅。在一九二三年的〈民國以來的中國公衛活動的回顧〉一文中，他毫不客氣指出：「一位對於公共衛生特別感興趣的朋友告訴我說，他到中國來是為了推銷公共衛生。我對他的答覆是，他一定要推銷給中國人民，而不是中國**政府**（字體強調由伍連德所加）。如同讀者所知道的，中國實在是全世界最缺乏治理的國家。……在西方國家可行的做法，在中國經常難以落實，甚至可能必須捨棄。」[72]面對中國的混亂狀況，伍連德得出了和先前中國醫學委員會相同的結論，認為至少就目前而言，想靠中國政府來提倡公共衛生是不切實際的。

關於缺乏合格人員的問題，則是比表面上看起來還要嚴重。這個問題不僅僅在於人力短缺，更涉及在「新政」期間（一九〇一—一〇）任命了大批未曾受過訓練的人員擔任衛生職務。晚清政府向日本學習到德國的醫學警察制度，而在民政部內設立衛生司，也在警察的管轄下成立省級與地方的衛生局。由於接受過現代醫學訓練的專業人員在當時極為稀少，因此這些警察部門裡的衛生相關職務經常由缺乏現代衛生概念的人士擔任。由於這項嚴重缺陷，伍連德才會在遏制滿洲鼠疫的過程中設定這項目標：「在例行檢查與報告工作中，盡可能以受過訓練的醫療人員取代沒有受過訓練的警察。如此一來，解除任務的警察即可回歸他們原本的工作。」[73]疫情結束後，伍連德與他的同僚一再批評那些衛生警察除了會打掃街道之外，對於現代衛生一無所知。[74]即便到了一九二六年，上海的衛生局仍然由警察總長管轄，也把百分之六十以上的預算都用於街道清理。[75]由此得到的痛苦教訓就是，在還沒有足夠的合格人員之前，千萬不要急於創立政府衛生機構。

在洛克斐勒基金會眼中，中國人民不信任科學醫學這一點，其意義遠超過建設公共衛生體系的障礙，因為這一點揭露了中國最嚴重的缺陷，以及該基金會在中國的真正使命。為了闡明創辦北京協和醫學院（Peking Union medical College）的目標，該基金會下屬的的中國醫學委員會明白指出：「希望達到的主要成果，就是在中國的土地上創造出一個典範，讓大家明白人類已經發展出一種技術，能夠藉由科學方法獲取關於自然現象的知識。」[76]由於洛克斐勒基金會自我設定這項狹隘的目標，希望藉著一個菁英機構為中國人灌輸「科學精神」，因此總是偏好醫學研究，而不是對大眾推動醫療照顧，直到一九三四年基金會大幅重新評估並改造本身的政策之前都是如此（見第十章）。[77]

在中國醫學委員會決定擱置公衛計畫近十年後，蘭安生提出〈成立衛生系之提案〉（一九二三），該提案在類似但是表達得更為周密的論據上遭到嚴厲的質疑。委員會常駐董事暨北京協和醫學院校長顧臨（Roger S. Greene；一八八一—一九四七）閱讀了蘭安生的提案之後，在他的一九二四年備忘錄裡提出了幾項極為負面的評語。他這十項評語的第一項寫道：「**國際衛生委員會**（International Health Board）是否應該在中國的公共衛生發展上孤注一擲，這點實在令人懷疑。」緊接在這句話之後的另外五點，也都同樣帶有「令人懷疑」或甚至是「令人極度懷疑」的字眼。至於華人「對科學醫學缺乏信心」的問題，顧臨似乎比中國醫學委員會十年前的看法更加悲觀。他指出：「治癒醫學（curative medicine）已經在中國反覆示範了五十年以上了，卻幾乎沒有留下任何印象。公共衛生是一個比較抽象的學科，又不像治癒醫學能夠使個人受益而贏得友誼。」[78]一如之前的醫學傳教士，顧臨也深切體認到公共衛生的嚴重侷限——無法使病患個人直接感到受益。[79]

更重要的是，顧臨此時已經深刻地了解到，無論醫學或公共衛生都無法獨力改善中國悲慘的情境。那時超過百分之八十的中國人不識字，農村經濟更是處於崩潰邊緣。貧窮奪走的人命比疾病還要多得多。針對蘭安生的提案，顧臨指出：「在一個經濟狀況極糟，導致凍死與罹患肺結核而死的人數多於歐洲與美國的國家裡……除了控制危險的傳染病以外，還能達到多少成果，實在令人懷疑。」[80]如果說唯一可行的目標是控制傳染病，那麼就不需要建立一個龐大的公共衛生系來從事研究，因為根本的問題在於「缺乏善用既有知識的興趣和經濟資源」。[81]

除了貧窮的問題之外，顧臨認為要在中國推動大規模公衛措施，還得面對上述五項根深蒂固的障礙。即便勉強同意支持「控制傳染病」這項有限的目標，顧臨仍提出以下這段措辭強烈的結論：「國際衛生委員會不應當承認自身有責任藉由衛生示範來影響中國人的想法，從而促使政府成立衛生機構。」並且預測「（政府設立衛生機構）這樣的結果會出現得非常緩慢……透過小型志願團體的努力爭取。」[82]

儘管那五項障礙的確為公衛建設造成巨大的困難，後續的發展卻與顧臨的預測截然不同。[83]顧臨反對「促使政府成立衛生機構」，但蘭安生及其中國同儕卻在四年內就說服國民政府設置獨立的衛生部並且考慮推動他們抱負遠大的公醫計畫。一時之間，似乎可能以全新的方式來面對那五項看似無解的障礙，這一切都是因為蘭安生與他的中國同儕開始致力於為國家與醫學間創造出一個嶄新的關係。

衛生部與現代政府的醫學責任，一九二六—二七

直到一九二〇年代中期，公共衛生倡導者大多認為建設中國公共衛生的首要障礙就是政府，[84]但當國民政府於一九二八年定都南京之際，國家竟突然變成顧臨等人所提出的一切問題的解方。在幾年之間，國家由「障礙」蛻變為「解方」，實在令人深感驚訝。問題是，這種態度的巨幅轉變是在什麼時候發生，又是怎麼發生的？

雖然顧臨代表洛克斐勒基金會在一九二四年論斷大舉推動公衛工作的時機尚未成熟，有些西醫師依然鍥而不捨地為此而努力。我們不妨比較一下他們所提出的兩份提案：**中國公共衛生促進協會**（Association for the Advancement of Public Health in China）提出的《中國成立公衛組織需求備忘錄：呈給中英庚款董事會》（一九二六），以及蘭安生的《臨時國家衛生委員會備忘錄》（一九二七）。這兩份提案的撰寫時間僅僅相隔一年，又來自同一群公衛倡議者，[85]無怪乎對於中國衛生問題的理解以及提出的解決方案極為相似。但這種高度的相似性反而凸顯出兩份提案的關鍵分歧：是否有必要成立獨立的衛生部？

劉瑞恆（一八九〇—一九六一）代表中國公共衛生促進協會，在一九二六年四月撰寫了一篇條理清晰的提案，標題為〈中國成立公衛組織的需求〉。[86]這篇值得注意的提案是為了中英庚款董事會而寫，因為在四年前的一九二二年，英國政府決定跟隨美國以及其他獲得庚子事變賠款的國家所立下的榜樣，把賠款歸還給中國。不過，這些退款必須用在強權決定的特定目的之上，而不是依照中國的願望。[87]面對這個機會，當中華醫學會在一九二六年二月召開第六屆大會時，會員們便熱烈討論如何遊說爭取英國的退款。[88]到了這場大會的尾聲，他們決定敦促英國政府把這筆款項的一大部分撥用於「在中國提倡公衛活動這項特定用途」。[89]為了與中英庚款董事會進行協商，中華醫學會於是成立**中國公共衛生促進委員會**，在接下來的兩個月裡備妥這份提案。就此看來，這份提案代表了中華醫學會在一九二六年的集體共識。有鑒於劉瑞恆不只是中華醫學會的理事長，也自一九二五年開始擔任北京協和醫學院的校長，又是蘭安生長期以來的盟友，因此這兩案的提案人關係緊密而且對於中國醫學狀況抱持類似觀點。

在前述這份向英國政府提出的提案裡，劉瑞恆對一系列問題提出了答案，而那些問題和顧臨提出的問題非常相似。很明顯地，當時最優秀的公衛倡導人士都長期思考著這些問題。劉瑞恆不認為「政府穩定的問題」很重要，因為「目前政府不穩定的狀況僅限於國家與省級組織，而沒有影響到地方社區和城市」。[90]更重要的是，劉瑞恆指出公共衛生在中國政府內已經取得了「名義上的位置」；就像在日本與德國的情形，地方衛生行政是警察職務中不可或缺的一部分。「這種的情形消除了成立一個新政府部門以擔負公衛功能的困難；如果是依據盎格魯撒克遜國家的做法來訂立相關規定的話，便有必要成立這麼一個部門。」[91]相較於成立一個新的政府部門，真正關鍵的工作是去聘任受過訓練的人員來擔任警察部門內的這些公衛職務。在可見的未來，欠缺穩定的政府並不會造成嚴重的問題，因為劉瑞恆認為「未來十年內，大部分有可行性的衛生工作都必須侷限於地方的層次。」[92]依據這項判斷，整份提案都聚焦於在地方層次提倡公共衛生。

不到一年後，蘭安生為一群非常不同的聽眾與非常不同的目標，提出了他的備忘錄。在十年的軍閥割據後，國民黨在一九二六年發動北伐，決心以武力統一中國。隨著國民革命軍在一九二六年底成功控制長江流域中部，國民政府將首都從南部的廣州北遷至中部的武漢。在軍事進展的鼓舞下，國民黨領導人開始計畫籌組一個能夠實現其建國目標的政府。[93]在蘭安生的觀點中，國民黨的政治進展對於中國的醫學發展帶來兩項利弊相反的影響。就公共衛生的發展而言，「國民黨政權在一九二七年的建立是個轉捩點」；[94]另一方面，「自一九二七年起，中國南方由外國人支持的許多醫學機構被暫停運作」。[95]蘭安生提出的第二點，其實是以極度委婉的言詞描述了傳教醫學所遭受的災難性重擊。國民黨的民族主義與排外情緒引發大規模的社會動盪，以至於原本在中國的八千名傳教士到了一九二七年七月只剩下五百人。[96]就連湘雅醫學院的中國校長顏福慶也被視為外國勢力的一員，而在一九二六年十二月被迫離開長沙。[97]

蘭安生不因排外狂潮而退縮，反將國民黨的興起視為提倡公共衛生上史無前例的契機，因為該黨自我標榜要實現中國的現代化，[98]是以他在備忘錄裡提議創設一個臨時國家衛生委員會，以期在一年內設置獨立的衛生部。在這份備忘錄結尾，蘭安生附帶提到這份文件由顏福慶翻譯成中文，並且將在一九二七年三月由交通部長暨孫中山之子孫科（一八九一—一九七三）在國民黨三中全會上發表。蘭安生明確指出，「這份提案已和幾位中央執行委員討論過，並且得到他們的贊同。財政部長也同意提供資金，」[99]。三月十三日，國民黨中央執行委員會通過決議，為政府增設五個部門，包括衛生部在內。[100]幾天後，宋慶齡提名劉瑞恆擔任這個新部門的部長。[101]由此看來，蘭安生與顏福慶的人脈關係以及他們撰寫的備忘錄，很可能直接促成中國第一個衛生部的創立。[102]

不僅說服國民黨成立衛生部，在醫學與政府關係的論述上，蘭安生的備忘錄也構成了一個意識形態上的突破。「這個國家目前正在經歷一場革命，廣義而言，它關乎政府對於人民負有義務的概念與實現義務的作法。」[103]以這句話為他的備忘錄開場後，蘭安生接著主張國民革命應該要是一場「政府義務」（governmental obligations）的革命，而且「在現代政府對人民負有的義務當中，醫療照護絕對占有重要地位。」[104]這句看似直截了當的陳述，標誌了一項關鍵性的邏輯翻轉。對於顧臨、劉瑞恆以及他們的許多中國同僚而言，關注的重點是科學醫學以及公共衛生在中國的發展。他們將國家的慘狀視為必須忍受的一項障礙，是以他們必須限制（例如一九二六年的劉瑞恆）或者擱置（例如一九二四年的顧臨）建構公共衛生的宏大計畫。

蘭安生不是以追求醫學普及的目標做為起點，然後再試圖因應國家帶來的問題。相反地，他的起點就是國家。他將醫療置放入中國政府發展的脈絡之下來思考，從而主張「醫療照護」只是一系列「政府義務」的一項新的延伸而已，重要性僅次於警察與國民教育，而中國人知道這兩者屬於「政府義務」也才不過二十五年而已。鑒於這項邏輯翻轉，問題不再是醫學界該如何因應不穩定的國家，而是國民政府是否願意擔負起另一項「政府義務」，從而能更完整地執行現代國家的功能。就這個意義上而言，蘭安生的國家中心論象徵著一個重大改變的起點，開始以全新的方式構想政府與醫學之間的關係。

「政府義務」的觀念不僅是蘭安生的理論基礎，也為他主張設置衛生部的建議提供了關鍵的理據。一旦認定醫療是「政府義務新近的擴展」，他接著指出「如果預防醫學與治癒醫學各自為政，兩者的效率都會受到負面影響。為了使兩者相輔相成，在過去十年內，約有二十個國家的政府將衛生行政提升至獨立部會的層級。」[105]如同這段陳述顯示的，蘭安生絕不是只強調公共衛生的重要性。相反地，就履行政府義務而言，治癒醫學也同樣重要，尤其是在中國這樣極為欠缺現代治癒醫學的國家。[106]除了提供預防醫學、公共衛生與醫學行政等服務，衛生部的創立也將使得中國人民能夠「以相對低廉的成本，獲得若干治癒醫學的幫助。」[107]

為了達到這項前所未有的新目標，蘭安生明白建議國民政府放棄德國與日本的醫學行政模式，也就是把衛生部門下轄於內政部或民政署。[108]蘭安生對於美國的體系也不以為然，所以他敦促國民政府採行最先進的衛生政策，就是英國的與俄國在第一次世界大戰後發展出來的做法，[109]尤其是英國於一九一九年設立的衛生部。[110]此衛生政策的目標在於創立「一個衛生部，從而最終能將包含預防與治癒在內的一切醫學事務**完全納入國家控制**之下（字體強調由作者所加）」。[111]值得注意的是，一旦採用國家中心的邏輯並將醫療照顧當成政府的義務，「完全的國家控制」這樣激進的觀念竟會變成無庸置疑的結論，幾乎像是邏輯推導的必然結果。這就是所謂的公醫政策在中國的開端；在其創建者蘭安生眼中，正是為了實現公醫政策的宏大目標，所以需要設置獨立的衛生部。為了突顯這項推論的邏輯性，一年後確定即將成立衛生部時，蘭安生為他提倡公醫的文章挑選了這個標題：〈公醫：一項對於中國而言合乎邏輯的政策〉。[112]

儘管如此，當蘭安生的提案被譯為中文而在《中華醫學雜誌》刊出時，那幾個歷史性的突破點幾乎都隱而不彰，變得與英文原文大異其趣。[113]首先，這篇文章沒有被當成一篇譯文，而是呈現為由顏福慶所撰寫的原創論文，名為〈國民政府應設中央衛生部之建議〉，完全沒有提及蘭安生的名字以及他的備忘錄。第二，這篇中文文章系統性地淡化「政府的義務」

（governmental obligation），刪去了蘭安生那高屋建瓴、氣勢奪人的開場白，取而代之的是指出醫學在經濟、軍事與政治等面向上能夠帶給中國的一系列實際效益。雖然大多數提到「政府義務」的內容都保留在中文文章裡，但關鍵字用的是「職責」（responsibilities），而不是「義務」。此外，蘭安生的英文文章當中有一節的標題是「成立衛生部的理由」，而且後面緊接著以大寫字體的副標題「現代政府的醫學義務」；但在顏福慶的中文文章裡，卻將這個副標題改為「若干現代國家的醫學行政」，儘管內容大體上都受到忠實的翻譯。最後，顏福慶的中文文章雖然也大力推薦成立衛生部，卻細心刪除了「最終將把包含預防與治癒在內的一切醫學事務完全納入國家控制之下」這一段話。[114]蘭安生在衛生部與公醫之間建立的關鍵連結，在中文翻譯裡全然消失無蹤。

我們無法知道這些重大修改是顏福慶為了博取國民黨支持而主動採取的做法，還是和國民黨領袖協商之後的結果。由於這篇文章的刊登時間是在國民黨政府於一九二七年三月決定成立衛生部之後，所以我們無法確知究竟是誰——是醫學領袖還是國民黨領袖，或是兩者皆有——要求對這些關鍵要點做出修改，又是因為什麼原因。無論如何，這篇中文提案刻意捨棄蘭安生備忘錄裡的關鍵論據（政府義務）與最重要的目標（國家對於醫學事務的完全控制），但是卻實現了他的實質建議——國民黨政府同意設立衛生部。

表面上看來，中國第一個衛生部的誕生為醫學進展帶來了極大的希望。然而，如同葉嘉織所指出的，這項政府提倡醫學的創舉，其實比較是基於權力考量的政治妥協，而不是經過深思熟慮之後對於國民健康的重大投資。設置衛生部的想法不是來自於國民黨的核心成員，而是來自新加入的軍閥馮玉祥（一八八二—一九四八），亦即著名的「基督將軍」。國民黨主要的考量是拉攏馮玉祥，因此決定為他的人馬在內閣當中添加一個新部會。後來，在蘭安生與顏福慶的敦促下，馮玉祥的親信薛篤弼（一八九二—一九七三）向馮玉祥提議這個新增的部會應該是衛生部，而且應該由他自己擔任部長。[115]於是，醫學專家劉瑞恆變成了衛生部副部長。顯而易見，成立衛生部的構想與動力都不是來自國民黨。因為國民黨本就缺乏為了國民健康而長期努力的決心，所以一年後當衛生部不再有助於國民黨的政治結盟時，它便被降級為衛生署。儘管如此，隨著這個醫學部會的成立，再加上主導者又是北京協和醫學院的教師與校友們，第一代的華人西醫師終於在新興的國家機器裡為自己的專業建立了珍貴的灘頭堡。

結論

本章的目標在於描述西醫的倡議者如何因應余巖在一九三五年追問的問題：「如何能使中國的科學醫學普及？」當國民黨政府在一九二八年成立衛生部時，這個問題的答案已然成形：想要在中國普及科學醫學，其倡導者別無選擇，只能仰賴國家的政治力量。雖然國家從而看似醫學史的主角，但推動這段歷史的真正行動者卻是本章裡提及的那些華人西醫師，諸如伍連德、劉瑞恆、顏福慶，以及他們的外籍盟友蘭安生，還有洛克斐勒基金會的領導人物。[116]這群醫學專家致力於為他們的專業與國家之間打造出一種前所未有的新關係。

在爭取國家支持的過程中，這些人為中國的現代醫學發展出了一種高度凸顯公共衛生的新願景。反諷的是，在二十世紀初期，國家經常被視為在中國提倡公共衛生的重大障礙，而不是解方。為了使讀者體會到以國家為解方這個政治策略所涉及的高度風險與不確定性，本章仔細追溯洛克斐勒基金會反轉其中國公共衛生政策的歷史過程。之所以會發生這樣的反轉，是因為當國民政府在一九二八年終結軍閥割據並且全力投注於建立第一個現代中國國家時，蘭安生與他的中國同僚徹底轉化了建設公共衛生時所面對的巨大障礙，將其正面陳述為必須建立一套以國家為中心的醫療體系的原因，以及中國醫學進展的一個珍貴機會。公共衛生倡導者認定國家是他們一切艱鉅問題的終極解方，因此致力將他們極具開創性的公醫體制轉化為國民黨建國事業中不可或缺的一環，從而同時推動雙重任務——建構國家和普及西醫。

這項策略對於中國現代醫療發展具有重要而且長遠的影響，原因是這麼一來，這個時期的醫界領袖幾乎全都成了公共衛生的倡議者。這種特色與美國形成強烈對比，因為那時美國醫界對於公衛職務的興趣十分有限，於是，「公共衛生演變為一種多多少少自成一格的專業，任職人員包括生物學家、統計學家、工程師，以及其他具備特殊訓練的人士。」[117]最能闡明中國醫學界這項重要特徵的事件，莫過於醫界在一九三七年終於正式公開支持公醫，我將在第十章討論這個關鍵性的發展。

但另一方面，藉由國家來提倡現代醫學的策略，卻也對醫學發展造成意料之外的侷限。雖然西醫師們原本的意圖是要利用國家做為普及科學醫學的工具，但在他們爭取國家支持的過程中，卻很容易變成把醫學當成實現國家政治目標的工具。舉例而言，伍連德後來全力協助政府收回自十九世紀下半葉以來就由西方人管理的海港檢疫所，[118]因為建立中國掌管的檢疫所將有助於收回通商口岸與關稅自主權。就如一名西醫師所提出的批評，新成立的衛生部把不成比例的資源投注於外交相關的事務。[119]隨著西醫師致力於爭取國民黨國家的支持，他們也逐漸把國家最關切的議題當成最迫切的醫學問題。

由於國民黨最重要的政治目標是國家構建，這些西醫師不可避免地成為雙重行動者，一方面是公共衛生的先驅，同時也是國家的推動者（agent of the state）。借用社會學家布迪厄（Pierre Bourdieu）的分析架構，西醫師在致力爭取國家支持醫學發展的過程中，即投身於這樣的雙重過程：「〔國家的推動者〕看似在說明國家是什麼，其實是藉著陳述國家應該是什麼，而促成國家出現。」[120]在建構國家的過程裡，他們「把自己變成國家貴族（state nobility）」，成為伍連德承諾的那種有力人士——也就是國家醫政官員。與國民黨國家以及中國民族主義同步躍上歷史舞台，第一代華人西醫師頓時取得領導地位，取代了自從十九世紀中葉以來一直主導中國現代醫學的醫學傳教士。[121]

國民黨國家當然不會照單全收各種醫學願景。衛生部設立不到一年，國家就把它降級為衛生署。衛生部雖然積極改善海港檢疫以協助收回中國主權，卻極少關注公醫制的發展，在第一年發行的十二期公報裡只順帶提到過一次而已。統治菁英很清楚哪一項醫學計畫才既合乎國家的迫切需求、又不要求國家投入珍貴的資源。直到第二階段（一九二九—四七）的尾聲，他們才成功促使國家——至少在名義上——承認自己對於人民負有的醫學義務，並且致力推行公醫。另一方面，隨著成功設立衛生部，並為同僚取得國家醫政官員的職位，這些西醫師也愈來愈陷入自己設計的策略之中，而使國家變成醫學史的主角。在下一章中，我們將會看到這個策略竟帶來多麼令他們懊悔的後果。不僅未能藉由國家的力量一舉解決「中醫問題」，西醫師們反而讓中醫師學會了他們成功策略，也就是致力於建立醫學與國家之間的連結。

CHAPTER

4

想像中醫與西醫的關係，一八九〇—一九二八

本書開場敘述過遏制東北鼠疫，以及這起事件對於建立「西醫優越性」所具有的歷史性效果。不過，必須指出的一點是，這起事件的劃時代地位完全源於——並強化了——以國家為中心的醫學史觀。我們如果不把目光完全聚焦於國家與西醫的關係，而考慮平民百姓對於抗疫的醫學與政治措施的反應，那麼這起事件便不必然具有有劃時代的歷史意義。在鼠疫爆發的數十年前，晚清已有不少人已經體認到中醫的某些弱點，而發展出把西醫的某些長處納入中醫的願景。早在滿洲鼠疫迫使清廷得出西醫優於中醫的歷史性結論之前，創新的醫學思想家就已經構想出多種連結中西醫的方法。

想知道中醫界對於西醫的欣賞，不妨看看成立不久的中國醫學會——中醫師最早成立的學會之一——在一九〇九年為該會的中醫學校所彙編的講義。為了替中醫創立一種新式的教育機構，該會強調中醫迫切需要兩個科目：

西醫所不滿中醫者，以未經解剖實驗也。茲編採中西醫全體生理諸書，以代解剖。中醫所不滿西醫者，以未識陰陽氣化也。茲編故特補氣化一門，以存精要。[1]

如同這段文字所揭露的，在清朝末年，這個學會的中醫師已經一致認為他們必須學習西方醫學知識，尤其是解剖學。另一方面，他們仍然非常重視自己的醫學傳統，將中醫描述為奠基於「氣化」這一種獨特的理論，從而超乎西學的視野之上。

這一組對偶的描述——中醫基於氣化而西醫基於解剖——是被譽為中西醫匯通派創始人的唐宗海（一八五一—一九〇八）在一八九〇年代率先提出的。中國醫學會在近二十年後的那段文字顯示出唐宗海留下了兩項重要的知性遺產：他那一組對偶的描述以及由他所開創的、結合雙方特長的中西醫匯通。

不過，這種醫學匯通的願景自從一九一〇年代晚期以來就遇到了重大挑戰。自那時開始，華人西醫師不再推崇唐宗海等人對西醫的破格欣賞。相反地，以余巖（一八七九—一九五四；又稱為余雲岫）[2]為首的他們開始強烈反對這種企圖融合中西醫的主張。想像中的融合可讓中醫與西醫彼此學習並且互相受惠，但余巖及其他人斷然捨棄這種做法。相反地，他們致力於推行一套現代性架構（modernist framework），使得中醫師與一般大眾再也無法想像這兩種醫學傳統能同時並存，更遑論是具有互補性的關係。他們倡議的這套現代性架構，把中醫區分為三個迥然不同的範疇：理論、中藥與經驗。更進一步主張理論應該受到徹底揚棄，中藥與經驗則必須受到科學研究。這種對於中醫的三分法建立在一種傳播全球的現代性論述的基礎之上，此後深遠地形塑了中醫現代史的軌跡。本章首先描述唐宗海關於醫學匯通的願景，之後追溯此中醫三分法的論點起源，並說明為何這些新論點逐漸變地有說服力，最重要的是中醫師如何持續抗拒這種三分法，直到一九二九年的衝突為止。

一八九〇年代晚期的中西醫匯通

由於唐宗海在今天最為人所知的身分就是中西醫匯通派的創立者，因此史學家都把他視為一名醫家。我們如果不堅持這種先入為主的成見，便不難看出他當年最重要的身分其實是儒者，而且和許多改革派的晚清士大夫一樣，深切焦慮於中華文明的命運。換句話說，他匯通醫學的願景所體現的是一名儒者對於十九世紀的西方文明的讚賞與回應。

唐宗海毫無醫學方面的家庭背景，前半生都投注於準備科舉考試。不同於其他許多在人生後半才投身醫學的儒醫（經常是經過科舉一再落榜之後），唐宗海在相對年輕的三十八歲就考上了進士。[3] 所以他是個罕見的特例，竟然選擇行醫，而不是走上名利雙收的仕途。由於他臨床診治的長才，再加上於一八八四年出版《血證論》，他變成四川的名醫。一八八〇年代，他遊歷江南地區（尤其是上海）之後，開始對西方科學與醫學感到強烈的興趣。終於在一八九二年出版了一本開創性的《中西匯通醫經精義》。

唐宗海在《醫經精義》裡首度提出以下這項著名套語：西醫長於形跡，中醫長於氣化。[4]許多學者都曾指出，他這個套語影響深遠，使人們長期將中國的氣化對比於西方的解剖，就像中國醫學會在一九〇九年的那段文字所示。但如同我在〈氣化與蒸汽機〉（Qi-Transformation and the Steam Engine）一文中詳細論述過的，[5]學者經常沒有注意到唐宗海的氣化概念其實深受蒸汽機這項新近輸入的西方科技的啟發，而不是所謂的「傳統」的想法。對於唐宗海而言，氣化中「氣」的概念是以水蒸汽為模型而構想出來的。事實上，正是為了把這種新

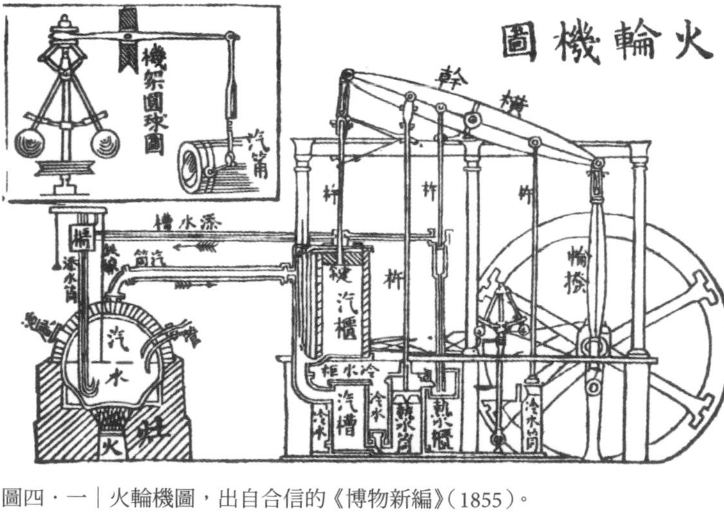

圖四．一｜火輪機圖，出自合信的《博物新編》（1855）。

概念引介入中文才創造出「蒸汽」一詞，以三點水的部首來強調是由水轉化而成的氣。因此，與一般想像的情形正好相反，是蒸汽機啟發唐宗海創造出人體內部氣化的這種新概念，從而發展出中醫氣化與西醫解剖截然對立的這種新觀點（characterization）。

此外，借助於這種對於「氣」的新理解，唐宗海便能夠將西方解剖學的新知識與精密圖像納入中醫之中，從而改良中醫。直到目前為止，大多數的學者都沒有注意到一件極為耐人尋味的事實：當唐宗海致力呈現他中西醫匯通的願景時，他所仰賴的媒介是人體的圖像——尤其是內臟的圖像。在《醫經精義》簡短的敘裡，他評列了五種醫學圖像：（一）中國臟腑圖；（二）摘自《醫林改錯》的圖像——該書出版於一八三〇年，作者是以批評中醫而知名的王清任（一七六八—一八三一）；（三）西方解剖圖，例如收錄於蘇格蘭傳教士醫生合信（Benjamin Hobson）在一八五一年所著的《全體新論》（*Treatise on Physiology*）當中的那些圖像；（四）傳統經脈圖；以及（五）兩張他自己繪製的圖像。因此，對於唐宗海來說，匯通中西醫的核心工作就在於找出適切的方法來協調統整這些圖像，方法包括予以保存或捨棄若干圖像、添加或刪減其中的內容、將圖像重組結合，乃至創造全新的圖像。

就中國歷史而言，宋朝「在人體繪圖上，標示出一個轉捩點」，[6]但唐宗海還是主張揚棄所有的傳統中國臟腑圖，因為那些圖「與人身臟腑真形多不能合」。[7]他之所以得出這項激進的結論，是因為他曾認真研讀王清任與合信提出的許多批評，而合信的著作「正是十九世紀上半葉首度持續引介現代歐洲科學與醫學的代表性努力」。[8]倘若想體會唐宗海是何等認真地詳讀這兩位的著作，最好的辦法就是看看當他們批評中醫對於腎臟的泌尿功能全然無知時，唐是如何回應的。[9]唐坦然承認這個批評對中醫構成一個令人難堪的危機，接著在自己的書中納入一張腎臟圖，圖中突顯了一對「溺管」（見圖四・二）。[10]在此之前中國人並不知道體內有尿管，因此這很可能是中國醫學書籍裡最早出現的尿管圖。唐宗海勇於承認中醫的疏漏，並將一個新的解剖結構引介入中醫。

除了可以矯正中醫的誤謬之處，解剖圖更是唐宗海闡釋《醫經精義》的關鍵工具。想要理解這個書名的意涵，最好的

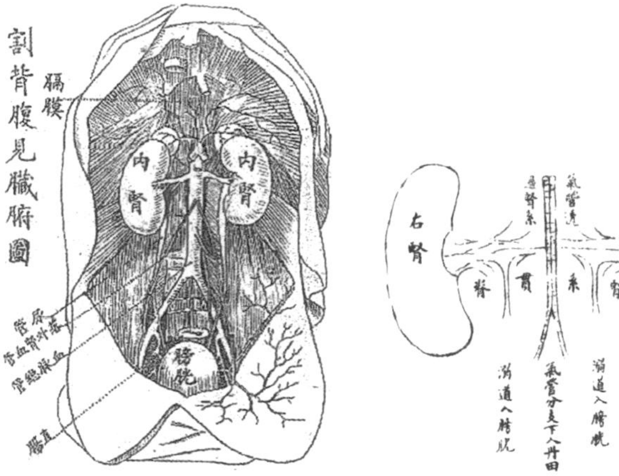

圖四・二｜左圖出於合信《全體新論》，右圖出於唐宗海《醫經精義》。

線索就是他宣稱自己解決了一個中醫界爭議多年的問題：究竟三焦是一個理論名詞還是可見的實體？為了主張三焦是肉眼可見的實體，他甚至提供了一張三焦圖（圖四・三左）。根據我的〈氣化與蒸汽機〉一文，[11]這張圖其實來自權威的《格雷氏解剖學》一書中的腹膜圖（圖四・三右）。說得更精確一點，唐宗海的三焦圖應該來自《全體闡微》這本中文書，也就是《格雷氏解剖學》的第一部中文譯本，由柯為良（Dauphin W. Osgood）完成於一八八一年。唐宗海認為腹膜圖精細的圖繪提供了關鍵證據，顯示《黃帝內經》的三焦是肉眼可見的實體，從而一勞永逸地解決了這項爭議。

唐宗海會這麼仔細地討論這五種圖

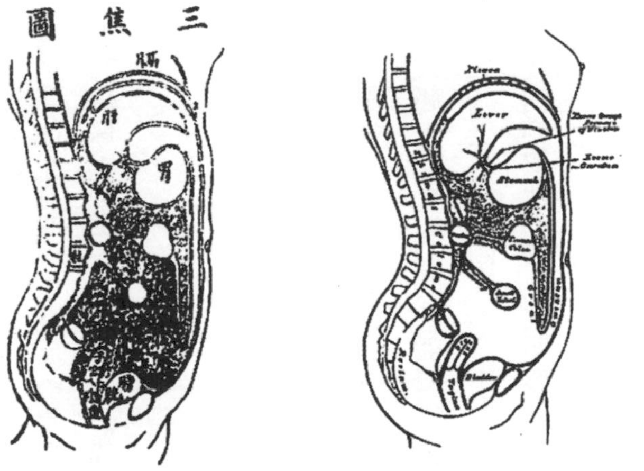

圖四・三｜左：「三焦圖」，摘自唐宗海，《中西匯通醫經精義》，共兩冊（上海：千頃堂書局，1908），1:24；原本出版於一八九二年。右：「腹腔垂直剖面的腹膜反摺圖」，摘自《格雷氏解剖學》（1858），599。

像，是因為他對西方科學懷有強烈的興趣。他不但決定以現代解剖圖取代中醫臟腑圖，還借用水蒸汽的概念而發明了「氣化」這個新概念，從而為《黃帝內經》創造出一個不違反西方解剖圖的新詮釋。這三個層次的關係揭露了《中西匯通醫經精義》這個書名的意涵。通過氣化這個概念來匯通中西醫的過程中，唐相信自己發現（或說發明）了關於《黃帝內經》的正確理解——醫經精義。氣化之所以能是溝通中西醫的橋樑，那是因為它已被重新理解為水蒸汽。

經脈與血管不同說

闡述了唐宗海如何利用解剖圖來匯通中西醫後，我要強調他同時也利用解剖圖來切割兩者、建立疆界。極為反諷的是，由於自一九二〇年代起，疆界切割的功能變得過於知名，人們常忘了唐宗海最初提出「氣」的新概念時，其實是為了匯通中西醫。為了追溯在清末民初之間人們對於唐宗海的理解為何會出現大幅反轉，我們必須仔細檢視他關於經脈與血管不同說的原始論點。

由現代生物醫學的角度看來，中醫的經脈概念顯得混亂而難以理解，把血管、神經與內分泌系統全部混在一起，而且還包括其他許多在科學身體觀中沒有對應組織的概念。用滿晰駁（Manfred Porkert）的話來說（寫於一九八〇年代），經脈的概念應該翻譯為「脈徑」（arterial pathways），因為在中文裡，「經」的意思即是「路線」或「路徑」，「脈」的意思則是「脈搏」與「動脈」。根據他的說法，經脈「被視為是各種生理能量傳遞的管道，〔但〕這些管道純粹是理論上的建構」。[12]滿晰駁雖然毫不猶豫地把經脈視為理論建構的產物，許多中醫歷史文獻卻顯示經脈系統包含相當近似於血管的物質實體。由於經脈的路徑確實在若干地方與血管的網絡相似，無怪乎王清任主張經脈所描述的就是血管，只不過呈現得粗陋又不正確。[13]雖然經脈的解剖地位至今仍是一項未解的謎，[14]但它卻是許多中醫療法的基礎，包含針、灸，以及傷寒傳統的藥物療法。[15]

面對合信與王清任對於經脈的批評，唐宗海提出了經脈與血管不同說，並且附上一張西式的「血脈圖」：

> 西人執此，辨中國十二經脈及奇經八脈，以為無其事也。《醫林改錯》亦謂經脈無憑。不知彼皆剖割死人，安能複辨經穴。且經道非血管也，故《內經》言某經多血少氣，某經多氣少血，足見經道統血氣而言，不得以血管氣管當之也。西醫言人別有自和腦筋……西醫此說，似即《內經》所言之經道，惜西人不通華文，於《內經》未深考也。[16]

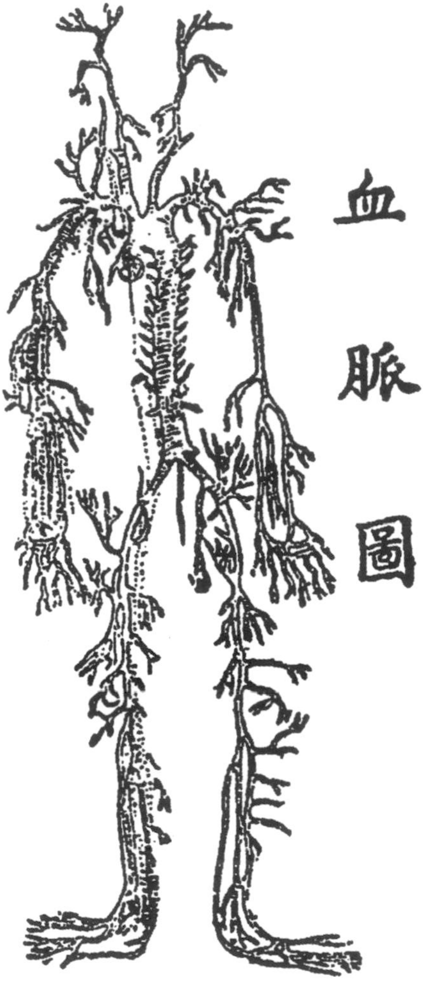

圖四．四｜血脈圖，摘自唐宗海，《中西匯通醫經精義》（台北：力行書局，1987），110；原本出版於一八九二年。

相較於唐宗海在〈敘〉裡論及的五種圖像，這幅西式「血脈圖」的使用方式明顯地是一個例外。他不是利用這張圖闡釋《內經》的「精義」，而是藉此說明《內經》的某些知識內容完全超乎西方解剖學的視野之外。此圖不僅無助於匯通中西醫，反而變成一個獨特的視覺證據，證明了匯通的破局。第二，唐宗海為這種匯通的破局提供了一項重要的方法論基礎——「不知彼皆剖割死人，安能複辨經穴。」[17]

即便在匯通破局的時刻，唐宗海還是不認為這兩種醫學間有著不可溝通的差異。相反的，他指出西醫的自主神經系統（「自和腦筋」）聽起來和《內經》的經脈十分類似。他在此處提及自主神經系統很值得我們注意。首先，他顯然非常關注一項合信在《全體新論》中大力闡述而廣為人知的西方概念[18]：控制人身全體的是大腦，而不是中醫一貫主張的心。[19]唐宗海沒有全盤接納感覺與動作都由大腦主控的這個新理論，他的結論是「半是半非」。[20]鑒於這種保留態度，我們可以窺知唐宗海為何著迷於自主神經系統的概念。他很有可能從柯為良的《全體闡微》中得知，自主神經系統「佈於臟腑血管等處，自行其功用，不由人意者」。[21]因此，就像中國的經脈，自主神經系統也與內臟相連；此外，自主神經系統又具有自主性，不受大腦控制。或許就因為自主神經系統削弱了大腦的主控，從而賦予內臟賦若干「自主性」，是以唐宗海才會以略帶保留的語氣指出：「西醫此說，似即《內經》所言之經道。」[22]就像他認為三焦的成員之一是具有實體結構的腹膜，經脈也可能同樣奠基於在具有實體結構的神經系統。

終極而言，唐宗海並不認為經脈必然超出西醫的認知視野之外；他們只要學會中文，能研讀《內經》，就能夠認識到這些結構。唐宗海完全無意於在兩種醫學體系之間建立不可共量的關係，這點正呼應他在〈敘〉中自陳的目標：「兼中西之說解之，不存疆域異同之見，但求折衷歸於一是。」[23]儘管如此，我們等一下就會看到，他為了匯通而構想的「中醫氣化」與「西醫解剖」，尤其是他的「經脈血管不同說」，卻在智識氛圍於一九二〇年代出現劇變之後，被轉化為二元對立的兩個不可共量的世界。

余巖與中醫的三分法

即便在一九〇五廢止科舉和一九一一年清朝覆亡的巨變之後，中西醫匯通的想法仍然廣受支持。與此相較之下，我們便可看出當余巖在一九一〇年代晚期登上歷史舞台時，他企圖多麼激進地全盤改造中醫與西醫的關係。

要理解中醫與西醫在民國時期的鬥爭，最核心的人物就是余巖。對於一九二〇與三〇年代的中西醫師而言，「醫學革命」的概念和余巖密不可分。根據他自己的回憶，他是在一九〇八—一一年間還有一九一三—一六年間就讀於日本的大阪府立醫學校之時（這所學校在一九三一年改制為大阪帝國大學），開始對中醫發展出批判性的立場。雖然他終生師事樸學大師暨革命家章太炎（一八六八—一九三六），[24]而章太炎支持改革中醫，但余巖對於中醫的批判態度卻與日俱增，終至在一九二九年舉行的中央衛生委員會會議中提案徹底廢止中醫。這項提案議沒有獲得通過，而且意外導致國醫運動的興起，自此余巖無役不與，參與中西醫論爭的每一場重大辯論。由於他是當時極少數兼具中西醫學訓練的醫師，在辯論議題設定上，他往往扮演著關鍵性的角色。當中共政府在一九五〇年代決定提倡中醫後，他們便大力批判國民黨的醫學政策，稱其為余巖的「廢醫存藥」政策。[25]在中醫師與支持者眼中，余巖就是西醫壓迫的化身。

留日期間的余嚴於一九一四年開始撰寫《靈素商兌》，[26]那時他批判性的立場遠遠領先了大多數的同胞。等到這部著作在一九一七年出版之時，他已經回到中國。在此書開場的第一句話，他宣告撰寫這部著作的目的就在於「發《靈樞》、《素問》之謬誤也」——而《靈樞》與《素問》即是中國最古老的醫經《黃帝內經》現存的兩個部分。[27]根據現代解剖學與生理學，余巖系統性地駁斥了中醫的每一項根本概念：陰陽、五行、五臟六腑，[28]還有十二經脈。他預期「這部書一出版以後，即時就有許多舊醫們出來反對。」[29]但實際上並沒有如此，「那裡曉得，消息沉悶，絲毫也沒有什麼反應。」余巖回憶道。

一九一七年出版的《靈素商兌》意在發揮破壞性的功能，但一九二〇年余巖卻發表了一篇長文來闡述建設性的願景，文章標題為〈國產藥物的科學研究〉。雖然這兩件著作的目標看似矛盾，但實際上〈國產藥物的科學研究〉卻完全以三年前出版的《靈素商兌》為基礎。做為《靈素商兌》的續作，這篇文章以一個先前沒有人會探問的問題做為起點：「既然陰陽五行、十二經脈等話都是說謊，是絕對不合事實的，沒有憑據的」，「這樣講起來，中醫的治病，究竟是靠著什麼呢？」[30]

雖然此時這還只是余巖個人的大哉問，但不久之後，它就會變成一九二〇年代中西醫師激辯的核心問題。[31]不論想要尋找的是中醫的「科學價值」或是「國粹」，首先都必須為這個問題提出令人信服的答案。因此，關於中醫知識的真正「位置」所在——也就是中醫的治癒效果應當歸功於哪些元素——就突然之間變成了一個最大的謎題。

針對這個中醫最常被問到的問題，余巖提出四種可能的答案。[32]不意外，第一個選項就是中藥。第二個選項是傳統醫師的用藥經驗。第三，即便在沒有接受有效醫療的情況下，病患偶爾會也會自行痊癒。至於第四個選項，則是我們現在所謂的安慰劑效應——也就是醫生的權威診斷和預測對病患帶來的心理效果。由於最後兩個選項意味著中醫根本無效，因此余巖把中醫的實際效果歸因於他所謂的中醫「事實」，也就是中藥與經驗。他進一步主張，在中藥的治癒效果方面，「他們底理論和他們底事實，是完全兩事。」[33]因此，正當余巖指出中藥與經驗是中醫最有價值的本質時，他又同時將這兩者與中醫理論徹底脫鉤。

余巖指出，在兩個重要意義上，中醫的經驗和中醫理論毫無關聯——也應該被視為全然無關。第一，中醫的經驗並不源於理論，而是「人類本能偶然發明的單方」。為了強調經驗的本能性與先於理論的本質，余巖在其他著作裡甚至把中醫經驗比擬為動物的本能行為。[34]在余巖看來，由於中藥源於人類的本能行為，因此所謂的「中藥」其實沒有任何特別「中國」之處，只是剛好生長於中國的疆域之內而已。所謂的中藥其實就是「草根樹皮」，和中國文化或者中醫理論都全然無關。余巖是以主張，中藥應該被正名為「國產藥物」。就概念層次而言，余巖所闡述的經驗概念與他所倡導的國產藥物的科學研究計劃，兩者相互支持、密不可分。

第二，余巖認為中醫史裡存在一種先於任何理論建構的經驗。也唯有這種特殊類型的經驗值得認真研究，因為這種經驗還不曾被中醫揣想性的理論所污染。就此而言，余巖認為宋朝是中醫史轉捩點，因為在宋朝以後，醫家便開始將揣想性理論添加於實際經驗之上。[35]透過這樣重構中醫史，余巖便可以沿著時間軸而把中藥與醫學理論脫鉤。宋朝之後，中醫不僅不再通過累積更多事實而進步，反而開始退步。[36]因此，就科學研究而言，余巖建議研究者應該聚焦於研究那些宋朝之前的方劑。

反諷的是，宋朝為中醫提供的官方支持可能比中國歷史上的其他朝代都還要多，尤其是在北宋期間（公元九六〇—一一二七年）。根據郭志松（Asaf Goldschmidt）近期的研究，北宋政府曾施行一系列改革醫學的革命性政策，包括成立太醫局和御藥房、系統化醫學課程與考試、標準化針灸、擴展藥療，以及這項最重要的措施：重印先前大多數醫生都無法取得的古代醫經（其中一部是《傷寒論》）。[37]此外，由於宋朝皇帝對醫學的高度興趣，士大夫對於醫學這項職業的興趣也隨之提高——在此之前，他們頗為輕視這門學科。實際上，為了吸引有才華的學者投入醫學，宋徽宗（公元一〇八二—一一三五年）甚至創造了「儒醫」這個新詞。[38]這些革命性的發展大幅提升了醫學執業者的社會地位。[39]

民國時期的中醫師都強調宋朝是歷史上政府支持中醫的黃金時代，但由余巖及其他中醫批評者的眼中看來，中醫社會地位的提升，反而導致了災難性的沉淪。余巖闡述如下：

> 僕以為宋元而後之方案，皆緣飾儒術，最須懷疑。……而串醫村夫之所流傳，其欺詐虛偽，不如儒醫之甚，反宜盡量收採，以供研究之資料。而尊重人類本能所發明之事實，則庶乎經驗之真面目可以呈露，經驗之真價值可以由實驗而證明矣。[40]

因此，基於知識論與歷史，余巖強力論證為何中藥與經驗可以——而且也應當——和揣想性的中醫理論清楚地區分開來。根據這幅中醫圖像，中醫經驗像是原子化的單元、獨立於理論之外，彼此之間沒有系統性的關連，因此應該會逐漸累積。正如西方科學史中培根式的自然史事實（fact of natural history）曾被用來挑戰亞里斯多德的自然哲學體系，[41] 余巖也以經驗概念將中醫解體，使之轉化為適合科學研究的原子化單元。對於中醫師而言，余巖的經驗概念不僅是一種具有壓迫性的意識形態而已，它更驅使他們採取一系列的行動——質疑自己的醫學理論、把自己的醫學知識當成原子化的經驗、把經過時間考驗的中藥視為自然界的「草根樹皮」、去信任那些在此之前向來被認為不可信賴的「串醫村夫」，並且去重視以及蒐集他們的方劑。顯而易見地，中醫師愈是採取這些作法，中醫就愈趨於土崩瓦解。

避地之舉

《靈素商兌》出版後的頭幾年，余巖曾對於沒有中醫師挺身為中醫辯護而深感失望。但當出版七年後，惲鐵樵（一八七九—一九三五）和俞鑑泉正面回應他的批評時，余巖更覺得萬念俱灰。他感到難以置信的是，這兩人竟然採用三十多年前唐宗海的老套策略：

> 於是黠者思有以還就舊說，以避吾鋒鏑所指。去年惲氏鐵樵著群經見智錄，以內經之五藏，為四時氣化之五藏，而非血肉之五藏。此避地之舉也。俞氏此論，亦避地之舉也，知力不敵，而逃遁於無何有之鄉。[42]

余巖將他們的策略稱之為「避地之舉」，這個空間性的隱喻非常有啟發性。這個空間性的隱喻鮮明顯示出，中西醫之爭已轉移到一個新的場域，就是本體論（ontology）。對於中醫而言，它所面臨的最大挑戰並不是一般泛泛而言的科學概念，而是人們深信不疑的一點：科學壟斷了關於本體世界的一切正確知識。由於只能存有一個本體論的世界，因此中醫與以科學為基礎的現代醫學顯然不可能並存。本體論的興起深遠地重構了中西醫之爭的場域，史無前例地將其轉化為一個零和賽局。相應於此轉化，當余巖和俞鑑泉於一九二四年辯論血管與經脈的關係時，唐宗海的氣化概念就從他當年「中西匯通」的媒介，徹底反轉為在本體論空間裡「避地」的工具。

當唐宗海在一八九〇年代主張經脈與血管不同說時，曾經感嘆西方人不懂中文、無法研讀《黃帝內經》，彷彿意味著若是他們能讀懂中國的醫經，就應該能夠領會中醫的經脈學說。不過，實際狀況卻與唐宗海的樂觀預期背道而馳。當數十年後首度出現同時通曉中西醫的專家時，他們對中醫提出的質疑反倒比西方批評者更為尖銳。余巖就是這樣的屈指可數的專家，他卻指稱自己在《靈素商兌》裡提出的所有論點當中，他最感到自豪的就是對於經脈理論的批評。在唐宗海那個時代，西方批評者只能指出「經脈不存在」，所以唐宗海可以輕描淡寫地將這種批評歸因於他們對中醫的無知。但是余巖不再滿足於指出經脈不存在，他的目標是要證明經脈學說徹底謬誤。

余巖的目標是要證明經脈理論是一個對於血液循環系統錯誤百出的描述。因此他的批評預設經脈與血管是可以互相比較的，甚至是關於同一實體的描述。為了證明這兩者的可比較性，余巖投注十二個冗長的篇幅詳細追索十二經脈中每一條經脈的路線。在此過程中，他將經脈與對應的血管加以比對，從而指出一系列的錯誤。雖然兩者間的歧異之多令人目不暇給，但更重要的其實是透過指出一系列的共同點而建立兩者間的可比較性。余巖沒有將經脈摒斥為不存在的幻想。透過動員自己關於中西醫的廣博知識，他提出一項更為具體的結論：「其所謂經脈者，兼包今日之動脈及深部靜脈，而《靈素》誤以為皆動脈也。」[43]顯而易見地，一旦建立了經脈與血管的可比較性，不難論證經脈是一個錯誤百出的拙劣描述。既然基礎知識謬誤至此，奠基其上之中醫診療如何可能有效？

面對余巖針對經脈理論提出的批評，俞鑑泉以唐宗海的氣化概念為基礎，提出針鋒相對的回應。他在一九二四年發表了〈經脈血管不同說〉，駁斥余巖批判的預設前提——「經脈與血管所描述的是同一個實體」。為了達到這個目標，俞鑑泉訴諸唐宗海的著名公式，特別引用《醫經精義》一書中伴隨著「血脈圖」（圖四．四）的評論。[44]不可否認，唐宗海書中有些論述的確可以被理解為將中西醫截然二分，像是：「西洋剖視只知層折，而不知經脈；只知形跡，而不知氣化。」[45]儘管如此，更多時候唐宗海其實致力於把氣化與形跡描述為相互補充的兩個概念。相較之下，俞鑑泉的目標截然不同，他致力於將這兩者分隔為兩個各自獨立本體世界。基於宏觀本體論層次上氣化與形跡二元分立，俞鑑泉進而論證微觀層次上經脈與血管必然截然兩分、毫不相干。

俞鑑泉的這個論證是一個困難的大工程，因為余巖從《內經》引用了許多頗具說服力的證據，例如「夫脈者，血之府也。」俞鑑泉受這些證據所迫，而不得不承認：「是脈之謂血，毫無疑義。」[46]為了反駁余巖將經脈等同為血管的說法，俞鑑泉接著試圖把「經脈」和這種與血有關的「脈」區分開來，因為這種「脈」看來與生物醫學的血管系統太接近了。換句話說，俞鑑泉致力於為「經脈」一詞發明一個新解釋，一個與「脈」及「血脈」全然無關的新理解方式。

為了達成這項目標，俞鑑泉發展出一系列相互支持的論點。首先，不同於含有血液的血脈，經脈被詮釋為經氣流行的管道，因此全然屬於氣化的領域。[47]第二，根據俞鑑泉的說法，「經脈」裡的「脈」字「指經所循行之脈，為經之路，非謂血脈之脈也。」[48]就這個意義上而言，「經脈」應與「血脈」清楚區分開來，而且也確實能夠這樣的區分：後者含有血液，可以和血管畫上等號，而前者僅含有經氣。所以「經脈」是經氣所巡行的路徑。最後而且也最重要的一點，俞鑑泉為氣化學說，尤其是經脈的概念，添加了一項新特徵：他強調「十二經散布全身，如天衣之無縫，視之不可見。」[49]添加了這項肉眼「視之不可見」的新特徵之後，氣化就在俞鑑泉的手上被轉化成一種不可見、非物質性的領域，完全超乎現代解剖學的觀察能力，因此獨立於「形跡」的物質領域之外。由於他的目標是把氣化與形跡定位為兩種各自獨立、互不相關，甚至也無法相關的領域，[50]無怪乎俞鑑泉從來不曾提及唐宗海透過蒸汽而將兩者結合為一。

俞鑑泉雖然深深仰慕唐宗海，並且頌讚他為中西醫匯通派之父，但他的「經脈血管不同說」卻與唐宗海的論點南轅北轍。對於唐宗海而言，這兩種概念之所以不同，是因為經脈概念所涵蓋的不只是血管。唐宗海從來不曾否認經脈包含血管在內，或者至少是部分的血管。恰成對比地，俞鑑泉認為經脈完全不包含血管，而是經氣所巡行的路徑，代表了另一套全然獨立的不同系統。在余巖以物質主義的論點相逼之下，俞鑑泉回應的方式是去創造另一個空間——一個與現代解剖學的物質世界全然遠離無涉的空間。就此一意義而言，余巖將他的論點稱為「避地之舉」實在是深富洞見、一針見血。

中醫一旦被迫接受進入經脈與血管無法並存的現代性本體論空間後，「避地之舉」策略就成為一個沒有選擇下的選擇。為了反抗一個現代性的知識霸權（modernist epistemic hegemony），由俞鑑泉為代表的防衛策略，也同樣體現了現代性的特徵。為了「避地」，中醫必須小心翼翼地退出一切可能引發危險接觸的區域，從而將自己轉化為其壓迫者的鏡像。由於俞鑑泉決定棄守可能引發爭議的血管，因此必須把經脈轉化為完全不可見的無形之物。表面上看起來，在支持氣化說這一點上，唐宗海和俞鑑泉一脈相承，但就此學說的構想與功能而言，在他們兩人之間卻經歷了一個根本性的轉化：氣化說被轉化為一個不可見的無形領域，完全超乎現代科學的空間之外。這個轉化與一九一九年的五四運動前後興起的科學主義（scientism）密切相關。隨著科學主義在公共論述中變成主宰性的意識形態力量，人們開始接受現代科學壟斷了關於本體世界的一切正確知識。在此觀念的威脅之下，中醫支持者發展出「避地」的策略，以迴避科學的權威。就是在這種防衛性的歷史脈絡當中，氣化說躍升為關於中醫本質的常識性描述，並且流行至今。如同這個案例顯示的，中醫為這項防衛策略所付出的終極代價，就是一個被其對手所界定的、扭曲的自我形象。

雖然後人對於氣化說提出多種不同的詮釋，但此後氣化概念卻再也無法扮演唐宗海最初構想的角色——「匯通」中西醫的橋樑。自此之後，氣化概念就變成了余巖所控訴的「避地之舉」，頑抗科學與西醫攻擊的堡壘。透過俞鑑泉、惲鐵樵以及他們同道的努力，中西醫間不可共量的二元對立在一九二〇年代初期開始逐漸成形，並且一直延續到一九二〇年代末的那場歷史性的衝撞。

麻黃素與國產藥物的科學研究

余巖的《靈素商兌》在一九二〇年代初期曾受到中醫師相當的反彈，但他對中藥進行科學研究的呼籲，卻在十年內就變成了全國各界的共識。由於後來共產黨政府大力批判余巖，將民國時期的的中醫政策稱之為余巖的「廢醫存藥」政策，因此學者經常不曾注意到，如果回到一九二〇年代初期的時代氛圍的話，余巖在那時力主對中藥進行科學研究，其實是先驅性的主張。要不是因為北京協和醫學院以一項科研突破而提供出乎意料的協助，中藥的科學研究未必一定有機會變成全國性的共識，進而深遠地影響了二十、甚至二十一世紀中國現代醫療科學的發展。

到了十九世紀末，科學家需要有超乎常人的勇氣，才膽敢無視於全球醫學的大勢，仍然主張傳統本草（materia medica）值得認真研究。十九世紀下半葉興起的現代藥理學，雖然根源於傳統本草學，卻也革命性地轉化了這個根源，而使得本草學變成「醫學中最缺乏進步性的學科」。[51]最足以顯示這種態度巨變的，莫過於霍姆斯（Oliver Wendell Holmes）在一八六〇年那句廣為引用的斷言：除了極少數的例外（例如鴉片）之外，「如果把目前使用的所有本草都丟到海底，絕對造福人類——只是害慘了魚類。」[52]

鑒於由傳統本草學轉向現代藥理學的大勢，余巖對於本草所懷有的異常興趣很可能是源自於他的日本教育背景。日本現代藥理學的傳統可以追溯到長井長義（一八四四—一九二九），他和另外十人是獲得明治政府以公款支持留歐的第一批學者。[53]在柏林大學的霍夫曼（August Wilhelm von Hofmann）指導下，長井長義取得了藥理學博士學位，是日本取得該學位的第一人。自從他在一八八四年返回日本而在東京帝大擔任藥理學教授以來，就把職業生涯的大半都投注於對傳統藥物進行化學分析。他最著名的成就是從麻黃（ephedra）中分離出一種生物鹼——他在一八八五年將其命名為麻黃素（ephedrine）。身為廣受敬重的日本藥理學創始人，又是日本藥理學會的首任會長，長井長義使得傳統藥物的研究成為日本現代藥理學當中一個廣受認可的次領域。

值得強調的是，對於傳統藥物進行科學研究的強烈興趣，在一九二〇年代被視為日本人特有的執迷——歐洲與美國的科學界都不太感興趣。舉例而言，根據蘭安生後來的回憶，當他於一九二四年造訪日本時，他極為震驚地發現「不只在每一所醫學院，而且是每一座大城市都有一間市立實驗室，每年花費成千上萬的經費研究本土的中藥。」[54]可想而知，蘭安生十分懷疑研究的成果值得如此高額的投資。

正是在此國際學術背景之下，本書開場所描述的中藥可信度的爭議才會成為全國矚目的焦點。由於科學界對於中藥療效的質疑，當病入膏肓的孫中山終於在一九二五年二月十九日決定接受中藥治療的時候，北京協和醫學院的管理階層強硬要求他先辦理出院。由於這項戲劇性的行動被視為代表協和院方堅拒中藥的態度，所以人們常沒有注意到在此同時協和也正站在推動中藥科學研究的最前線。實際上，在孫中山事件的幾個月前，協和醫學院的研究人員才在中藥研究上取得一項劃時代的成果，在麻黃中「發現」一種能夠有效緩解氣喘的生物驗。那就是在四十年前長井長義所萃取命名的麻黃素，只是長井的研究成果不為歐美學界所知，而且長井並未發現麻黃素可用於治療氣喘病。由於美國資助的協和醫學院的研究突破，由日本啟發的中藥研究願景才得以在一九二九年的衝突前夕變成全民共識。

這項劃時代的成果之所以有可能出現，都要感謝北京協和醫學院做出了一個不尋常的決定，將它的藥理學系投注於研究中國的本草。[55]為了說服基金會支持被普遍視為垂死掙扎的本草學，即將成為北京協和醫學院校長的胡恆德（Henry. S. Houghton）特別在一九二〇年五月寫信給洛克斐勒基金會暨中華醫學基金會秘書安布里（Edwin R. Embree）。他在信中指出：「要讓西醫在中國扎根，很重要的一點就在於我們能尋找並肯定中國的素材的價值，這樣我們才能期待中國也能公正地肯定我們的素材的價值。……我們懇切希望這個學系發展後能給予中藥應得的公正評價。」[56]很明顯地，協和醫學院之所以做出這項史無前例的決定，目的是為了傳達其肯定及欣賞傳統中國文化的善意，就像在設計其著名的校園建築時，該院也刻意地將中國建築的特色融入其中。[57]

為了提倡中藥研究，協和醫學院極為審慎地挑選藥理學系的教員。這個學系的第一位全職教師，是後來當上系主任的伊博恩（Bernard E. Read；一八八七—一九四九）。他的學術背景是化學，卻以對於中國藥物學以及博物學的強烈興趣而知名。為了使伊博恩能夠從事最先進的藥理學研究，協和醫學院資助他到耶魯大學進修並於一九二四年取得藥理學博士學位。差不多在同一時間，協和醫學院也邀請賓州大學藥理學教授史密特（Carl F. Schmidt）在一九二二至二四年間擔任客座教授，並且開始著手研究中藥。史密特一抵達北京，伊博恩就交給他「一份據說重要的中藥清單」，而時任洛克斐勒基金會國際衛生委員會會長的海澤（Victor Heiser）也推薦他研究黃耆。[58]值得一提的是，新文化運動的著名領袖胡適（一八九一—一九六二）曾在一九二〇—二一年間罹患嚴重的糖尿病，據說幫助他康復的中藥就是黃耆。由於這個正面經驗，胡適才向孫中山推薦了自己的中醫師陸仲安——儘管他還是有些猶豫。孫中山為了服用中藥而搬出協和醫院之後，陸仲安隨即為他開立兩種中藥，其中之一就是黃耆。[59]

令史密特失望的是，在包括黃耆在內的這些中藥裡，他完全無法找到任何有效成分或是顯著的藥理作用。就在史密特考慮終止中藥研究之際，陳克恢（一八九八—一九八八）於一九二三年八月從美國返華擔任協和醫學院的高級助理。史密特如此回憶接下來發生的事情：

如果不是一連串的巧合把我們引導到麻黃素（我在陳克恢來到北京之前寫信給他，向他提及我研究中藥一無所獲的經驗，接著他在上海參加家族聚會時和一名叔父談到這一點，而獲得對方建議試試看麻黃，於是我們在為一項學生實驗做準備之時，匆促地測試了這種藥物的水溶性萃取物），我在北京的兩年將是樂趣橫生，但科學上一無所穫。[60]

陳克恢引發這「一連串的巧合」之時，才年僅二十五歲。他在一九二〇年於威斯康辛大學取得化學學士學位之後，又在那裡的醫學院就讀了兩年（一九二一—二三），之後才返回中國進入協和醫學院的藥理學系。一九二四年，陳克恢和史密特共同撰寫那篇關於麻黃素的原創性論文，[61]而且史密特極為慷慨大氣，堅持由陳克恢列為第一作者。直到此刻，陳克恢與史密特完全不曉得長井長義四十年前關於麻黃的研究。如同陳克恢所回憶的，他們正準備「為這種生物鹼取名」時，才從文獻當中得知這種生物鹼已是「一種知名的化合物，名為麻黃素」。[62]

當史密特在一九二四年十月離開協和返回費城前，他向胡恆德表示：「我愈想愈覺得確信，如果要在北京做出研究成績的話，藥理學是無可匹敵的最佳領域，唯一能夠相提並論的可能只有寄生蟲學。」[63]在美國，關於麻黃素治療氣喘病的第一篇文章立刻促成了堪稱是麻黃素的「淘金熱」。[64]短短五年內，麻黃研究成長為一個小型製造業，在世界各地共發表了五百篇研究論文。為了概括如此大量的研究成果，陳克恢與史密特再度合作撰寫了一篇長達一百一十七頁的專文：〈麻黃素與相關物質〉，於一九三〇年發表於美國期刊《醫學》（*Medicine*）。[65]

如同史密特後來回憶的，麻黃研究不僅為中藥研究提供了典範性的案例，更促成中國現代藥理學從「負面階段」推進到「正面階段」[66]：研究目標從瞭解藥草的藥理機制，轉變為開發有效的、新的藥物。由於陳克恢在職涯初期就對麻黃做出了如此成功的研究，他在一九二九年獲得禮來公司（Eli Lilly and Company）邀請擔任藥理研究部主任，而且雙方的默契是他將擁有「完全的研究自由，尤其是在中國本草方面」。[67]陳克恢後來成為舉世知名的科學家，中央研究院第一屆院士（一九四八年），他在禮來公司任職了三十四年（一九二九—六三），並且在一九五二年擔任美國藥理學與實驗治療學（Pharmacology and Experimental Therapeutics）學會會長。[68]對於本書探究的這段歷史而言最為重要的是，自從陳克恢在一九二四年發表了那項開創性的研究後，只要人們討論到中醫藥，就必然會提起麻黃素的成功案例。此後即便是中醫的激烈批評者也開始主張中藥和中醫十分不同，值得受到認真的科學研究。

中醫「經驗傳統」的發明

余巖的「經驗」概念是把中醫解體為科學研究對象的工具，但也促成了另一種觀點，認為中醫裡存在一種「經驗性的」——因此也比較有價值——的小傳統。換句話說，雖說科學史家會質疑在中醫之內——或是在任何醫學傳統之內——是否真的存在著一種與理論全然無關的、純然經驗性的藥物傳統，但在歷史的現場，經驗的概念卻在重組中醫時扮演了關鍵性的角色。因此歷史學家必須認真對待「經驗」這種概念，要將其當成歷史行動者使用的範疇（actors' category）以及一個關係性的概念（relational concept）。[69]就重組這個「經驗傳統」而言，用力最深的是余巖及其師章太炎（一八六九—一九三六），他們致力將《傷寒論》提升為這個經驗傳統的經典。

在中醫的倡導者當中，最為時人所敬重的或許就是章太炎，因為他不但是傑出的學者，也是辛亥革命的要角。[70]他原屬於晚清改革派，之後改變立場加入同盟會，並首先提出排滿的民族主義。他所創造的「中華民國」一詞，變成後來的國名。除了在政治上致力於推翻滿清，章太炎支持國粹運動以復興文化，並保存中國的「國粹」。他在一九一八年之後淡出政治，過著學者與教師的生活，培育了民國時期的許多重要學者。由於他的聲譽卓著，許多中醫師尊奉他為領導者。章太炎在一九二七年受邀擔任上海中國醫學院的名譽院長，正式成為改革中醫的代表人物。

如同他的徒弟余巖，章太炎也選定《傷寒論》做為中醫經驗主義的代表性經典。相較於古代的《黃帝內經》與金元四大家那些深植於理學基礎之上的醫學學說，《傷寒論》顯然較具經驗色彩。[71]章太炎和余巖之所以會得出這項重要結論，原因是他們的學術取向都根源於漢學：這是一種出現於明末清初的考據學，對於理學（或稱宋學）抱持批判態度。[72]由於漢學的學者認為理學扭曲了儒家基礎經典的真意，因此致力追尋這些經典最早的解讀。在章太炎和余巖眼中，醫學界裡沒有受到污染的經典，就是張仲景在漢朝末年所彙編的《傷寒論》。

此外，章太炎和余巖對於《傷寒論》的評價也深受日本的**古方派**所影響——這是盛行於江戶日本的一種中醫。他們對《傷寒論》的高度肯定，並不只是個人喜好的展現而已，也反映了民國時期的一個新的學術潮流。如同賈春華指出的，日本的古方派在啟發以及形塑《傷寒論》的現代研究上扮演了關鍵性的角色。[73]日本古方派對於中國金元時期的醫學發展深感不以為然，因此在日本建立了一個奠基於《傷寒論》的獨立中醫傳統。儘管自從金元以降中國學者投注了無數心力證明《傷寒論》是奠基在《內經》的理論架構之上，但是古方派的日本學卻強力挑戰這種在中國普遍接受的看法。簡言之古方派學者致力將《傷寒論》描繪為一部純然基於臨床實踐的實務著作，全然獨立於《內經》的理論架構之外。事實上，如同艾爾曼指出的，古方派不是一個孤立的現象，而是一個大潮流的一環：德川學者致力於「把古典學問與古代醫學和中國脫鉤，而將其變成日本的。」[74]

章太炎極為欣賞日本古方派，尤其是日本學者對於《傷寒論》的研究成果，甚至一度公開主張：「令仲景而在，其必曰：吾道東矣。」[75]章太炎對於《傷寒論》的研究使其地位急速上升為中醫的核心經典，而他對日本學術的推崇，也為日本傳統醫學著作的中譯開創了一個利潤豐厚的市場。

在這些日本著作的中譯本當中，最直接影響了中醫的經驗概念與「經驗傳統」這兩者的，就是湯本求真（一八七六—一九四一）的《皇漢醫學》。湯本求真受過正式西醫訓練，卻在一九二七年出版這本書，全心全意為傳統東亞醫學的價值提出辯護。如同他在序裡明確指出的：

「我深信古方派，而本書的核心內容則是奠基於張仲景的《傷寒論》。」[76]由於當時中國對日本學術的強烈興趣，湯本求真的這部著作在出版後短短三年後就出現了兩個中文譯本。

在這部備受重視的著作裡，湯本求真提議以「人體經驗」的概念做為傳統東亞醫學的另類基礎。中醫擁護者受到他的啟發，開始提倡一種關於中西醫基礎的對比：中醫奠基於「人體經驗」，西醫則是奠基於「動物實驗」，是以中醫比西醫更適合用來治療人體。「人體經驗」的概念不僅是學術辯論的工具，也對中藥科學研究的程序造成了實際影響。我將在第九章分析這項極為重要的議題。

章太炎和余巖雖然同有漢學背景，也一樣熱衷《傷寒論》，但師徒兩人對於湯本求真的貢獻卻懷有非常不同的看法。據說章太炎在讀了湯本求真的著作之後，即鼓勵徒弟章次公（一九〇三—五九）到日本進修。[77]相對之下，余巖後來則是寫了一本小冊子，逐一駁斥湯本求真關於「人體經驗」所有主要論點。[78]如同我在〈中醫如何變成經驗之學〉一文中所詳細分析的，正是在與湯本求真的著作互動的過程中，經驗的概念才逐漸具體成形，終而變成現代中醫一項至關緊要卻又問題重重的知識論概念。[79]章太炎和余巖在許多面向上志同道合，但卻對《皇漢醫學》以及相關的經驗概念抱持極為不同的態度，就是因為在未來應當要改革、重組還是徹底拆解中醫傳統此關鍵問題上，他們兩人的願景南轅北轍。一言以蔽之，經驗概念不僅是為了描述過去，更是為了形塑未來。

結論

在匯通中西醫仍然廣受歡迎的時候，余巖開始倡議將中醫劃分為三個範疇：理論、中藥與經驗。他在一九一〇年代晚期首創這種三分法時，除了像丁福保這樣的少數例外，他是唯一的倡議者。但等到他在二〇年代初與對手辯論的時候，他已不是唯一抱持這種想法的人了。一九二九年春中西醫的衝突爆發之後，這種三分法迅速變成中醫支持者與反對者進行論爭的基本架構。做為一種現代性論述，這種中醫三分法為晚清匯通中西醫的願景劃下歷史的句點。

我強調這種對於中醫的描述是一種現代性論述，因為三分法的基礎是現代主義所主張的自然與文化的二元分裂（divide），是以它一方面將中藥視為來自大自然的原料，另一方面將據稱為謬誤的中醫理論視為純粹的文化建構。理論與中藥各自位於此一分裂的兩側，而經驗則在分裂的兩極之間扮演著曖昧的中介角色。經驗被理解為一種近乎達爾文式的「本能」（instinct），未曾被理論污染，從而被視為是中醫的經驗基礎。是以經驗與中藥變成了中醫裡少數值得進行深入科學研究的成員。

雖然這種三分法的描述明顯地建立於流傳全球的現代性論述之上，但它絕非僅是那種「普世」論述在中國的地方性複製而已。先說最明顯的一點，經驗概念的功能並不僅只是為了協調西方醫學與本土醫學間的關係而已，儘管世界各地支持非西醫傳統的人士都曾策略性地這樣使用此概念。[80]實際上，創造出經驗這種概念更是為了凸顯中醫內部一些小傳統之間的差異，進而肯定宋朝之前的那種較為「經驗性」的醫學傳統，因為相對於金元以降的中醫學，前者的確較為經驗取向。藉著把《傷寒論》抬升到《黃帝內經》之上，將《傷寒論》描述為比較經驗導向、所以也比較有價值的中醫經典，中醫支持者便能夠宣稱自己復興了中醫的「經驗傳統」。這樣不僅可以把中醫與日本漢醫連結起來，更可以使中醫連接上日本所代表的現代化的形象。由於經驗的概念必須在這些地方性、甚至區域性的脈絡裡扮演重要的角色，它根本不可能是一種去脈絡化的、抽象的現代性論述。而且原本抽象的經驗概念，一旦與建構中醫的在地任務相連結，從而受到那些任務的影響，就一定會變得愈來愈具體，甚至被重組變形。

除了經驗概念發生在地轉化之外，更厲害的在地轉化是將中藥提升為前途看好的科學研究對象。對於本草的高度評價是現代東亞特有的現象。將傳統藥物視為「自然原料」當然是源自現代主義下文化與自然的分裂，但是歐洲與北美的藥理學家早就不認為這些「自然原料」是有價值的科研對象了。由於受到日本藥理學的啟發，留日的余巖在致力抨擊中醫的同時，卻積極提倡中藥研究；北京協和醫學院則是為了向中國民族主義示好，才願意試探性投入中藥的科學研究。由於「一連串的巧合」，這些原本僅是試探性的嘗試在麻黃素的研究中獲得了重要成果，從而在科學上肯定了東亞對於本草的高度評價。值得一提的是，即便有麻黃素這個引人注意的成功案例，許多西方觀察家直到一九七〇年代都還是把這種高度評價視為一種民族主義的情緒表達——而且或許直到今天都還是如此。[81]

在中醫三分法的三個範疇中，二〇年代的中醫師最抗拒的一點，就是要他們承認中醫理論全然謬誤，因此應該徹底揚棄。大多數中醫師對余巖的《靈素商兌》直接置之不理；願意和余巖辯論的人，大多採取「避地之舉」的策略，將氣化概念從匯通的橋樑轉變為不可共量的利器。沒有什麼跡象顯示中醫界將承認他們的學說有重大缺陷，而從內部啟動根本性的自我改革。部分基於這樣的挫敗經驗，余巖才會在歷史看似展開新頁的時刻，決定大幅改變策略——他眼中的新頁，就是國民黨政府在一九二八年成立了中國的第一個衛生部。

CHAPTER

5

中國醫學革命與國醫運動

中國醫學革命

很少中國現代史學者聽說過「中國醫學革命」，原因很單純：那場革命原本的目標是要廢止中醫，結果不僅徹底失敗，更在相反的方向造成革命性的後果，極為反諷地催生了支持中醫的國醫運動。在陳志潛眼中，那場革命留下了一個極其不幸的後果，使中國的醫療領域自此分裂為中西醫並立。[1]藉著聚焦於中國醫學革命與國醫運動這兩起歷史事件，本章將追溯中、西醫師如何陷入長達十年的集體鬥爭，從而深遠地形塑了中醫的現代形貌。

中國醫學革命是余巖首創並大力倡導的概念。[2]當他在一九二八年聲稱自己倡導這場革命已有十年之久時，他指的是他在一九一六年出版的《靈素商兌》一書。問題是，直到他在一九二八年出版的《余氏醫述》為止，該書所收錄的四十多篇文章裡，卻完全沒有任何一篇的標題含有「醫學革命」一詞。但是當余巖在一九二八年發表了〈我國醫學革命之破壞與建設〉一文之後，[3]「醫學革命」就成了他最喜歡的口號，在他後續的著作裡一再出現。[4]在《余氏醫述》出版四年後的一九三三年，他更將該書的書名改為《醫學革命論文選》，並在次年以同樣的書名出版續集。鑒於他採用這個概念有一個如此明確的起始點，我們有理由相信醫學革命的靈感來自國民革命的政治情勢。[5]

余巖曾明確指出，他的醫學革命概念源自創立社會醫學（social medicine）的德國自由主義病理學家魏爾肖（Rudolph Virchow；一八二一－一九〇二）。余巖引用魏爾肖的著名口號：「醫學是一種社會科學，而政治就是規模比較大的醫學。」[6]藉此倡導「醫學社會化」與「政治衛生化」。[7]就這一點而言，余巖的取向並不特殊，反而是當年東亞與東南亞殖民地常見的現象。如同安德森與波爾斯（Hans Pols）最近的發現，魏爾肖的社會醫學在亞洲殖民地啟發了許多本土醫師，鼓舞他們把觸角伸展到臨床診療之外，甚至自居當地的民族主義運動的領導人。[8]正是為了在中國實現這種同時包含醫學與政治的願景，余巖才長期獻身於廢止中醫。

余巖在一九二八年左右突然高舉醫學革命的旗幟是有原因的。一九二八年底，國民黨的國民革命軍終於結束軍閥割據，在名義上統一了中國。[9]一部分是因為國民黨宣稱要建設現代國家，另一部分是政治上的權宜之計，國民黨決定在新都南京建立一個衛生部。由於這些發展，包括余巖在內的若干西醫師開始擔任國家醫政官員。新取得的權位使余巖得以用比攻擊中醫學理更有效的手段來壓制中醫。於是，余巖和他的同僚把他們對中醫的攻擊，組合為實現中國醫學革命時不可或缺的一環。他指出：

是故吾人近來之所以大聲疾呼，提倡醫學革命，垂涕而告國人者，豈有他哉？痛舊醫之不由科學、醫政之不統一、衛生設施之多窒礙，而東方病夫之誚不能滌除。[10]

如此一來，余巖構思的醫學革命，就把廢止中醫納入其核心任務，而與建設國家醫療基礎設施以及解決「中國欠缺」衛生現代性（hygienic modernity）問題等量齊觀。[11]中醫問題一旦被視為一個國家層次的問題，余巖便可提議使用「政治手段」予以解決。[12]

中醫學校合法化的爭議

由於此時西醫師已經發展出「以國家力量普及西醫」的策略，中醫師也逐漸學到把中醫與國家連結的重要性。中醫師第一次學到這個教訓，是由於政府在一九一二年為現代學校頒布了一系列法規，其中卻完全沒有涉及中醫。由於以往沒有中醫學校，因此所謂的「國家教育體系忽略中醫」並不必然代表是一種反對中醫的官方政策。不過，這個事件促使中醫師首度發起抗議運動，在上海召開一場有十九省的代表參加的會議，迫使政府接受他們的請願。這場會議也促成後來十幾所中醫學校的成立，包括最具影響力的上海中醫專門學校，建校於一九一六年。[13]

另一場規模更大的運動發生於十年後，起因是備受敬重的中華教育改進社於一九二五年在太原召開一場全國教育會議。在會議中，江蘇中醫學會提案要求把中醫學校納入國家教育體系。雖然中華教育改進社向來以提倡現代教育而知名，但大會卻決議通過傳統中醫這項提案，並將決議提交教育部。[14]

中醫師非但沒有抗拒國家介入醫療，反而要求國家負起一項史無前例的工作，就是認證他們新創立的中醫學校。這項不尋常的要求絕非孤例，而是反映了民國時期的一個大趨勢。如同巴斯蒂（Marianne Bastid）以深刻的洞察力指出的：「相較於其他領域，教育這個領域十分獨特。在帝制時期它是不容民間染指的場域，但當革命推翻滿清而將之開啟之後，教育卻變成資產階級、仕紳階級與前立憲派人士最有能力進佔的場域。這個場域，就是國家機器。」[15]

正如資產階級與仕紳階級，中醫師也認為教育是他們入主國家機器的新管道。很明顯地，中醫師發起運動的關注點並不在於醫學本身，而在能否獲取由國家新創造出來的權益。

無怪乎中醫師居然和西醫師抱持類似的看法，也強烈批評中國政府沒有認識到醫學的重要性，所以遲遲未能充分介入醫療事務。為了強調中國歷史已有開明政府的先例，他們盛讚宋朝（九六〇—一二〇〇）提倡醫學的不尋常表現。[16]有人更進一步主張，中醫之所以在近代落後於西醫，就是源於宋代以後政府投入的衰退。[17]有一名抱持此一觀點的中醫師指出：「以醫一端言之，歷代鄙為方伎，社會視若傭工，政府既未之提倡。此醫學積輕之故，非醫術不精之咎也。若國家高視醫科，如西醫之設校傳習，而許以種種權利，當不致寖銷寖滅，至於斯極也。」[18]

對於中醫師而言，相較於看出西醫的「優越性」，他們更容易注意到西醫師享有他們從來不曾得到過的特權、職業利益以及政府支持。與其頑抗國家將觸角伸入醫療領域，許多中醫師很早就看出一個關注醫療的「非傳統國家」可以為他們帶來許多權益。

這項追求中醫學校合法化的運動，激起西醫師的危機意識，而在一九二五年成立上海醫師公會，其中匯集了最積極發聲也最堅決批判中醫的人士：余巖、汪企張（一八八五—一九五五；他也是大阪府立醫學校的畢業生）、龐京周（一八九七—一九六六；畢業自德國創立的同濟大學）[19]以及范守淵。中醫擁護者與反對者之間的對立在幾個月後又進一步激化，原因是全國教育聯合會在一九二五年十月於湖南召開大會。在那場大會上，兩個省級教育協會再度提案把中醫學校納入學校體系。再一次，大會投票決議支持這項提案。

在此同時，余巖於一九二六年發表了〈舊醫學校系統案駁議〉，[20]逐一駁斥提案中關於中醫學校應該納入國家學校體系的每一個論點。與他先前批判《黃帝內經》時的情形截然不同，余巖的這篇文章立刻引起中醫師們強力反擊。反應雖然如此不同，但這篇〈駁議〉裡反對中醫的論點其實與先前的《靈素商兌》大同小異。最重要的是，此篇文章與《靈素商兌》都還沒有把中醫當成推動醫學行政與公共衛生的「障礙」，但當余巖於一九二八年開始提倡「中國醫學革命」後，這就變成他主張廢止中醫的關鍵論點。

一九二九年的廢止中醫案

一九二九年春，國家終於採取了不利中醫的行動。衛生部成立五個月後，中央衛生委員會於二月二十五日舉行第一次會議。在那場會議上，委員會全體通過將中醫納入管理的提案。中央衛生委員會的成員全都是受現代醫學訓練的西醫師，包括劉瑞恆（衛生部副部長暨北京協和醫學院校長）、顏福慶（上海中央大學醫學院院長）、伍連德（防疫事務總處處長）、胡定安（南京衛生局局長）以及余巖（中華民國醫藥學會上海分會會長）。[21]會議通過的提案採用了余巖草擬的內容，但也予以修正，要求中醫執業者必須向政府登記，並且參加政府認可的進修教育課程，才能繼續執業。根據這項提案，登記期限至一九三〇年的最後一天為止，而且進修課程只提供五年。中醫不得設立學校，也不得在報紙上發表推廣文章。由於余巖的提案清楚說明政府只會舉行一次登記，[22]其終極目標顯然是全面廢止中醫。

在這份名為〈廢止舊醫以掃除醫事衛生之障礙案〉的提案裡，[23]余巖詳細說明了應當廢止中醫的理由。他絕不是第一個對中醫提出這些批評的人，但由於他是中央衛生委員會的成員，他的論點就形塑了此後中西醫長期爭議的主題，是以值得我們仔細地考慮。以下我先引用這份提案的內容，然後再逐一分析他的四個論點。

況在今日，治療醫學進而為預防醫學，個體醫學進而為社會醫學，個人對象進而為群眾對象；今日之衛生行政，乃純粹以科學新醫為基礎，而加以近代政治之意義者也。今舊醫所用者，陰陽五行六氣藏府經脈，皆憑空結構，全非事實，此宜廢止一也。其臨証獨持撓動脈，妄分一部分之血管為寸關尺三部，以支配藏府，穿鑿附會，自欺欺人。其源出于緯候之學，與天文分野，同屬無稽，此宜廢止二也。根本不明，診斷無法，舉凡調查死因，勘定病類，預防疫癘，無一能勝其任，強種優生之道，更無問焉。是其對民族民生之根本大計，完全不能為行政上之利用，此宜廢止三也。

人類文化之演進，以絕地天通為最大關鍵，考之歷史，彰彰可按。所謂絕地天通者，抗天德而崇人事，黜虛玄而尚實際也；政府方以破除迷信，廢毀偶像，以謀民眾思想之科學化，而舊醫乃日持其冬傷于寒、春必病溫，夏傷于暑，秋必痎瘧等說，以教病家，提倡地天通，阻遏科學化，此宜廢止四也。

要而言之，舊醫一日不除，民眾思想一日不變，新醫事業一日不向上，衛生行政一日不能進展。[24]

雖然余巖的前兩項論點只是重述他先前對中醫理論的抨擊，但他這次的論述卻高舉具有目的論的醫學發展觀。如同他在提案開頭所寫的：「況在今日，治療醫學進而為預防醫學，個體醫學進而為社會醫學，個人對象進而為群眾對象。」[25]此外，由於他認定以「群眾」為對象是醫學演進的方向，醫學發展便勢必要結合科學醫學知識與現代政治理論。[26]余巖的主張顯得頗具說服力，因為他陳述的正是西醫師們為了建立國家與西醫之間的連結而致力推行的策略。

我們可以從他的第三項論點開始看起，這也是他提出的第一個新論點，其中斷定中醫在因應「民族民生之根本大計」這一點上全然無用。值得一提的是，即便余巖試圖證明中醫「無用」，他還是避免明確否認中醫治療個別病患的療效。如同第四章探討過的，他曾經自問自答「中醫的學問，是無根的草木，是靠不住，何以也會醫好病」這個問題，並且提出四項詳盡的解釋說明為何中醫能醫得好病。[27]值得注意的是，那時余巖和西醫師們都極力反對從治癒個別病患的效果這個角度來評價中西醫的優劣，[28]因為這正是余巖以為落伍的「個體醫學」的決定性特徵。[29]

在余巖眼中，中醫的無用之處在於「舉凡調查死因，勘定病類，預防疫癘，無一能勝其任，強種優生之道，更無問焉。」[30]不過，何謂「有用」在很大的程度上取決於評估的人。在余巖和其他西醫師的眼中，「調查死因」與「勘定病類」無比重要，因為他們負有建立「國家生命統計數據」的責任。這種特定資訊主要是對國家醫政官僚有用，也只有他們能夠取用。說「中醫無用」，是對已掌握國家機器的他們而言「無用」。

余巖的第四個論點聲稱，中醫不僅對醫學行政無用，更糟的是，對於努力使民眾「思想科學化」的政府而言，更構成巨大的障礙。[31]毫不意外地，余巖大力抨擊中醫不符現代科學的理論，像是「冬傷于寒、春必病溫」，而宣稱這些理論導致民眾抗拒傳染病防治與細菌學說。鑒於中醫師在滿洲鼠疫時的表現，余巖論述這點時當然有理由義正辭嚴。為了正當化政府行使「四千年來未經見之極慘忍政策」，國家有強烈動機與西醫聯手壟斷一切具有合法性的醫學知識。用余巖的話來說，這種排他性的壟斷就叫做「民眾思想之科學化」。

第三與第四個論點體現了社會學家布迪厄（Pierre Bourdieu）所指稱的「國家的象徵暴力」（symbolic violence of the state）。[32]在西醫師進佔國家醫學官員的位置之前，他們對疾病分類與死因的觀點只是醫學領域裡許多相互競逐的觀點之一而已。但等到國家根據他們的知識頒布一系列的法規定後，[33]西醫即可不戰而勝，因為此後國家運作的規範中已經內建了他們的知識，像是標準化後的疾病與死因分類。從此之後，中醫對抗的就不再只是另一種醫學知識傳統了，而是國家認可的官方知識。很自然地，對國家而言，中醫不但顯得無用，更變成了「醫事衛生之障礙」。[34]

西醫師沒有與中醫師進行任何深入辯論，就成功轉變了醫學事業的重點事項、重新界定了醫學問題的優先順序，並且把他們的學理轉變為國家的官方知識。這一切之所以可能，都是藉著余巖所謂的「以科學新醫為基礎，而加以近代政治之意義」而形成的結盟。在這兩者聯盟的威脅之下，中醫領導者旋即理解，中醫最迫切需要的就是「當有政治之眼光」。[35]

三一七抗爭

包括中醫師在內的所有人，都沒想到中醫師竟然能夠阻擋醫學革命的時代潮流。[36]就在余巖和西醫師們熱切迎接國民革命軍之時，有些中醫師已意識到國家的統一可能意味著中醫學校的終結。余巖的提案公開後，同樣積極批判中醫的汪企張寫下一篇措辭強烈的文章〈促學習舊醫的青年自決〉，公開警告中醫學校的學生考慮改行。[37]汪企張相信余巖的提案將會勝出，是有道理的。首先，南京政府顯然致力追求現代化，[38]所以衛生部內的官員絕大多數都是西醫師。[39]此外，即便是在先前的軍閥割據時期，中醫師企圖影響國家政策的努力絕大多數都是以失敗收場。

先前中醫師從事的政治運動大半會失敗，主要有兩個因素：他們既沒有基礎組織，也沒有體現共同利益的願景。此外，日本明治政府在一八七〇年代藉著施行醫學執照制度而成功打壓漢醫的歷史經驗，想必縈繞在每個人的心頭。[40]有鑑於此，許多中醫師都不認為與政府打交道是個好主意，更遑論積極追逐由國家創造的權益。之前部分中醫師發起將中醫學校納入教育體系的政治運動之時，他們的許多同僚都只是隔岸觀火。[41]為了避免中國政府仿效日本政府的策略，經常有人提議中醫師應該抗拒政府介入醫療，理由是「依據四千年（醫學）學術，素未行執照」。[42]簡言之，中醫師在政治運動方面之所以一直不太成功，就是因為許多人都不認為連結中醫與國家符合他們的利益。

反諷的是，余巖的提案為這兩個問題提供了一個立即的解方。由於中醫師本就焦慮於重蹈日本漢醫的覆轍，因此立刻將余巖的提案視為徹底廢止中醫。是以動員一切力量以組織一個全國聯盟來阻止此提案，立刻成了他們共同的目標。

余巖提案目標是消滅中醫群體，但其實那時中醫師尚未建立一個能夠讓他們形成群體的溝通網絡。雖然他們過去曾經為了政治運動而集結，卻一直難以組織永久性的全國協會。一名傳統醫師哀嘆埋怨道，「取締之聲稍起，便紛紛入會；取締之聲暫歇，即烟散雲消。」[43]因此，上海中醫師試圖動員群眾抗議這項提案之時，他們幾乎必須從零開始。

最先發起抗議活動的是神州醫藥總會，它先前曾為了將中醫學校納入教育體系在一九一三年發起過運動。這次運動的許多籌辦者都來自於副會長丁甘仁的人脈，包括他的同僚、老師與學生。舉例而言，三一七示威的發起人之一陳存仁（一九〇八–九〇），就是丁甘仁次子丁仲英（一八八六–一九七八）最信賴的學生。陳存仁回憶指出，他原本不曉得該怎麼向全國各地的中醫師發送訊息，呼籲他們參與這場群眾集會。所幸，陳存仁主持一份醫學週刊，而另一名發起人張贊臣（一九〇四－九三）則是中醫期刊《醫界春秋》的編輯。陳存仁與張贊臣檢視他們的訂戶名單，從每一個縣裡隨機挑出兩個人，把訴求寄給這兩個人、請他們把這份文書交給當地的中醫協會，如果當地有這種組織的話。[44]

出乎他們的意料之外，後來由上海總商會所支持的三天大會，竟有一百三十一個組織的兩百六十二名代表參加。由於清末以來，上海總商會就是中國商業菁英在政治上的代表，因此總商會對中醫的支持令西醫擁護者感到格外地失望與懊惱。[45]兩千多名中醫師休診半天以示支持，全國知名的胡慶餘堂也強烈抗議。[46]各大報紙都刊登支持的全版廣告，甚至散播一項謠言，指稱外國藥廠以六百萬美元賄賂余巖提案。這個由中醫擁護者發起的示威活動被描述為國民黨終結軍閥以來最龐大的群眾運動。[47]在中醫師聚集開會的禮堂裡，牆上懸掛著兩副巨聯，分別寫著：「提倡中醫以防文化侵略！」以及「提倡中藥以防經濟侵略！」[48]為了爭取各界支持，中醫師不僅訴諸文化民族主義，[49]更訴諸國貨運動。[50]

國貨運動興起於一九一一年辛亥革命前夕，主要是鼓勵人民購買國產商品以支持國家經濟獨立。[51]藉由全體一致的經濟行動來回應國恥，國貨運動標誌了一種新式群眾運動的興起。於是，政府官員與新興的中國資本家共同努力把愛國精神與購買國產商品連結為一。藉著把中藥轉譯為「國貨」，中醫支持者不止可以爭取到中藥業者，更可以爭取到原本並不關心中西醫之爭的國貨運動的人士。結果證明這是一項非常成功的策略。除了中醫藥業者本身之外，全國商業聯合會、國貨維持會以及藥業職工會（主要是藥業工人）都立刻表態支持示威抗爭。[52]實際上，中國的藥業協會不僅從一開始就加入這場抗議活動，而且還接待了來自上海以外地區的代表。

在第一天結束之前，杭州中醫協會的一名代表說出了所有與會者的心聲：「全國中醫藥團體之團結，與此次之全國代表大會，為空前未有之首舉。我中醫藥界，受人摧殘，至於如此，實堪痛心。今日為我們代表大會開幕之第一日，我中醫藥界同人，應以今日為紀念日，亦即『三一七』為我們今後永久之紀念日。」[53]他的提議獲得熱烈鼓掌通過，於是三月十七日就此定為「全國醫藥大團結紀念日」。[54]與會者最為感動興奮的一點，就是目擊彼此以全國大會代表的身分齊聚一堂，從而見證了中醫是一個全國性的團體。這個目標當然不可能僅靠一次聚會達成，而需要持續不斷的努力。為期三天的大會裡討論並且通過了一百零五項議案。[55]除了反對余巖的提案之外，中醫支持者也決議成立一個永久性的全國組織——不只代表中醫執業者，也代表製藥產業——藉此「集中力量，以禦外侮」。[56]

許多代表提議借此機會為中醫業與中藥業建立起永久的結盟關係。[57]於是決議建立**全國醫藥團體總聯合會**，其中包含中醫界團體、中藥界團體，以及藥業職工團體。[58]

此處必須釐清的是，大會與會者刻意避免提及「中醫」，反而在他們的總聯合會與次聯合會名稱當中強調「全國」一詞。這麼做顯然是為了製造他們代表中國大多數醫師與藥師的印象。在總聯合會之下，也設有各省、各縣與各區域的分會。面對被廢止的威脅，中醫執業者踴躍加入。在三年內，分會數目就從兩百四十二個增加至五百一十八個，包括在香港、菲律賓與新加坡的分支機構。[59]為了回應余巖提案的威脅，史無前例的跨國中醫網絡開始逐漸成形。

大會中最戲劇性的一刻，就是當與會代表要為他們的專業「正名」之時。代表們不僅排斥「非科學醫」與「舊醫」這類帶有貶義的名稱，而且令人意外地，也決議拒絕「中醫」之名，儘管有些人已經如此自稱好一陣子了。郭適（Ralph Croizier）關於中醫的開創性研究的結論指出，國醫運動的主要動力是一種心理認同的需求，源於支持者希望能在文化鉅變下保有獨特的中國認同（uniquely Chinese identity）。[60]如果這真是最主要的動力，實在難以想像其支持者為什麼捨「中醫」而偏好「國醫」之名。[61]

模稜兩可的「國醫」

這個關鍵問題的答案就在於「國醫」一詞模稜兩可的意義。首先，國醫在英文裡翻譯為national medicine雖然在大多數的情境下確實沒錯，卻排除了這個中文詞語的另一個重要含意。[62]英文當中的nation與state這兩個概念，在中文通常都可由「國家」一詞翻譯。因此，一旦把「國」這個形容詞放在「醫」這個名詞前面，我們無從確知其意是指「民族的醫學」（亦即屬於中國文化的一部分），還是「國家的醫學」。中文以同一個詞語代表「民族」與「國家」這兩種概念的做法，可能有歷史上的根源：國家建構與民族建構在歐洲是兩項獨立的歷史進程，但在二十世紀初的中國卻結合為單一個歷史進程。說得更精確一點，如同杜贊奇指出的，二十世紀中國「打造國家的努力是建立在民族主義以及相關現代化觀念的架構之內的」。[63]

由於現代中文常將「國家」與「民族」這兩個概念混為一談，因此國醫一詞的意義變地十分稜兩可。一方面，如同一九六〇年代的郭適與一九三〇年代的醫學現代化人士所主張的，國醫可以被理解為一種中國特有的東西，亦即中華文化的「國粹」。另一方面，正如國曆指的是國民政府頒行的陽曆，國醫也可以理解為受到中國國家正式認可的醫學。自從孫中山刻意選擇在一九一二年的元旦就職成為民國的首任總統以來，國曆一詞就用於指涉陽曆。[64]在本書探討的脈絡裡，國醫的意義包含了中醫，但反之卻不成立。

支持這種「國醫」解讀方式（亦即視之為「國家認可的醫學」，而不只是「民族醫學」）的強烈證據，來自於一個出人意料的源頭——西醫執業者。在中醫師策略性地自稱為國醫之後，西醫師隨即在他們的年會上通過決議，禁止中醫師使用國醫一詞。[65]最令人意外的是，當國民黨政府在一九三一年成立國醫館後，由西醫師組成的上海醫師公會即正式要求政府把西醫指定為國醫，因為只有西醫才堪稱「國家的醫學」。[66]在他們的眼中，國醫就如國曆一樣，其中的「國」字指的不是中國特性，而是指受到國家的正式認可。

藉著利用國醫一詞模稜兩可的意義，中醫師得以把中醫與文化民族主義（cultural nationalism）還有國家主義（statism）連結起來。換句話說，他們一方面成功地把中醫與「國粹」畫上等號，強化了中醫與中華文化的連結，另一方讚，透過「國藥」的概念，又可以宣稱中醫有助於國家的經濟自主。實際上，中醫師之所以選擇國醫這個名稱，就是因為他們最重要的目標是要直接與國家建立關聯，比較次要的目標才是與文化民族建立關聯。一名代表直接指出國貨運動帶給他的啟發：

> 不曰中貨大會，而曰國貨大會。吾國中醫是國粹，中藥是國產，是故可於此次大會決定，將中字換去，以國字冠之，則國醫國藥之名義，甚合近時潮流也。[67]

如同國貨運動人士，中醫支持者最想要拉攏的並不是文化中國，而是興起中的現代國家。極具象徵性的是，與會代表決議將示威活動第一天的三月十七日訂為國醫節，從此每年慶祝，直到共產黨接掌中國為止。面對國家的壓迫，中醫藥業者致力於自我組織為一個全國性的實體。國藥、國醫，尤其是國醫節這幾個突顯出「國」的名稱，都見證了中醫現代史的起始點是一九二九年三月十七日，那時中醫師集結起來迎向中國的第一個現代國家。

南京代表團

一九二九年三月二十一日，五位中醫師登上開往南京的夜班火車。身為全國醫藥團體總聯合會的代表團，這五人攜帶了一份請願書，打算到當時正在舉行的國民黨第三次全國代表大會上發表。這份請願書含有四項要點：政府應該（一）正式宣布提倡中醫與中藥的決心，（二）撤銷中央衛生委員會廢止中醫的提案，（三）把中醫學校納入國家學校體系，以及（四）在中央衛生委員會上保留中醫執業者的席次。[68]對於中醫師而言是，最後一項是之前不曾出現的新目標。由此可見，透過與西醫師的集體鬥爭，中醫師們逐漸學到面對國家時自己的「義務」與「權利」。

直到出發前夕，這個代表團仍然對自己的任務充滿了不確定感，甚至覺得悲觀。[69]不過，結果卻大出他們的意料之外，許多位高權重的政治人物都正面回應他們的請願，包括國民黨秘書長葉楚傖（一八八七—一九四六）、行政院長譚延闓（一八八〇—一九三〇）以及考試院長戴季陶（一八九一—一九四九）。其中好幾位都強調中醫對於國家經濟的重要性。[70]如果沒有與中藥產業結盟，恐怕不會有此說法。[71]行政院長譚延闓在私邸接見這些代表時表示：

政府行政，斷不違背民眾之需要。中央衛生委員會決議案，斷無實行之可能。以我家鄉而論，除大城市略有西醫足跡外，各縣非但西醫絕跡，即中醫亦極缺乏。此決議如果實行，病者將坐以待斃，藥材農工商全體失業。[72]

在身邊圍滿記者的情況下，譚延闓進一步請代表團團長謝觀——也是廣受仰慕的中醫師——為自己診脈以及開立藥方。等到次日各大報刊出謝觀的藥方時，每位讀者都會得知道譚延闓對於中醫毫無保留的信任。[73]

譚延闓的日記可以讓我們從另一個角度來審視這起事件。日記中確實提到在三月二十二日上午接見那些中醫代表。在場的還有陸仲安，就是傳說中曾經協助胡適治癒糖尿病，以及被推薦給孫中山的著名中醫師。譚延闓雖然沒有記下自己對於這場會面的感想，但卻描述了謝觀的藥方「極輕，此江浙派也」。[74]譚延闓顯然對中醫頗感興趣，在私人生活中也信任中醫。在一八九五至一九三〇年的日記裡，他總共提到中醫二十七次，大多數都是正面的，而且還談到他從朋友那裡聽來的一種靈丹妙藥。[75]最可以見微知著的是，他同意許多中醫師的說法，認為孫中山早逝乃是因為「傷於割」，而將之歸罪於西醫的手術。[76]在接見代表團後半年左右，譚延闓就過世了，但那段期間裡他為國醫運動提供了短暫但至關重要的政治支持，從而影響了這項運動的走向。[77]

在政治領袖的熱切支持之下，代表團刻意延後拜訪衛生部長薛篤弼（一八九〇—一九七三）的時間，以便讓他承受更多來自國民黨與大眾的批評。直到三月二十四日，薛篤弼才終於得以舉行晚宴招待這群代表。薛篤弼在接受《申報》記者的採訪中表示：「現在全國約有二千縣，有西醫地方尚不能占十之一二。」[78]他還說：「雖曾有處置舊醫之提案，然此不過一種主張而已。」[79]為了立即回應「將中醫納入行政系統」的訴求，薛篤弼當場邀請謝觀與陳存仁擔任衛生部顧問。[80]薛篤弼在離去之前，並且向這些代表保證：「我當一天部長，絕不容許這個提案獲得實行。」[81]次日上午，代表團啟程返回上海，帶著中醫的第一次重大政治勝利：成功地擋下了余巖的提案。

國醫的願景

由於余巖的提案直接引發了國醫運動的興起，因此被視為一件極為重要的歷史文件，幾乎每本二十世紀中醫史都會收錄提案全文。儘管如此，有一項事實卻經常遭到忽略：國民黨政府根本沒有採行這項提案——就算是在提出此案的中央衛生委員會會議中也沒有通過此案。整個提案過程並不是秘密，上海的報紙與各中醫期刊都有報導。在中央衛生委員會召開於一九二九年二月二十四日的一場會議裡，委員會成員審議了四份關於中醫的提案，其中一份就是余巖的提案。經過馬拉松式的討論之後，委員會決定把這四份提案合而為一，並且將其命名為〈規定舊醫登記案原則〉。其內容只有三點：（一）登記截止期限為一九三〇年十二月三十一日；（二）禁止設立所謂的中醫學校；（三）關於針對宣傳「舊醫」的新聞雜誌與廣告進行規範的事宜，衛生部將在適當時機進行。[82]

很明顯地，委員會成員極為戒懼於引發中醫支持者的反撲。不同於余巖原本的提案，這項新提案沒有要求中醫執業者必須接受進修課程才能獲取執業的權利：只要是執業過的人，皆可向政府登記。此外，新提案也把政府對於醫學廣告的控管推向遙遠的未來。最具象徵性的是，提案名稱從余巖的「廢止舊醫」改為比較正面的「舊醫登記」。衛生部回應來自社會各階層的抗議聲浪之時，就強調了這個改變。衛生部在其發出的數十份簡短電報中指出：「查中藥一項，本部力主提倡，惟中醫擬設法改進，以期其科學化，中央衛生委員會議決案並無廢止舊醫之說。」[83]

儘管衛生部公開否認，中醫支持者卻還是致力於把運動設定為為反抗余巖的「廢止中醫提案」。舉例而言，雖然那四份提案以及最後彙總而成的新提案都列入官方會議記錄，當中醫支持者在期刊與雜誌裡刊登這些文件時，卻都沒有印出余巖案之外的三個提案的內容（只印出標題），[84]反而是把余巖的原始提案一字不漏地印出，即便這項提案根本未在中央衛生委員會通過。[85]最後，中醫支持者更刻意扭曲官方文件，將其稱為「中央衛生委員會議議決

『廢止中醫案』原文」。[86]余巖那項短命的提案竟然因此廣為流傳，並且成為這場歷史性事件的象徵，由此可見中醫師的策略是多麼地成功。

抗拒「廢止中醫案」的流行觀點遮蔽了國醫運動一個極其重要的面向。毫無疑問地，中醫師積極動員的部分原因是「廢止案」的威脅，但是幾乎同等重要的是中醫學校合法化的問題。如同我先前提過的，中醫師在一九一二年發動他們首次的全國運動時，其實是為了抗議「教育系統漏列中醫藥」。[87]到一九二九年三月，雙方都已將中醫學校合法化問題視為中西醫之爭的重中之重。中央衛生委員會雖然放寬了政策也軟化余巖提案的措辭，卻仍然認定中醫學校是最令人憂心的發展。因此，最後彙總而成的提案保留了余巖嚴禁中醫學校的建議。中醫擁護者對此做出針鋒相對的回應，在上海的三日大會結束之際，他們把「中醫中藥教育列入系統」列為大會的首要訴求。[88]儘管如此，在代表團帶往南京的四項訴求中，擺出歉疚姿態的衛生部長薛篤弼唯一沒有接受的，也正是這一項。很明顯地，後續抗爭的核心就是把中醫納入國家教育體系的問題。

這場運動成功擋下余巖的提案之後——說得精確一點，是擋下經過修正的「舊醫登記案」後——中醫師無不欣喜激昂於他們獲致的勝利與社會大眾的支持。這種興奮與意外的感受明顯展現於許多在三月抗爭之後立刻發表的文章中。許多人都強烈地感到這個事件將會是中醫史的轉捩點。舉例而言，在三一七運動的一個月後，《醫界春秋》出版了一本特刊，標題為「中醫藥界奮鬪號」。該刊主編暨這場運動籌劃者的張贊臣在緒言裡指出：「輯之以供將來修醫史者之參考焉。」[89]很明顯地，三一七運動的參與者清楚地意識到自己參與了一個為中醫開創歷史的事件。

可惜的是，事實證明這項政治勝利十分短暫。三一七運動後不到兩個月，教育部就要求中醫學校改名為「傳習所」，主張這些所謂的學校「既不以科學為基礎，學習者以資格與程度，亦未經定有標準，自未便沿用學制系統內之名稱。」[90]全國醫藥團體總聯合會（以下簡稱總聯合會）對此做出的回應，則是不僅組織遊說團體，並且還成立兩個特殊委員會，分別負責準備課程以及編纂教科書。總聯合會也在一九二九年七月就中醫課程與教材標準化的問題舉辦一場全國大會。儘管有這些努力，教育部卻還是在八月禁止了中醫學校。除此之外，還要求所謂的中醫院改名為「醫室」，並且頒布規則禁止中醫師使用聽診器、注射器，甚至是「中西醫」這個名稱。[91]

為了抵抗接踵而來的壓迫，總聯合會在十二月一日於上海再度舉行了為期三天的全國大會，由兩百二十三個團體與四百五十七名代表出席。這次他們把首要目標界定為「請求政府延聘中醫參加衛生行政案」。此外，與會代表正式通過在上次大會所提出的提案，把正式名稱從「中醫」改為「國醫」。[92]另一項重要決議是聯繫日本的皇漢醫學界，爭取他們與總聯合會結盟。[93]來自全國各地的與會者都強烈希望進一步鞏固他們的組織，於是將大會延長兩天，接著又在十二月七日派遣另一個代表團前往南京。十二月十三日，國民黨主席蔣介石（一八八七—一九七五）親自公開指示撤銷衛生部與教育部針對中醫發布的一切「禁錮中國醫藥之法令」。[94]

中醫師雖然對於獲得蔣介石本人的支持深感興奮，卻也理解到把中醫學校納入國家教育體系不見得是最符合他們利益的做法。別的不提，政府對於設立現代醫學校的條件就遠遠超過他們的能力範圍。舉例而言，學校必須準備十萬美元的資金。此外，醫學校無法獨立營運，而必須依附於全科大學之中。就實務而言，中醫學校根本不可能滿足這些條件。[95]中醫師發現自己面對著一個棘手的兩難。如同一名作者指出的：「中醫學校果獲加入教育系統之後，我知六個月內全數現有之中醫學校必將關門大吉，絕無倖存之希望。」[96]為了解決此一兩難，中醫師想出成立一個獨立行政組織的策略，也就是國醫館。

根據國醫館創始人蔣文芳（一八九八—一九六一）中醫師的回憶，他和總聯合會的其他核心成員得出結論，認定他們需要一個專門負責管理中醫的政府機構。為了創造出這麼一個符合中醫需求的機構，他們的提案刻意不說清楚國醫館的性質。根據他們呈交給政府的原始提案，國醫館共有三大任務：改進國醫、研究國藥，以及管理國醫藥相關事宜。[97]由於提案明示國醫館的經費來自總聯合會，而不需政府資助，因此國醫館必然是一個專注於學術的民間社團。然而，由於其目標又包含「管理國醫藥事宜」，因此國醫館也就多少有些類似於政府行政機構。如同蔣文芳憶述的，為了創造這種模糊空間，他們刻意在提案裡納入「擬仿國術館辦法，組織國醫館。」[98]國術館的組織章程為其賦予了管理全國國術事宜的權力，因此蔣文芳認為這個模式可以讓國醫館在未來從學術組織擴展為行政機構。可想而知，衛生部當然強力反對賦予學術社團行政權力，因此在長達幾個月的時間裡一直拒絕核准國醫館。[99]

當總聯合會向行政院提出國醫館案的同時，譚延闓與幾位政壇要人於一九三〇年四月也向國民黨中央政治會議提出設立國醫館案，並且獲得通過。譚延闓的新提案雖是奠基在總聯合會擬定的提案之上，國民黨人卻將原提案做了幾個重要的更動。一方面，政府將為國醫館提供經費，並且委託國醫館籌建中醫醫院與醫學校。另一方面，新提案刪掉原提案裡的三項任務，而給予國醫館一項新目標：「採用科學方式整理中國醫藥，改善療病及製藥方法。」[100]這項新提案突顯了科學的重要性，並刪除了「管理國醫藥事宜」的行政任務。國醫館的這個官方目標通常被簡稱為「中醫科學化」，它把科學主義（scientism）這個主流意識形態強加在中醫之上，從而深遠地形塑了二十世紀的中醫發展史。

結論

雖然在一般人的記憶裡，國醫運動是源於回應國民政府「廢止中醫」案的威脅，但其實這項運動既不是一個消極性的抵抗運動，也不是一個以保存傳統為目標的保守性運動。相較於抗拒國家，這個運動更關切的是在中醫與國民黨國家之間創造出緊密的結盟，是以發展出將中醫提升為「國醫」的願景。如同他們為了把中醫學校納入國家教育體系而從事的努力所顯示的，他們致力追求國家所創造並且認可的新式職業權益，包括專業執照、教育制度，以及與醫學行政有關的權力。

不論國民黨國家真正能夠提供的實值效益是多麼有限，中醫師都因此投入一個追求集體社會流動（collective social mobility）的運動。這種社會流動之所以可能，其實是要歸功於西醫師，是他們把醫學提升為一種在國家事務中扮演重要角色的現代專業。就這個意義上而言，歷史十分弔詭，西醫師一方面對中醫師帶了極大的威脅，另一方面卻也為中醫師帶來了前所未有的、集體向上流動的可能性。這種新近創造出來的國家資本（state capital）以及與集體社會流動的可能性，對於理解中醫現代史而言極其重要。至少在民國時期，中醫師並不是消極地回應國家，而是積極地透過國家來尋求集體的向上流動。

在一九三一年三月十七日正式成立的國醫館，不但是一九二九年的衝突後所發展的國醫願景的象徵，也是此一願景的實質展現。第一，身為唯一一個在名稱裡納入這個關鍵詞語的機構，[101]國醫館強化了國醫的願景，指明運動的目的就在於促使中醫與現代國家共存共榮。第二，由於國民黨政府要求國醫館以科學方法整理中醫，這個目標迫使中醫師必須正面面對五四運動所標舉的科學。第七章將會討論其後的重要發展。第三，由於政府終究在一九三〇年下令解散全國醫藥團體總聯合會，國醫館因此成為中醫第一個全國聯盟的正式繼承者。於是，國醫館承繼了總聯合會的任務，包括進一步鞏固國醫運動所有參與團體的結盟，以及創造一個全國統一的中醫專業。要理解當初那些人付出了什麼樣的努力，才得以打造出我們今日所知的、全國統一的「中醫」，就必須先檢視他們在一九三〇年代初期發動這項歷史性努力時所身處的那個複雜又多元的醫療環境。最後，同時也是最重要的一點，國醫館的館長深知在他們建立國醫的努力當中欠缺了一項極為重要的元素。鑒於中醫才剛在西醫與國家的結盟下勉強逃過一劫，國醫館館長因此向他的同業提出警告，指稱他們最迫切需要做的就是要發展出「政治眼光」，以使為中醫創造類似的結盟——這個至關重要的題目將在第十章探討。

CHAPTER 6 一九三〇年代上海醫藥鳥瞰

解讀上海醫藥形勢圖

在一九二九抗爭過後四年，著名的中醫批評者龐京周（一八九七—一九六五）提出一份詳細的「上海醫藥形勢圖」（圖六．二），以視覺化的方式呈現當代上海混亂的醫學環境。為了替上海的醫療提供一份「鳥瞰圖」，這份圖表納入四十多個條目，包含各種正式醫學會、政府組織、乃至街頭膏藥攤販與靈媒。此圖看似包羅萬有、鉅細靡遺，但令人意外的是其中完全沒有一個條目包含「中醫」二字。此外，雖然「西醫公會」〔12〕的名稱裡含有「西醫」一詞，龐京周卻拒絕把這個公會視為合格的西醫。或許會令讀者感到疑惑，本書討論至今的中醫與西醫，竟很難在這張「上海醫藥形勢圖」中找到對應的條目。原因其實很單純：雖然本書致力於記錄中西醫之爭，但在一九三〇年代的中國，所謂的「中醫」和「西醫」還並不存在。

為了行文需要，我不得不以中醫和西醫來指稱這兩種醫學，但在一九二九年的歷史性抗爭之前，兩者都還不是一個統一的醫學團體。相反地，本書企圖捕捉的正是中醫逐漸凝聚成形的歷史過程，特別是如何變成一個較有組織的群體以及標準化的實踐體系，這其實是在歷史過程中艱苦奮鬥而得來的成果。稍微誇大一點來說的話，這段歷史裡的兩個主角——中醫與西醫——一直要等到故事後半段才完全成形。如果不假思索地把它們視為一直都存在的群體，將會掩蓋掉這段歷史中的一個關鍵面向——就是領導人物如何透過劃清疆界，把某些醫療活動與人員排除出去，選擇性地重構這兩種醫學。為了追溯這個轉變的歷史過程，我們必須超越這兩個標籤，仔細檢視中醫與西醫的內部多元性、異質性與流動性。為此，本章在時序上倒退一步，以便呈現我在前幾章簡稱為「中醫」與「西醫」的兩種醫學的內部異質性。

與先前的數章不同，本章不是要依據時間順序記述一個歷史實體或一項中心主題的發展，而是要聚焦於解讀龐京周在《上海市近十年來醫藥鳥瞰》一書中提供的這份上海醫藥形勢圖。[1]龐京周在上海德系的同德醫學院接受醫學訓練，二十九歲時便擔任母校的校長。[2]他十分關懷公共事務，對中華民國紅十字會投入許多心力，當戰火於一九三六年加劇之時出任該會秘書長。《上海市近十年來醫藥鳥瞰》最早發表於一九三二年，原是四

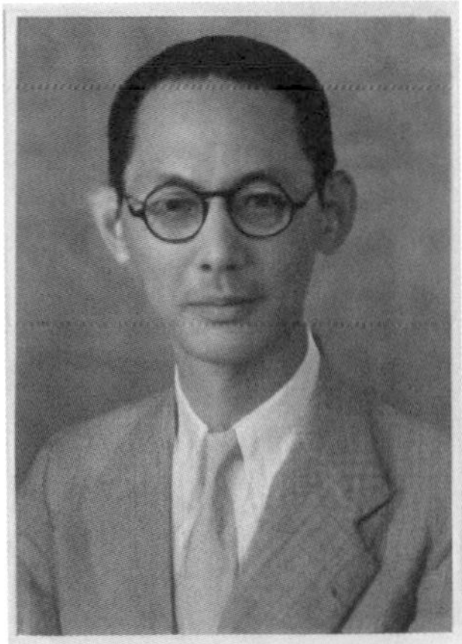

圖六・一｜龐京周

十六篇連載文章，刊登於《申報》的「醫藥週刊」。由此起源，可以看出龐京周的寫作動機是向大眾報導上海「混亂的醫學環境」以及自從一九二九年以來醫界的動盪與重組。

雖然歷史書寫大多聚焦於文字敘述，但本章的目標比較特別，我希望藉由仔細閱讀以及詮釋這份視覺圖像，而在讀者的心中重現一九三〇年代上海醫療環境的「鳥瞰」。我特別強調視覺呈現，因為圖中包含了一些沒有以文字表達的關鍵資訊。為了獲取其中非文字性的視覺資訊，我們應該採取白馥蘭（Francesca Bray）建議的一種特殊的解讀方式。白馥蘭的建議是針對一種特殊的、中國式的圖像做解讀，那種圖幾乎完全由文字所構成，就像龐京周這幅一樣。她說，我們應該把這種圖表看成「為事實資訊、結構、過程與關係進行一種空間性的編碼（spatial encoding），從而把時間或知性的序列轉譯成空間性的表現，並將動態過程以靜態排列而呈現出來。」[3]多方參考龐京周以及和他同時代的人士所提供的文字資訊後，我在本章中將深入解讀上海醫藥形勢圖裡的空間性編碼。為了引導讀者解讀這份圖表，並且在心目中形成富有意義的空間圖像，所以本章的敘事不是依據時序進展，而是依照圖表中的二維空間而展開。

這份視覺圖表對本書而言極有價值，因為它捕捉了民國時期中西醫經由互相鬥爭而成形的動態過程。正因為上海醫藥形勢圖包含了許多本書目前為止還不曾論及的條目，它強而有力提醒了我們中西醫成形過程中會將多少東西排除在外。以最明顯的一點為例，讀者可能會納悶於圖中提及的許多宗教活動後來的命運為何。由於本書聚焦在「醫學」這個現代範疇，事實上勢必會忽略了一些那時很重要的保健活動。隨著我們逐一檢視這份詳細圖像內的每一個條目，這些被忽略的活動便會回到我們的視野之中，藉此我希望本章能夠讓讀者察覺到此書的侷限，同時也鼓勵讀者探究乃至質疑龐京周的世界觀。由於他對中醫所抱持的批判立場，這個圖像背後的世界觀必然帶有偏見。為了提供一個批判性解讀的範例，我在本章結尾會提出一種不同的圖像——一幅可能會浮現於中醫師心目中的圖像。

西醫：凝聚成形與疆界劃定

上海醫藥形勢圖裡有幾個不容錯過的視覺設計。[4]首先，最大那個圓形的圓周，以及圓形內部區塊之間的界線，是分別由兩種線條所構成的：實線和虛線。如果標示出一個扇形的是實線的話，代表這個群體和隔鄰的群體之間的界線是明確且嚴格的，若是虛線的話，代表界線是模糊而容易跨越的。[5]很明顯地，只有外國醫師與醫院、領有執照的西醫師，以及中醫執業者當中的某個保守派，能夠嚴格管控自己所屬群體的界線。第二，最大的圓含有陰影與無陰影的區塊。陰影區塊代表的是龐京周所謂的「混沌醫藥」。在他的觀點當中，上海的所有醫學服務中將近一半是屬於「混沌醫藥」。

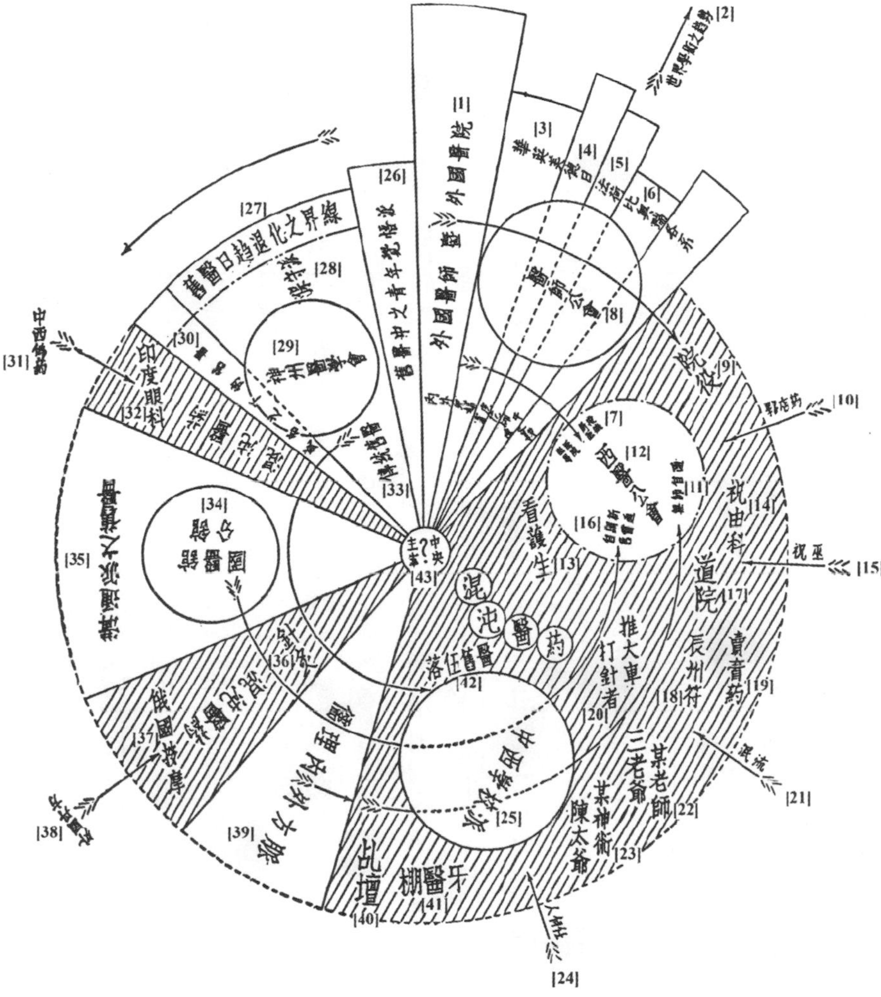

圖六・二｜上海醫藥形勢圖，
摘自龐京周，《上海市近十年來醫藥鳥瞰》（一九三三），p. 11。
這份圖表的放大版可查閱書末拉頁，或下載於http://www.press.uchicago.edu/sites/Lei

第三，圖中有五個比較小的圓形，代表五個正式組織的機構：由頂端依順時針方向，可以看到醫師公會〔8〕（成立於一九二五年）、西醫公會〔12〕（成立於一九二九年）、「中西學校派」〔25〕、國醫館分館〔34〕（成立於一九三一年），以及神州醫學會〔29〕（成立於一九一二年）。在這五個機構當中，邊界是虛線的只有西醫公會〔12〕。在龐京周看來，西醫公會的結構鬆散，入會沒有資格限制，而且會員參差不齊。

相較於釐清各群體的疆界，龐京周更感興趣的是觀察群體間的成員流動。他以十幾個箭頭呈現出人員流動的動態關係。三個箭頭直接伸進邊界為虛線的西醫公會〔12〕。這三個箭頭分別代表三個不同種類的執業者：「投機新醫」〔7〕（來自代表西醫執業者〔3〕〔4〕〔5〕〔6〕的那個扇形）、「無師自通」〔11〕（來自「中西學校派」〔25〕與「儒理內外方脈」〔39〕），以及「自稱新舊醫通」〔16〕（來自上海的國醫館分館〔34〕）。此外，由於西醫公會這個圓周由虛線構成，代表其界線沒有受到嚴格的控制，因此來自周遭的任何人——例如「院役」〔9〕（來自代表「外國醫師暨外國醫院」〔1〕的那個扇形）、看護生〔13〕、藥店夥〔10〕、祝由科〔14〕、賣膏藥〔19〕等等——皆可自由進出這個公會。

由於這個組織自稱是西醫，因此其會員的組成恐怕會令讀者感到意外：根據龐京周的說法，西醫公會的許多會員都會開立中醫藥方，而且沒有任何會員任職於合格的西醫院或醫學院。最令人驚訝的是，西醫公會大多數會員自我宣傳的專長都相同，就是治療性病！[6] 據說許多西醫院的助理出來自行開業時都自我宣傳為性病專家，專精於注射新發明的藥物「九一四」。當時這種藥物在中國的需求極高。根據伍連德的估計，「多達百分之五十至六十的〔中國〕成年人口都感染了性病」，因此「單是在擁有三十萬居民的哈爾濱，就有超過兩百間這類『醫院』」。[7]難怪龐京周覺得有必要在他的圖表裡納入這種名稱怪異的醫療人員——「推大車打針者」〔20〕。

此外，由於擔心這些訓練不足的人員胡亂注射，有執照的西醫師便強力要求政府嚴格禁止其他醫療執業者使用皮下注射針。龐京周以活靈活現的文字描述一名備受敬重的家傳中醫師如何在一天內為一百多名病患看診，甚至為許多病人注射白喉與猩紅熱的疫苗。[8]根據上海醫師公會〔8〕呈交給上海市衛生局的正式文件，為了避免接觸到女性病患的肌膚，有些中醫師甚至會隔著內衣進行注射。[9]由於生物醫學在治療上的進展，在中西醫之爭中，皮下注射針變成一件極有價值的工具與象徵。當中醫批評者想到他們的對手所宣稱的匯通中西醫的崇高理想時，只怕他們腦中浮現的第一個念頭就是想到對方盜用皮下注射針的危險行為。或許這就是為什麼龐京周會把「自稱新舊醫通」〔16〕放在「推大車打針者」〔20〕的正上方。

很明顯地，這個所謂的西醫公會當中的會員，並不屬於我在本書前幾章所稱的「西醫師」。他們大多數人根本不曾受過正式醫學訓練；有些則是因為在傳教醫院裡擔任過助手而學到了一些粗淺的醫學。這些人通常都來自貧窮家庭，甚至不曾接受基礎教育。[10]無怪乎龐京周在他的圖表裡刻意把西醫公會排除於代表真正西醫〔1—6〕的扇形之外，而將其擺在「混沌醫藥」的陰影區塊裡。我們即便尚未深入探究這份圖表，我們也可以看出常識性的西醫概念根本無法理解三〇年代上海的複雜狀況。

毫不令意外地，龐京周把自己所屬的專業和西醫公會劃清界線，因為西醫公會成員沒有接受過正規訓練卻又膽敢以粗淺的西醫技術開業。接受過正規訓練的西醫師一再指出，他們的中國病患之所以不信任西醫，就是因為有太多自稱「西醫」的不合格醫生。[11]因此，這些不合格且沒有執照的西醫師也同樣長期處於政府規範的陰影之下。[12]就本書探究的中西醫之爭而言，這些不合格的西醫師並不站在一般所稱的「西醫師」的那一邊。相反地，他們受到中醫師在一九二九年三月獲得的政治勝利所鼓舞，在事件後幾個月內便決定成立他們自己的中華西醫公會。

對當時的人而言，他們居然自稱為「西醫」公會，其實很有意思。「西醫」一詞一方面承認自己是外來的，另一方面等於認同中醫對等的合法地位。由於「西醫」一詞帶有這些負面意涵，受過正規現代醫學訓練的醫師都強烈反對這個稱呼。[13]說來諷刺，前幾章裡我稱為「西醫師」的那群人其實都不希望自己的專業被稱為「西醫」；而我稱為「中醫師」的那群人則希望被稱為「國醫」。正名爭議的八年後，雙方被稱呼的方式都不是原先自己希望的名稱。「外國醫師暨外國醫院」〔1〕與那些在各國接受訓練的華人西醫師〔3—6〕，都比較能夠要求成員要符合某種資格。「外國醫師暨外國醫院」由兩百六十五名左右的成員構成，是圖表中最能跟上「世界學術之趨勢」〔2〕的群體，所以龐京周特別拉長這個扇形的半徑，藉此在視覺上強調這個特點。儘管如此，他還是把外國籍西醫師和他所屬的中國籍西醫師（共有六百六十名成員）區分得很清楚。如同他說的：「外國醫師與外國醫院，和醫師公會絕不相干，所以圖中另外分開。可是他們設備雖精，只有少數資本家和富商達官去享受，以及外國僑商專用，似乎與全市市民關係很少的了。」[14]

最後，且讓我們把目光轉向其中的關鍵群體，也就是我在過去幾章稱為西醫師的這群人。根據他們接受醫學教育的國家，這群華人西醫師可以進一步地區分為幾個次群體：華英美〔3〕、德日〔4〕、法荷〔5〕，以及比奧瑞〔6〕。雖然早在一九一五年起就有團體致力於將科學與醫學名詞翻譯為統一的中文，但直到此時尚未完成，是以西醫師都持續使用他們接受醫學教育時所用的外文。這些次群體之間的關係極為緊張，尤其是在最大的兩個醫學會之間：一個是中華醫學會，會員大多數都受訓於美國、英國，以及中國本土的英語醫學機構；另一個是中華民國醫藥學會，會員都是受訓於日本與德國的醫師。這兩個協會的區隔涇渭分明，一九三二年時中華醫學會的七百九十四名會員當中，只有十四人畢業於日本的醫學院。[15]

民國初年，中國的醫學教育以及稍具雛形的醫學行政工作都深受日本影響，然而提供實質醫療服務的人力大半都是來自歐美的醫學傳教士。在洛克斐勒基金會決定支援中國醫療發展前，曾在一九一四年派遣著名的中國醫學考察團，實地調查中國的醫學狀態。關於政府資助的醫學院，考察團發現：「除了天津的北洋醫學院與廣州的光華學校以外，中國政府以及中國的私立醫學院都幾乎完全受到日本影響，其中的人員差不多全部都是受訓於日本或是在中國接受日本師資的教導。可惜的是，到日本習醫的中國人，大部分就讀的都是二流學校。」[16]如同這份報告所顯示的，在晚清時期，新設立的政府衛生機構大都由日本訓練的醫師主導，尤其是軍隊和軍校裡的醫學職務。中華民國在一九一二年建國之後，衛生與法律的組織架構都是直接從日本搬過來，儘管其中許多規定從來不曾付諸實行。[17]由於日本把德國奉為醫學發展的模範，並且送了許多學生去那裡就讀醫學院，中國因此發展出一種被稱為日德派的西醫。

日德派主導的狀況在後來出現了大幅改變，原因是洛克斐勒基金會在一九一七年投入中國醫學發展，並且開始大手筆資助北京協和醫學院及其他傳教醫院與大學。此外，中國政府於一九二二年改革學制，將國家教育體系由日本模式改為美國模式。[18]國民黨政府在安排衛生部的關鍵人員之時，會努力在兩派間求取平衡，[19]但終究許多官員都是北京協和醫學院的畢業生，而且衛生部長也是由該院的首任中國校長劉瑞恆擔任。不容諱言地，醫學行政與醫學專業的主導權都逐漸轉由日德派移到英美派的手中。

儘管派別間存在著這樣的緊張關係，龐京周大力倡導在職稱與報紙廣告中刪除像是「日醫」或「德醫」等字樣。他的圖表中也以視覺訊息來表明這個立場。在（上海）醫師公會的圓圈裡，國籍的區隔是以虛線來呈現，因為「社會上誤稱新醫有什麼英美派、德日派，實在不是正式醫家所應該承認的事。」[20]儘管如此，許多西醫師都認為派系的緊張關係是一個大問題。[21]

後來，這些西醫師之所以會團結起來，合作成立上海醫師公會（8）——也就是圖表中的那個小圓圈，跨越了幾個以國家區隔的扇形——就是因為中醫師在一九二五年遊說政府將中醫學校納入國家教育體系。為了回應中醫的進逼，最積極批評中醫的人士——余巖、汪企張、龐京周與范守淵——攜手合作將幾個西醫協會合而為一，從而成立了上海醫師公會，並且公推余巖為首任會長。余巖之所以有資格在一九二九年第一屆中央衛生委員會會議上提出廢止中醫案，就是因為他是上海醫師公會的代表。由於這個公會的核心成員包含多位批判中醫的健筆，他們便把公會及其官方期刊《新醫與社會》轉變為一個公共論壇，也使得上海變成中西醫之爭的主要舞台。

在我們深入考察這份圖表的其他細節之前，我想先提出兩個概括性的論點。第一，上海的醫療環境絕非中國整體狀況的代表。根據一份經常受到引用的調查，一九三五年時中國西醫師的分布極不平均，有百分之二十二都在上海執業，而全國有半數的省分都分不到百分之一的人力。[22]很明顯地，在這些省分談論中西醫之爭，根本毫無意義。第二，龐京周的醫學世界似乎只有男人。我們雖可看到幾個暗示男性性別的詞語，例如「陳太爺」與「三老爺」，卻似乎沒有任何指涉女性執業者的詞語，儘管當時上海有九間助產士訓練學校。[23]唯一可能的例外是「看護生」（13），但最先投入看護工作的其實都是男性，因為一般人對於異性之間的身體接觸仍然相當介意。由於護理工作的先驅者是男性，中文至今仍以「護士」這個中性詞語來稱呼護理人員。不過，到了四〇年代，護士訓練學校已見不到男性的身影，他們全都被女性取代。[24]

中醫：支離破碎與分崩離析

接下來，我們把目光轉向中醫執業者。在這段時期，這個概括性稱呼其實包含了各式各樣相當難以定義的醫療人員。首先，我已經指出過，這份圖表裡看不到「中醫」一詞。這個耐人尋味的現象是兩個因素造成的。一方面，如同我在第三章指出的，中醫執業者在第二次全國大會中決議將中醫這個名稱改為國醫。另一方面，我們現在所謂的中醫在當時還不是一個實體，而是仍處於形成的過程當中。所謂的中醫執業者正忙著建立機構（協會、學校、醫院以及期刊）、對學說進行「整理」並建立系統、把自己和民俗醫學區別開來，從而為自身創造出一個易於識別的專業。

相較於中醫執業者致力於將中醫建立為有系統的實體，龐京周卻為中醫描繪了一幅分崩離析與支離破碎的圖像，和他為西醫描繪的圖像恰成對比。除了他認為不屬於西醫的西醫公會〔12〕以外，他把所有代表西醫的區塊都連在一起，而且都放在「混沌醫藥」的陰影區塊之外。相對於統一的西醫圖像，中醫在圖中的視覺形象則是觸目驚心地零碎、混亂，甚至分崩離析。

不可否認地，帝制中國當然有淵遠流長的儒醫傳統。至少從明朝（一三六八—一六四四）以來，許多受過良好教育的學者在反覆參與科舉考試而一再落榜之後，就經常決定放棄擔任國家官員的志向，轉而行醫謀生。為了把他們自己和那些目不識丁的民俗醫者以及家傳世醫區別開來，這些醫界新人自我標榜學問淵博與經驗豐富，致力於為自身創造出「儒醫」這種新的社會角色。[25]雖然儒醫的興起意味著社會菁英開始投入醫療，但席文（Nathan Sivin）卻指出：「他們沒有組織起來，不認為自己是一個群體，也無法為醫學教育、技術或收費設定或推行共通的標準。」[26]到了一九二二年，傳教醫生巴慕德（Harold Balme）仍然宣稱「就我們對於醫學專業（medical profession）一詞的理解而言，中國沒有醫學專業。」[27]在龐京周的圖表裡，最大那個圓形的邊緣約有三分之二都是虛線，表示沒有任何醫學背景的人都可以輕易進入醫學領域，例如某位「陳太爺」以及「流氓」〔21〕，而且他還充滿諷刺地加上了「任何人」〔24〕這個條目。

如同龐京周在這份圖表裡所強調的，三〇年代上海的保健服務中包含了許多宗教性的、乃至巫術性的治療：祝巫〔15〕、道院〔17〕、某神術〔23〕、乩壇〔40〕、辰州符〔18〕，以及祝由科〔14〕。由此可見，即便是「醫學」這個看似價值中立的概念，也具有一項不幸的效果，使我們對於三〇年代中國保健服務中的許多重要面向視而不見。[28]如同余新忠指出的，宗教與巫術在清代江南仍然廣泛用於醫療保健，乃至於有些算命師改以治療疾病為主業。[29]有鑑於此，無怪乎龐京周會發現上海的保健服務中有這麼多的宗教與巫術。西醫師與進步知識分子對於「醫巫不分」的現象早已極為不滿。[30]在一九二九年抗爭的前夕，「醫巫不分」的親近關係已然成為中醫的軟肋，因為國民黨政府在一九二八與一九二九年於長江下游地區強力推動一場破除迷信運動。[31]正是在這個脈絡之下，余巖才會在提案書中將政府「破除迷信，廢毀偶像」標舉為應當廢止中醫的四項理由之一。

積極參與抗爭的中醫師對於如何發展中醫抱持非常不同的願景，但他們卻都異口同聲地反對「迷信」，而致力把宗教性的活動排除於他們的醫學專業之外。對於許多儒醫而言，他們自從帝制時代晚期以來就已致力於此。舉例而言，從十八世紀開始，有些儒醫就致力把「祝由」〔14〕驅魔重新詮釋為一種治療情緒問題的世俗療法。[32]正因此，幾乎沒有任何中醫師主張利用這種親近關係而將中醫辯護為一種宗教活動。

在這樣的複雜混亂背景下，值得注意的是龐京周指出至少在五個區塊裡，中醫師對於自身的群體疆界擁有一定程度的掌控，因此在圖表中將疆界以實線呈現。在一九三三年的上海，合格的西醫師約九百人，而領有執照的中醫師約為五千四百七十七人。[33]我們可以合理假設，這五千多位有照中醫師，多半來自圖中的這五個區塊，依反時針順序羅列如下：「舊醫中之青年覺悟派」〔26〕，以及「保守派」〔28〕，尤其是神州醫學會〔29〕，還有國醫館（上海分館〔34〕、「儒理內外方脈」〔39〕，以及「中西學校派」〔25〕。

鑒於剛剛提及的儒醫歷史，讀者也許會感到意外於，龐京周對於「儒理內外方脈」抱持著嚴厲的批判態度。我刻意把龐京周使用的這個名稱翻譯為「neo-Confucian medicine」（理學醫學），而不是「scholarly medicine」（儒醫），因為他使用的「儒理」一詞突顯了「理」這個字（意為「條理」或「理論」，但自從宋朝以來，則是以「理學」這個複合詞語專指「新儒學」），從而凸顯出這種醫學與理學的密切關係。事實上，許多改革派的中醫師也認同龐京周對於理學醫學的批判態度。舉例而言，以開創由馬克思主義的架構來理解中醫而知名的中醫師楊則民，指稱自從金元（公元一一一五－一三六八年）以降中醫師便開始取法理學家，以性、理、氣等哲學概念重構原本基於經驗的中醫。這些理論概念自此穿透臨床實踐的基本架構，以致於中醫師甚至開始「以五色五味辨藥性，以草木形狀言藥用，以儒理（即理學）言方脈」。[34]一如余巖和章太炎，楊則民也痛心於中醫的經驗主義在理學影響下經歷了無可逆轉的沉淪。

在龐京周的眼中，當代「儒理內外方脈」的執業者大半都是既不曾受過醫學訓練也沒有臨床經驗的文人。由於他們是在職涯後期才轉而行醫，因此傾向於把醫學經典讀成哲學著作，並標榜自己對於理學的精湛理解。自從清政府於一九〇四年廢止科舉考試，使傳統學術大幅貶值後，許多讀書人便搬到上海行醫謀生。在歷史上，文人加入醫業被視為一種正面發展，能夠提升醫學的社會地位，但龐京周卻認為當代湧入醫界的文人是一股拉低醫學品質的力量，因為這些自學的醫師極為缺乏臨床實作的經驗。[35]

相對於「儒理內外方脈」，龐京周對於神州醫學會〔29〕的成員顯然懷有較多的敬意與好感。神州醫學會成立於一九一二年，其前身上海醫會是中醫第一個有組織的協會。雖然上海此時已有至少四個協會，龐京周卻特別突顯這個組織，部分是因為其創辦人是廣受敬重的李平書（一八五四—一九二七）。[36]李平書是上海許多現代化事業的創始人，包括教育、銀行、供水、電力設施、保險、自治，以及反鴉片運動。[37]由於他的父親與祖父都是中醫師，因此李平書也精通醫學，並且因為治癒幾位晚清高官而聞名，其中包括廣受讚譽的現代化推動者盛宣懷（一八四四—一九一六）。[38]他和御醫陳蓮舫（一八三九—一九一六）等中醫師合作，在一九〇三年成立了上海醫會。[39]此外，他還與西醫師張竹君合作，於在一九〇四年創辦第一所專收女學生的現代醫學校（上海女子中西醫學堂），由他教導中醫，張竹君教導西醫。[40]一九〇八年，他們再度合作成立上海醫院，提供中醫與西醫治療。[41]李平書是一個有遠見的現代化推動者，最特別之處就在於他不認為中醫與現代化兩者水火不容，是以親身投入推動中醫的現代化。

可惜的是，當他於一九一二年移居日本之後，他的創新事業大多都嘎然而止。這是一段值得更深入研究的歷史。

神州醫學會在成立那年就遇上大事，為了抗議「教育系統漏列中醫藥」，而發起中醫師首次全國性示威運動（討論於第五章）。[42]這場示威的成功經驗深刻地衝擊了該運動的一位領導人——丁甘仁（一八六五—一九二六）。人類學家暨史學家蔣熙德（Volker Scheid）著有專書探討這位富有傳奇色彩的中醫師，並且追溯以他為代表的孟河醫派號稱長達四百年的歷史傳承。藉著追溯這個重要醫派的長期演變過程，蔣熙德描繪出了一個由師生、親屬、同事以及朋友關係所組成的、無比綿密的中醫人際網絡。

身為民國時期四大名醫之一，丁甘仁協助創立神州醫學會，並擔任副會長。此外，他於一九一六年創辦上海中醫專門學校、於一九二一年成立上海中醫學會、出版《中醫雜誌》，並且在家人、同事與學生的協助下經營醫院。[43]由這些機構所構成的一個關係緊密的人際網絡，就是後來中醫師發動三一七示威運動時的核心。三一七運動最早的發動者陳存仁與張贊臣，都是丁甘仁創辦的上海中醫專門學校的校友；而五人代表團的團長謝觀，則是該校的首任校長。此外，丁甘仁的次子，同時也是他經營這所學校的得力助手丁仲英（一八八六—一九七八），在一九二九年的示威當中獲選為全國醫藥團體總聯合會的總幹事。他們領導發動國醫運動居功甚偉，但那只是孟河醫派對中醫現代發展史的眾多貢獻之一而已。

如同蔣熙德正確指出的，丁甘仁將中醫現代化的工作劃分為兩個不同層面：制度形式與概念內容，而且主張對兩者採用全然不同的策略。丁甘仁與他的學生是為中醫建立現代制度的先驅，[44]但他卻「在根本上排斥西醫，以為西醫對於中醫的發展並無價值。」[45]丁甘仁在一九二六年去世，因此無緣參與一九二九年的運動。他的次子丁仲英與孫子丁濟萬（一九〇三—六三）都出面領導三月示威的籌備活動。儘管如此，丁甘仁與他大多數的資深同僚都不支持中醫科學化。如同蔣熙德指出的，孟河醫派大多數的醫師，包括丁甘仁、惲鐵樵與謝觀，都「屬於希望保存中醫的保守派」。[46]但儘管如此，這種保守立場絕非上海眾多孟河醫派醫師唯一的選擇，而且「他們的許多朋友、同僚，甚至是學生，都建立了其他的結盟關係。」[47]龐京周敏銳地注意到，神州醫學會的資深中醫師與那些主導國醫館的年輕改革者之間存在著強烈的緊張關係。[48]在國醫館成立之後，不願追求中醫「科學化」的中醫師都遭到邊緣化，這點可見於圖表中的「舊醫日趨退化之界線」（27）。

在龐京周的眼裡，中醫當中唯一值得讓人抱持希望的區塊，就是他所謂的「舊醫中之青年覺悟派」（26）。為了在視覺上表達出他對於此派學術取向的讚賞，他將這個派狀區塊的外緣延伸到最大的圓形之外，而使其成為所有中醫區塊中獨一無二的群體。根據龐京周的說法，這個群體的成員接受的是傳統中醫訓練，但他們卻能夠看出中醫的荒謬性，並且全心接納現代生物醫學的真理。可惜的是，由於他們缺乏正式學歷，因此仍必須被視為中醫師，以致在市場競爭上面臨了非常困難的處境。這種困境在視覺上的表現就是他們所處的空間位置：代表這個群體的區塊〔26〕夾在「保守派」〔28〕與「外國醫師」〔1〕之間，又與這兩個區塊明確區隔開來。龐京周非常同情這個群體，直言他們「所處地位最苦，舊說既不敢妄用，新說又覺不夠應用，不得已發些議論，作些舊醫文獻上的探討。」[49]

龐京周雖然沒說出任何名字，但他心中一定有想到像范行准這樣的人。范行准後來成為廣受敬重的中醫史先驅，也是深受愛戴的教師，在北京中醫研究院任職至九十多歲的高齡。[50]范行准之所以會對醫學史感興趣，部分就是源於龐京周描繪的那種結構性的位置。但更重要的是，范行准——以及余巖——發現醫學史是一個實現醫學革命的有用工具，能夠加速實現他們的中醫革命願景。由於醫學史有這種實質政治功能又呼應文化民族主義，許多才華洋溢的學生投入這個領域，從而篳路藍縷地將醫學史建立為一個新興學科。[51]但另一方面，這些政治功能也長期制約了中醫史研究的取向。但由當年龐京周眼中看來，這些年輕人代表著希望，因為他們能夠認識生物醫學的真理，但又與「溝通派之舊醫」〔35〕不同，無意於匯通中西醫。實際上，這個群體很快就成為「中醫科學化」最激烈的批評者。這就是龐京周稱這些年輕中醫師為「覺悟派」的真義——他們不只能看見（西醫）真理，更堅定不移地全盤拒斥（中醫）謬誤，因此不會相信中西醫匯通或是科學化中醫。

系統化中醫

在中醫那五個有組織的區塊當中，唯一被置放在「混沌醫藥」的陰影之內的就是中西學校派〔25〕。這個獨特的位置顯示出龐京周對於這類「混種醫校」的蓬勃發展感到多麼不以為然。雖然中醫師自從清末以來就開始創設中醫學校，並曾在一九二〇年代發起運動爭取政府認可，但是一九二九年的抗爭前後，中醫學校的質與量都頓時大幅成長。隴西布衣在一九二八年撰寫的一篇文章，檢視了上海七所中醫學校的課程與歷史，為那時的中醫教育提供了一份珍貴的見證。他雖然熱切讚揚丁甘仁成立中醫專門學校的創舉，卻也批評該校五年課程中竟然幾乎完全不包含現代生物醫學，實為「阻碍進步之一端」。[52]此外，隴西布衣雖也盛讚丁甘仁在一九二六年創辦女子中醫專門學校的努力，卻忍不住評論這所學校「祇解古書，不採西法，覺與現代社會，不能適合。」[53]彷彿呼應這名作者的批判，龐京周的圖表中以一個箭頭表達人員的流變：「傳統舊醫」〔33〕飛躍近半的圓周而變成「落伍舊醫」〔42〕終而降落於中西學校派〔25〕的圓圈上方。在那時，嚴格遵循傳統的醫師常遭到中醫學校的倡導者批評為過氣的人物。[54]雖然隴西布衣嚴厲批評丁甘仁的學校，但最後他卻斷言，在上海都會區唯一有機會存活下來的中醫學校，就是其中最堅持傳統的上海中醫專門學校。[55]

相較於丁甘仁創辦的兩所學校，文中論及的另外五所學校納入了較多的西醫課程。另一名作者彙整了一個表，仔細比較丁甘仁的上海中醫專門學校與成立於一九二七年並由章太炎擔任名譽校長的上海中國醫學院。這名作者指出，上海中國醫學院包含較多西醫課程，[56]並且為每一門課準備全新的「講義」，而丁甘仁的學校的教材全都是傳統中醫典籍。[57]在目前收藏於北京中醫研究院圖書館的一百七十二份教學材料當中，[58]至少有七十五份的標題含有「講義」一詞。「講義」是一個源自日文的現代中文外來語，意味著一種以演講為主的教學方式。[59]講義的彙編傳達了一項明確的訊息，顯示該校的教學方式已開始從傳統師徒制與經典解讀轉變為在教室內演講授課。

一九三二年，龐京周宣稱民眾不信任這些學校的畢業生，因為他們不是出身於傳統師徒制。[60]不過，事實卻是，在一九二九年的抗爭後，這類學校的數量大幅增加。在一九二八至一九三七年間成立的中醫學校數目，是一九二八年以前成立的學校數目的三倍以上。[61]當政府於一九三五年頒布「中西醫平等待遇」的政策之後，中醫學校的數量更是一飛沖天。[62]

結論

由龐京周的角度看來，這些中醫學校開啟的新發展就是向下沉淪，畢業生的素質令人不寒而慄：「中醫學校畢業生用西藥、會打針的。凡屬完全用舊法的甚少，帶用新法的，大都流入到西醫公會去。」[63]值得一提的是，儘管西醫師一再公開提出這種指控，[64]卻幾乎沒有任何中醫師針對這些嚴厲指控做出正面反駁。正當中醫師致力於建設中醫學校來「匯通」中西醫時，西醫師卻認定這些努力唯一的後果就是生產出低劣的「雜種醫」。

這種新醫學的興起令龐京周感到毛骨悚然：

在十年以前，社會上只有新舊兩種醫者。舊的有舊的經驗方術，並不敢謬許知新；新的亦不敢參古，兩者分清……最近十年來，發生了投機式的「新舊貫通」，什麼「中風就叫腦充血，也有中經中絡」等等論調，那才是人民的大劫到了。[65]

在龐京周看來，西醫公會的成立、中西醫學校的創辦，以及雜種醫的興起，所有的新發展都導致上海醫學環境變得更加混亂。這份圖表希望傳達整體印象，正是這種亂上加亂的情形——幾乎每一個代表人員流動的箭頭，都導致更加混亂的醫學環境。在圖表正中央的小圓圈裡，可以看到「中央主宰」〔43〕這幾個字，圍繞著一個醒目的問號。

對於龐京周而言，西醫所面臨的問題，和國民黨國家面臨的問題殊無二致：

譬如國民革命，雖算告成，而一時尚有打倒舊軍閥（就比剷除舊說）、勦共清黨（就比取締雜醫）、努力建設（就比醫育研究）、一致禦侮（就比抵制外國文化侵略）種種重大工作……但是我們醫界以上各個問題，偏偏無一項不需政治來解決。[66]

以龐京周為代表的西醫界一致認為，中醫問題以及混沌醫療的問題的最終解方就是「政治」。他們顯然沒有注意到，當下的亂局正是西醫界企圖透過國家強力規範醫學所造成的結果。不過就算他們終於體認到這個策略促成了意料不及的群體動力，想要撤退也已經太遲了。中醫師成功凝聚力量成立全國協會，並且迫使國家屈服於他們的要求之後，已不再以「抗拒」國家為目標。他們也認為中醫界處於龍蛇雜處的混亂情境，太多不合格的醫者混跡其中。最重要的是，他們與龐京周的看法完全一致，認為解決這些問題的終極工具就是政治。面對龐京周圖表中央的那個問號——「中央主宰？」中醫師下定決心要將半官方的國醫館〔34〕建設為中醫真正的行政中心。

CHAPTER

7

做為動詞的科學：中醫科學化與雜種醫的興起

眾所周知，將科學與民主一併高舉為「賽先生」與「德先生」的是五四運動的進步知識分子。但恐怕很少人知道，把「科學」當成動詞來使用的先驅是國民黨政府，而最知名的例子正是他們推動的「中醫科學化」。在深入探究這項充滿爭議性的方案之前，我想先指出一個極少受到注意但極為重要的語言現象。簡言之，雖然說中文的人都認定「科學化」是一個英文字的中文翻譯，但是對應的「scientize」根本不是一個正確的英文字。你如果在電腦上輸入「scientize」，一定會被拼字檢查標示為拼字錯誤；而你如果不相信電腦的拼字檢查功能，也可以在權威性的《牛津英語辭典》中發現「scientize」一詞在英文裡極少受到使用。在《牛津英語辭典》列出的少數幾則引文當中，幾乎半數都用引號把scientize前後標誌起來。很明顯地，雖然「scientize」一詞看來像是西方科學概念的自然延伸，但共同創造出此概念的歐洲各民族卻不覺得有必要將這個名詞改造為動詞。與此構成鮮明對比的是，在現代中文、日文與韓文當中，「科學化」卻是司空見慣的日常用語；操持這些語言的人士如果發現西方人竟然不需要這個詞語，一定感到大惑不解。

既然「科學化」是在地創造出來的概念，這個論述當然不可能只是全球流通的歐洲現代性論述的地方性複製品。可惜的是，就我所知，學者卻還沒有認知到科學化概念的地方性和區域性本質，更遑論記錄這個概念在東亞的起源與流通。不過，本章不是要闡述這個區域性的概念史，而是聚焦於中國，主張「中醫科學化」方案扮演了一個開創性的角色，促成科學化概念在民國時期的廣泛流行。由於國民黨的意識形態理論家將科學化概念當成工具，用來調解科學主義（scientism）和文化民族主義（cultural nationalism）之間水火不容的衝突，是以「中醫科學化」方案就變成一項極為重要的具體創新，使他們得以與普世性的現代性概念進行折衝協調（negotiation）。

除了做為一件意識形態工具之外，中醫科學化的興起也意味著一個歷史性的斷裂：人們開始以全新的方式來想像中西醫之間的關係，而這正是第四章的中心主題。本章核心是一個歷史發現，在一九五六年受到毛澤東支持[1]而且至今仍在中華人民共和國積極推行[2]的中醫科學化，最早是由國民黨政府在一九三一年決定成立國醫館之際所提出並且推廣的。由於國醫運動的倡導者致力於將中醫納入國家醫政體系，許多著名領導人公開採納了余巖將中醫分為理論、藥物與經驗的三分法，並且承認中醫需要徹底地「科學化」。本章追溯這項方案的興起、相關的意識形態脈絡，以及在中醫科學化的辯論中發展出來的三個代表性立場。最重要的是，為了記錄以及理解一種被稱為「非驢非馬」的新型中醫的本質，我們首先必須闡明在本地發明的科學化方案如何促生、形塑以及質疑這個所謂的「雜種醫」。

國醫館

在一九二九年三月的抗爭之後，科學幾乎在一夜之間便躍升為互相對立的醫界團體以及國家官僚都可以勉強接受的中間立場。余巖廢止中醫案的四個論據中，有兩個是指控中醫理論與診斷不合科學。當中醫師在各大全國性報紙上刊登他們的訴求之時，也公開承認「(中醫)徒以理論不合科學、致不得世界學者之信仰」。[3]此外，面對來自全國各界抗議廢止中醫的電報，衛生部在回應時一再強調「關於中藥一項本部力主提倡，以為國產，對於中醫，本部主張設法改進以促其科學化。」[4]從這第一時間開始，衛生部與教育部就已公開同意當以科學方法改進中醫。一位中醫師很生動地表示：「於是經此劇烈奮鬥之結果，而得一暫時休戰之宣告，曰：『中醫當科學化。』」[5]

國民政府正式宣告休戰的方式，就是決定支持國醫館的經費需求並且公布其組織章程。一九三〇年三月十七日，大約在一九二九抗爭的一年後，國民黨中央執行委員會的七名高階委員，包括現任(也是第一任)行政院長譚延闓與立法院長胡漢民(一八七九—一九三六)在內，提議依照國術館的模式成立國醫館。根據這項提案，設立國醫館的主要目的是「以科學方法整理中醫學術，並為中藥之研究。」[6]既然政府行政與立法部門的領袖都參與提案，因此中執會通過決議，並將結果提交給國民黨政府。西醫師當然深知此一過程，因此後來都嘲諷說國醫館是由國民黨的「偉人」創立而成。

如同第五章所指出的，最早提出國醫館這個構想的是中醫師，之後再由他們新成立的全國醫藥團體總聯合會向政府提出建議。由於他們的目標是創造一項由他們所控制的行政機構，以管理中醫教育和執業活動，因此他們的原始提案所列出的三項任務完全沒有提到「科學」二字。國民黨在一九三〇年四月通過這項提案之後，總聯合會的核心成員隨即發現他們對自己發起的機構已經無從置喙。之後的八個月裡，他們全然不曉得南京政府準備如何建立這個機構。一九三〇年十二月二十日，總聯合會的常務委員會決定派一支代表團到南京瞭解其發展狀況。[7]為了實現他們的訴求，這支代表團攜帶了一份備忘錄，清楚說明目標在於把國醫館建設為一個行政機關。[8]代表團在南京獲得熱情的歡迎，但他們返回上海時卻更為憂心忡忡，深恐國醫館不會被賦予他們所冀望的行政權。[9]

國醫館深具象徵性地成立於一九三一年三月十七日，就在中醫擁護者於上海舉行那場歷史性示威的整整兩年後。選擇這個日期當然就是要凸顯此機構是他們的集體奮鬥所辛苦得來的成果。在開幕當天，典禮主席暨國民黨政治人物陳郁以最直白的方式說明國醫館的成立目的：「（我今天）最要緊的報告，就是中央成立國醫館最大的目的，原來各委員向政治會議提議是以科學的方式整理國醫國藥。」[10]

藉著反覆強調「最大的目的」，陳郁明白傳達了政府的交換條件。中醫師如果想要擁有國家資助的國醫館，就必須接受這個機構的目的。因此，其組織章程的第一條即指出：「本館以採用科學方式整理中國醫藥，改善療病及製藥方法為宗旨。」[11]成立這個機構的目地不在於把中醫當成中國獨有的國粹來保存，而是如其宣言所稱，在於「俾代表東方文化之中國醫學，化為世界醫學」。[12]

雖然國醫館並沒有被賦予行政權，但中醫師仍然喜出望外，因為他們終於在國家機器裡擁有自身主導的官方機構，而不只是他們原本提議的那種半官方組織。[13]當時出版的中醫雜

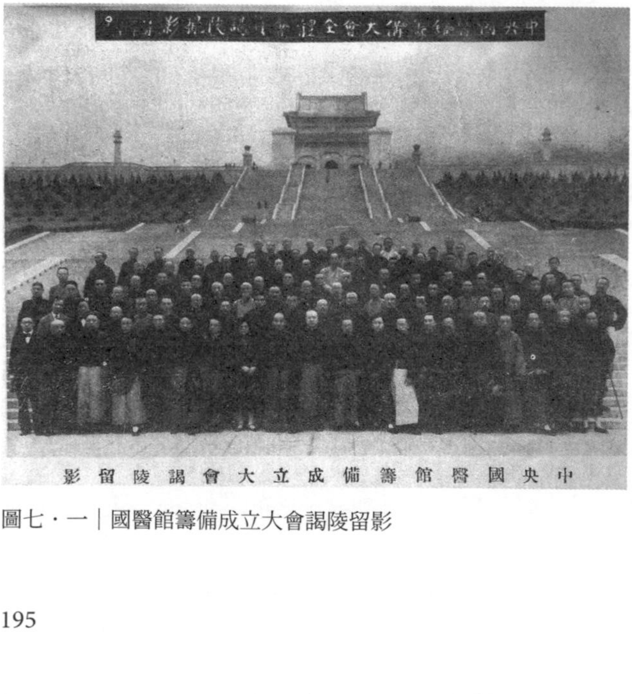

圖七・一｜國醫館籌備成立大會謁陵留影

誌裡，中醫師們為了這項得來不易的突破而互相熱切道賀。這個突破的代價，就是他們也開始主張中醫急需「整理」以及科學化。

截至目前為止，我們已經看到兩種將科學與中醫連結起來的方式。第一種是以科學方法「整理」中醫。在這個脈絡中，「整理」一詞並非像表面上看來的那麼單純，而是源於「整理國故」。「國故」是章太炎發明的概念，隱含的意思是指這些文化遺物、思想與制度都是屬於過去的事物。雖然聽起來像是一種學術研究的概念，但費約翰（John Fitzgerald）極具洞察力地指出，「國故」研究其實是一種政治運動，目標在於將中國「博物館化」（museumification）。簡單地說，現代性的倡導者以「國學」之名把中國文化裡許多活力蓬勃的面向送進博物館裡，讓觀者把這些文化活動看成已然逝去的死物，或者至少是注定將在不久的未來消逝無蹤。[14]實際上，當時人們關於中醫史以及建立中醫博物館的興趣，都直接源於國學運動的啟發。[15]雖然「科學化」強調科學方法所扮演的角色，但是當它被理解為「整理」時，它其實是仿效「整理國故」的既有觀念，從而使中醫成為舊中國的「國故」。

相較於把中醫貶入「國故」的第一種表述，科學化的第二種表述則是將科學化的對象轉變為科學的一員，從而使其成為現代中國裡一個具有正面功能的成員。換句話說，藉著創造「科學化」一詞，國民黨的中醫科學化方案開啟一個至關重要的可能性：中醫與現代科學不必然是水活不容的對立關係。由於「科學化」是個意義尚未確立的新創詞語，所以這兩種表述方式經常混為一談，直到三〇年代各方開始參與中醫科學化論戰時，人們才能看出兩個表述的意涵全然不同。就目前而言，且讓我們跟隨那個時期的歷史行動者，暫時將這兩種表述視為可以相互替代的一體兩面。重點是，雖然據說丁福保早在一〇年代晚期就發明了中醫科學化這個口號，但是一直要等到國醫館成立後它才突然大行其道。也是在此意義上，中醫師對於中醫科學化方案的態度曾經歷了一個尖銳的轉折。

就時序而言，相較於五四運動（一九一九年）將科學主義轉變為現代中國史上最主要的意識形態，這項科學化方案興起於一九三〇年代，兩者間存在著顯著的時間差。[16]由於一九一九年後科學主義在知識圈極為盛行，因此人們很容易沒有注意到多數的中醫師並未跟隨進步知識分子的腳步高舉科學。在國醫館成立後，「中醫科學化」卻頓時廣受歡迎，是以論爭雙方都深切感到中西醫之爭已經進入新的階段。

在西醫陣營中，對於中醫師終於接受中醫科學化方案最感興奮的莫過於余巖。我們可能會以為此時余巖應該還在沮喪於自己一九二九年的提案遭到擱置，但事實是在短短兩年後，他就在熱切慶祝「醫學革命之理論方面」的成功，因為「所號為中醫者，亦宣告科學整理矣」。[17]如同他後來回憶的，當他聽說成立國醫館的目的是促成中醫科學化時，他不禁「喜而不寐」。[18]此外，當余巖為他出版於一九三二年的《醫學革命論文選》第二版撰寫自序時，他也把國醫館的科學化方案當成自己倡導醫學革命的一大成就。[19]由此可見，由余巖等西醫師的眼光看來，中醫師對於中醫科學化所抱持的態度出現了明顯的轉折。

雖然部分中醫師早在二〇年代初期就已支持中醫科學化，[20]但絕大多數中醫師都是在它爆紅後才注意到這項方案。舉例而言，陳培之寫道：

> 中國醫學之需要科學整理，以資改進，在五六年前，僅為少數覺悟份子所倡導，至曲高和寡，發展殊難；自譚延闓胡漢民等先後提議組織中央國醫館成立以後，即以科學方式整理固有醫學為宗旨。數年以來，全國醫界，莫不公認中國舊有醫學亟應依據科學原理，以為整理審定矣。[21]

還有許多中醫師現身說法指出，當提倡中醫科學化的國醫館於一九三一年成立之後，這項方案就幾乎在一夕之間暴紅。[22]一言以蔽之，中醫科學化的概念並不源於任何個別思想家或醫師，而是源於國醫館，中醫的第一個半官方組織。就此而言，中醫的科學現代性不啻直接源自國民黨國家的政治現代性。

中國科學化運動

在一九二九年的衝突之後，論爭雙方都同意以中醫科學化方案作為停戰協定。不過，這項由政府仲裁的停戰協定有一項莫名其妙之處，就是對於最先引發衝突的醫學政策，它等於什麼也沒說。這項方案並沒有說清楚政府究竟該把中醫接納為國家教育和醫療體系的一部分，還是該立法禁止中醫執業；它只是單純擱置這項決定以待未來。儘管如此，這項方案還是贏得各方接受，原因是對於大多數非醫界的參與者而言，這個論爭的核心並不是決定醫療政策，而是中國的現代性（China's modernity）之本質。如同我在第一章強調過的，我們必須記住當時有兩項不同但相關的鬥爭同時存在——一項是關於中醫在國家醫療政策當中扮演的角色，另一項則是關於「科學界定的現代性」（science as modernity）。中醫科學化的方案之所以會由國家提出，並為對立各方所接受，原因就在於這項方案雖然無法解決醫療政策問題，但是在意識形態的戰場上，卻可以為關於科學的文化權威的鬥爭提供一個折衷的立場。

這項方案最重要的特點，就是宣告停戰協定的是國民黨主導的國家。國家之所以這麼做，因為這是意識形態的戰場上一個可以接受的立場。如同杜贊奇在他對於民國時期的現代性所進行的分析當中指出的，雖然學者已經徹底探究了科學主義在一九二〇年代知識分子群體中所佔據的支配地位，但「尚未得到充分記錄與分析的，則是二十世紀國家對於現代性的全力追求」。[23]杜贊奇進一步指出，「自從民國在一九一一年成立，中國國家就陷入了『以現代化為基礎之合法性』（modernizing legitimization）的邏輯當中——也就是說，越來越以實現現代理念作為需要國家存在的理由。」[24]國民黨國家為了維持自己的「以現代化為基礎之合法性」，因此在支持成立半官方性質的國醫館之時，也就同時要求這個機構必須將「中醫科學化」設定為其正式目標。

不論對於進步知識分子或是國民黨而言，中醫科學化都是可以接受的方案，因為前者關注科學的意識形態權威，後者則是希望把自己形塑為五四運動的繼承人。兩者都願意接受這個方案，因為它意味著既存的中醫不符合科學，必須經過大幅改造而與科學相容之後，才能夠繼續存活於現代化的中國。就這個意義而言，中醫科學化的概念雖然既模糊又複雜，卻可以調解現代科學與傳統醫學間勢同水火的緊張關係，儘管只是在表面上而又暫時性的調解。難怪有些主張現代化的知識分子會像余巖一樣，覺得自己在意識形態的鬥爭當中贏得了一場歷史性的勝利。

就其意識形態功能來看，中醫科學化方案並不是一個孤立的案例，而是「中國科學化運動」當中一個先驅性的努力。這場運動由某些國民黨菁英與自然科學家發起於一九三二年十一月，目標在於推廣科學並調和科學與中國文化的關係。[25]除了共用「科學化」一詞之外，這個運動與中醫科學化方案發起的時間極為接近，而且主要發起人都是陳果夫（一八九二—一九五二）與陳立夫（一九〇〇—二〇〇一）兄弟。

不論從什麼標準來看，陳氏兄弟都是理解這場醫學與意識形態鬥爭的關鍵人物。身為國民黨高層幹部與蔣介石的長期政治盟友，陳氏兄弟為中醫提供了強力而堅定的支持。陳立夫是國民黨的重要意識形態理論家，也是國醫館的首任理事長，而他的哥哥陳果夫則是理事會成員。他們對於醫學事務的興趣涉及醫學、政治與個人等多重面向，但他們都不曾接受過正式醫學教育。陳立夫擁有匹茲堡大學礦冶工程的碩士學位，陳果夫則是在高中軍校畢業之後就沒有再繼續接受正式教育。是以雖然他們兩人都終生一貫地支持中醫，但一般卻認為他們的動機完全源於文化民族主義的意識形態。[26]為了挑戰這種政治化約主義的成見，第九章將闡述陳果夫於一九四〇年代促成一個科學研究從而證明中藥常山（*Dichroa febrifuga*）具有治療瘧疾的實效。

如同陳首在其博士論文裡仔細記錄的，陳氏兄弟在國民黨內所主導的派系是半官方的中國科學化運動背後的主要推手。[27]這場運動不但是中國第一個全國性的科普運動，還引發另一個少為人知的重要發展：在發展「科學化」概念的過程中，陳立夫曾與民國時期最具原創性的科學思想家顧毓琇（一九〇二—二〇〇二）合作。顧毓琇是第一位在麻省理工學院取得博士學位的中國人（一九二八），後來創辦了清華大學工學院，而且還是一位國際知名的科學家暨詩人。[28]除此之外，陳立夫身為國民黨的主要理論家，倡導這項運動的核心目標在於調和科學與「傳統文化」間的緊張關係，好讓國民黨能夠同時與科學主義還有文化民族主義結盟。由於此一政治取向，陳氏兄弟的科學化概念與五四運動的普世性科學概念，自然是南轅北轍、針鋒相對。

基於這個歷史背景，十分值得注意的是早在陳氏兄弟於一九三二年十一月發動中國科學化運動之前，他們就已經將國醫館的任務設定為中醫科學化。這段時間差顯示他們兩人對於「科學化」的強烈興趣，或許正是源於他們在一九二九年抗爭後支持中醫的經驗。如果真是如此，那麼或許正是陳氏兄弟對於中醫的支持才導致國民黨發展出「科學化」這個富有新意的概念，以調和科學與中華文化之間的緊張關係。如同陳首指出的，儘管此運動原本設定的目標是如此高遠，但執行時大多數的活動都聚焦於普及科學知識，極少涉及將中華文化科學化那種具有爭議性的目標。[29]這場運動的目標與執行間的落差是如此之大，令人懷疑陳氏兄弟推動科學化中華文化時，他們最實質的切入點恐怕就是中醫。

國醫館於一九三一年成立之後的歷史發展，似乎支持上述的看法。成立次年，陳立夫發表一場演說，強調中國科學化運動與中國文化復興之間的關係；接著在一九三三年六月，陳果夫則是在國民黨中執會發表了一場主題演講，題目為「中醫科學化的必要」。[30]這兩場演說都刊登在該運動仿效美國《大眾科學》（*Popular Science*）的機關刊物裡。陳氏兄弟不僅不把科學與傳統中國文化——尤其是中醫——視為水火不容的對立，反而致力於透過科學化的概念為這兩者間創造一種彼此互利的關係。這樣一種新穎的科學化概念在中國科學化運動中佔據顯著的地位；其三大口號之一即是「以科學的方法整理我國固有的文化」。[31]此外，這場運動也明白表示反對「以『不科學』三字抹煞或詆毀中國固有之文化產物」。[32]由於這場運動在一九三〇年代大力推廣科學化概念，[33]因此這個概念就成為國民黨菁英企圖調和科學與文化民族主義的開創性努力。

自命為五四運動繼承者的國民黨人，一方面拒絕將中醫當成代表一種中國文化的特殊主義，另一方面也不認為中醫可以被視為另類的現代科學。正因此，他們才創造出「科學化」這個新概念，目的就是要打開一種新的可能性，使得中醫與科學的關係不必然是像一般所認定的那樣水火不容。基於國民黨國家所提供的論述突破，中醫科學化促使中醫支持者開始在實務上致力轉化中醫與科學間的關係，從而落實於醫學理論、教育課程、研究設計、臨床診斷、治療處置、知識論與本體論等方面——這些都是本書後半將分析的面向。換句話說，中醫科學化雖然原本僅是意識形態戰場中的一個妥協方案，但在真實世界裡，它也深遠地制約了此後中醫的發展軌跡。另一方面，改革中醫的努力與成果，又反過來證明以中醫科學化做為意識形態中庸之道是具體可行的。在意識形態論述與醫學改革的這兩個相關的層次上，中醫科學化代表著民國時期企圖調解科學與現代性的努力中，最引人注目也最具爭議性的實驗。

中醫科學化論戰：三個立場

雖然國醫館在落實中醫科學化的兩項具體提案——「整理國醫藥學術標準大綱」案與「統一病名」案——上都遭遇了極大的困難，它仍然將這兩項提案提升為一九二九年後抗爭的核心主題。一九三六年，中西醫藥研究社推出兩期特刊回顧「中醫科學化論戰」。[34]在這兩期特刊收錄的二十三篇文章裡，除了一篇的發表日期不明之外，只有余巖的〈我國醫學革命之破壞與建設〉發表於一九二九年抗爭之前，[35]其他都是寫於一九二九年之後。[36]這些文章的發表時間支持了我的論點，中醫科學化方案在一九二九年抗爭前並不存在。

在第一期特刊的開場白裡，主編根據立場的不同而把這二十三篇文章分為三類：[37]（一）中醫不需要科學化（這一類包括了那些認為中醫與科學相容的文章）；（二）中醫可以科學化；（三）中醫無法科學化。

對於中醫與科學的關係所抱持的這三種立場，不僅被視為三種不同的學術立場，更被廣泛視為代表了國醫館成立後新戰場的形貌。在徵文當中，主編明確指出「中醫興廢問題，就是中醫科學化問題。中醫合於科學，當然可以把他（保存）起來，否則就把他廢掉可也。」[38]如同這段話所顯示的，中醫的命運已與中醫科學化方案緊密地連結在一起。

由一九三一到一九三七年之間，主要的辯論都聚焦於國醫館在一九三二年與一九三三年公布的兩項中醫科學化提案。藉著追溯環繞著第一項提案——「國醫藥學術整理大綱」——的辯論，我將描述三種立場如何在論戰中具體成形。關於第二項提案的辯論催生出「辨證論治」的觀念與實踐，並將其上升為界定傳統中醫的核心特點，我在第八章將仔細地分析相關的辯論。

擁抱科學化，捨棄氣化

我們可以從採取第二類立場的作者展開討論，他們認為中醫需要並能夠被科學化。這種立場的代表人物有陳果夫、譚次仲，當然還有陸淵雷。[39]由於第一種立場認為中醫不需要科學化，第三種立場則是認為中醫不可能科學化，是以積極為整理中醫提出具體計畫的自然是抱持第二種立場的這群人。

國醫館依據其組織章程的第一條，而在一九三二年委託陸淵雷起草〈國醫藥學術整理大綱〉。[40]身為中醫科學化的激進擁護者，陸淵雷堅定反對將中醫視為一種文化特殊主義（cultural particularism）。為了確保他的中醫科學化願景，他堅持要為〈整理大綱〉設定五個前提。其中一個前提指出：「一事物之理解，只有一個真是……不容兩個以上俱是。」[41]對現代讀者而言，這句話聽起來或許不證自明、甚至童稚天真，但這卻是史無前例的第一次，中醫師群體正式接受了科學實在論的零和賽局。

如同第四章所記載的，大約十年之前，中醫師曾為了抗拒科學實在論的霸權而發展出一個策略，也就是余巖所謂的「避地之舉」。當俞鑑泉和惲鐵樵在一九二〇年代初期回應余巖對於中醫的批評時，他們的核心論點就是中醫身體的許多元素——尤其是內臟與經脈——屬於氣化的領域，因此超乎西方科學的視野之外。在他們手中，氣化概念不再是唐宗海在一八九〇年代所構想的那種匯通工具。恰恰相反，氣化的功能就在於它能將中醫與西方解剖學界定為不可共量的兩個世界。陸淵雷熱切追隨余巖的中國醫學革命，所以他認為任何認真的中醫科學化方案，首先要面對的關鍵障礙就是「避地之舉」。在陸淵雷眼中，中醫科學化方案最重要意義就是他那篇著名文章的標題：〈從根本上推翻氣化〉。[42]

諷刺的是，權力平衡一旦反轉，不可共量即有可能輕易地被轉化為不可並存。在獲得國醫館委託整理中醫後，陸淵雷極為執著於迫使中醫師們在科學與氣化這兩個互斥的選項之間，做出痛苦的抉擇。[43]他將此高舉為〈整理大綱〉的五個前提之一，直率地指出：

中西理解之異，雖有短長多寡，要不能俱是而並存。中醫界少數持論者，既不能確知西說之所短，又不能確知中說之所長，乃作調和之論，謂西醫長於解剖，中醫長於氣化；或謂西醫是科學醫，中醫是哲學醫。要知一種疾病，只是一種事物，只許有一個理解真是，不容有兩個以上俱是。若不能徹底證明解剖之非，則氣化不能與解剖同時俱存。[44]

在大力批判當時流行的中西醫比較論後，陸淵雷和其他改革人士提出一種激進的新架構來比較兩種醫學，就是本體論（ontology）。如同陸淵雷在引文裡明白指出的，一旦接受了這種本體論架構，關於兩種醫學相對療效的比較，就會被推擠到邊緣、甚至是徹底排除在視線之外。而且，一旦假設每個疾病都是一個本體論的實存，關於兩種醫學的比較就會被轉變為一項零和賽局，「只許有一個理解真是」。

這個零和賽局的形式雖然明顯源於先前余巖與論敵的辯論，但辯論的內容卻從解剖學的本體論轉移至疾病實體的本體論。這項轉移的源頭是當時西方醫學界新近發生的**具體特殊性**（specificity）革命，[45]之後疾病被視為具體的實體，它的巨大成果使得陸淵雷的「一種疾病，只是一種事物」顯得不證自明。更重要的是，此時中醫師不再採用先前的「避地」策略，而開始執著於辯論本體論的議題，像是中醫的某些實體是否真的存在，以及對於該實體的理解究竟是對是錯。因此，本體論竟變成了決定中國醫療政策及中國現代性本質的關鍵鎖鑰。自此開始，中醫便正式置身於一個陌生的、現代性的本體論空間之中——而那個空間裡容不下中醫和生物醫學並存。

此一本體論的轉向所造成的影響，在譚次仲（一八八七—一九五五）的極端案例中有極為鮮明的表現。[46]一如陸淵雷，譚次仲也深深仰慕余巖，並且在余巖編輯的期刊裡發表過幾篇文章。在一九二九年抗爭的兩年後，譚次仲出版了兩本和余巖對話的書籍：《中醫科學化之我見》與《中藥科學改造之初步》。[47]這兩本書只是他的「中醫與科學」這項抱負遠大的研究計畫的一部分而已。他還發表了幾篇長文，標題裡都含有「科學化」這個關鍵詞。[48]譚次仲的出發點是一種二元對立——可見的科學物質主義與不可見的中醫氣化，是以他認為科學化的核心任務就是為氣化的某些面向找出相應的物質基礎。[49]他總結如下：「中醫果完全不成為科學則已，如其尚有若干部份有科學之價值者，即此若干部份必皆有形質可按無疑。」[50]

基於這個信念，譚次仲列出中醫十個關鍵概念的「物質基礎」：陰與陽、血與氣、水與火、虛與實、風與溼。雖然當年他充滿自信地斷言新一代的中醫師會將這十項詮釋奉為金科玉律，但在今天看來，他的許多「發現」頗為荒謬，也從來不曾廣為中醫師接受。舉例而言，他把陰陽等同於心臟，把「風」等同於大腦。但最有趣的是，他排名第一的「發現」指出傳統概念中的「血」和生物醫學的血液概念是等同的。看在許多中醫批評者眼中，這個所謂的「發現」只是邏輯上的同義反覆，亦即「X就是X」。[51]但是對譚次仲而言，這項陳述卻事關重大，因為根據傳統中醫學說，血絕對不僅是血液。對唐宗海和俞鑑泉而言，中國概念中的血雖與生物醫學的血液概念有所重疊，但這兩者絕對不能被視為等同。單提一點，血與氣的關係密不可分，氣為陽，血為陰。由此可見，譚次仲看似同義反覆的定義（血就是血液）告訴了我們很多事；他堅決要消除血的一切「過剩意義」，所有無法在生物醫學的物質世界裡找到對應物的意義，都應當被消滅。唐宗海和俞鑑泉對於氣化的解讀雖然非常不同，但他們分別在一八八〇年代與一九二〇年代都以非常類似的理由而力主經脈不等於血管。現在譚次仲既然把血等同於血液，因此也認定經脈就是血管。[52]

相較於俞鑑泉以不可見的經脈來迴避科學的物質世界，譚次仲的做法則恰恰相反，他致力將氣化轉變為科學的物質世界中的一員。乍看之下，譚次仲的做法徹底反轉了俞鑑泉的論點，但在更為基礎性的層次上，譚次仲所佔據的結構性位置卻是承襲自俞鑑泉的防衛策略。為了闡釋這個違反直覺的論點，且容我先指出「避地之舉」預設並且強化了一個概念，就是中西醫鬥爭時所爭奪的目標是各自在本體論空間裡的領域。藉由提倡一個不可見的、無形的氣化領域，中醫師其實呼應了余巖等中醫批評者的主張：醫學正當性的最終來源是正確無誤的本體論。

由於預設了本體論的重要性，當譚次仲與其他改革者被迫放棄氣化的本體論時，他們就會覺得迫切需要為中醫的關鍵概念重新建立本體基礎。或是用譚次仲的語言來說，就是找出這些概念所對應的「形質」。到了這個時候，他們已經別無選擇，只能在由現代科學與生物醫學的語言及概念所構成的新本體論世界當中找尋這樣的「物質基礎」。當中醫師發現難以把這個新本體論世界與陰陽、氣血、風寒、暑濕等概念連結在一起時，就經常會怪罪於中醫的理論概念。在這段時期，許多中醫師坦然宣稱中醫的關鍵概念，其實只是一種數學符號或者代名詞。也就是說，就像代名詞一樣，那些概念實際上指涉的東西，並不是人們顧名思義所認定的那些東西。透過一再重複「代名詞」與「符號」的類比，中醫師在自己使用的詞彙和指涉的對象之間，創造出巨大的距離感。於是，他們經歷到一種極為怪異而且令人驚恐的感覺，傳承千年的傳統醫學概念突然間竟失去了指涉對象。更糟的是，由於中醫術語重新對應至新指涉對象的過程，勢必會受到現代科學與生物醫學的概念所中介以及阻礙，因此從這時開始——至少在激進改革者的眼裡——中醫最根本的概念就都變成密碼，必須等待科學家來解譯。

抗拒科學化

《中西醫藥》特刊的編輯指出，在二十三名作者當中，共有六人認為中醫根本沒有必要科學化。這個群體的作者常常善辯又多產，包括曾覺叟、陳無咎與何佩瑜等強硬派分子。只要檢視這六篇文章，即可發現其中的論點明顯地源於俞鑑泉，特別是他對於唐宗海的策略性詮釋。舉例而言，曾覺叟指出，由於中醫超越了科學所關注的有形的物質世界，是以兩者是否相容，根本無關宏旨。[53]此外，曾覺叟認為若接納余巖對於中醫的三分法，根本就是中醫學術的自殺，因為余巖主張醫學理論、中藥與臨床經驗是三種獨立範疇，彼此之間毫不相關。在他看來，這種三分法荒謬至極，非常不利於中醫的延續，在一九二九年三月的歷史性抗爭之後，竟有許多中醫領導人也開始公開宣揚，他感到痛心疾首、驚駭莫名。在寫給陸淵雷的一封公開信裡，他痛陳自己的挫折感：

至云中醫之長，在積古之驗方，斯言也。乃余岩因中醫之經驗為社會所信仰，不能推翻，故不從其經驗攻擊，而從其學說攻擊。學說既推翻，雖有經驗，亦不能與之爭衡矣。是余岩之言如是，乃一種攻擊中醫之策略。今足下所云亦如是，僕殊不得其解。夫驗方非由經驗而來乎？經驗非本其學說經歷實驗而有得，故謂之經驗乎？經驗而得實效之力，故曰驗方。無真確之學說，從何得適用之驗方？[54]

這段文字透露了許多訊息。在曾覺叟的眼裡，只要主張中醫以經驗為基礎、中醫最有價值的成員是中藥與藥方，那麼，那些中醫師就等於是在執行余巖的反中醫策略。曾覺叟的觀點並不是特別富有遠見，許多中醫師在一九二九年的抗爭之前也都抱持類似的立場。曾覺叟之所以引人注目，就是因為直到此刻他仍堅持要把現況逆轉到一九二九年之前。

稍微思考之後，即可明白為何這個群體會在二十世紀的中醫史敘事當中遭到遺忘。[55]他們是最後一代中醫師，可以一方面力抗中醫科學化方案，另一方面堅持存在著不可見又無形的氣化世界。他們在三〇年代堅決抗拒的一切，不久之後就變成新一代中醫師的常識。他們的立場受到歡迎的程度，在國醫館於一九三一年成立之後就急遽下滑。[56]就連中醫的反對者，也公開宣稱他們不再把這群中醫師——也就是他們眼中最死硬派的中醫支持者——視為主要對手。[57]

雖然他們對於中醫科學化方案的抗拒已經難以贏得共鳴，但這群傳統主義者仍有力量壓制任何改革中醫的具體提案。打從一開始，陸淵雷就知道自己〈國醫藥學術整理大綱〉提案的命運，將會與他「推翻氣化」的主張緊密相連。第五章曾提及中醫代表團的領導人謝觀（一八八〇—一九五〇），[58]當他加入整理中醫委員會而成為其第六名成員之後，陸淵雷便意識到國醫館很可能不會接受他關於〈整理大綱〉的提案，於是決定把這項提案在幾份中醫期刊上刊出。在提案所附帶的一份個人聲明當中，陸淵雷明確指出，如果國醫館的任務淪為「整理五運六氣」，他將毅然退出。

事實證明他的預感是對的。國醫館在一九三二年十月二十九日發表官定版本的〈整理國醫藥學術標準大綱〉，[59]其內容確實與陸淵雷的版本截然不同。官定版本雖然還是強調以科學方法整理中醫，卻幾乎完全刪除了陸淵雷所堅持的所有前提。支持陸淵雷的余巖看了官定版本之後，不得不斷言：「於是乎採用科學方式之良法美意遂自此斷送矣。」[60]不過，儘管受到余巖這樣悲觀的評論，國醫館仍然維持其改革目標，並且在第一輪的辯論結束於一九三二年之後，針對重組現代中醫做出了一些重要的決定。

重組中醫：針灸與祝由

國醫館開始致力整理中醫之後，中醫師必須做出許多極為重要的困難決定，從而使現代中醫展現為一個全國統一的體系。想要窺見此一決策過程所帶來的深遠影響，最有效的方法就是觀察國醫館如何以全然相反的方式處理針灸與祝由——在龐京周的上海醫藥形勢圖中，這兩者都位於「混沌醫藥」的區塊之內（見圖六．二）。

在那幅圖表中，針灸〔36〕獨自占據一個「混沌醫藥」的扇形，和其他的中醫制度與團體分隔甚遠。龐京周竟將針灸負面表述為「混沌醫藥」，或許會令現代讀者覺得很奇怪，因為眾所周知針灸是中醫的代表性成員。但實際上，早在清代，針灸在中醫的地位就持續遭到邊緣化，因為中國人愈來愈厭惡侵入式治療。到了十八世紀中葉，名醫徐靈胎（一六九三—一七七二）更公開埋怨自己找不到精通針灸的人來教導他這種醫術。[61]直到民國時期受到日本啟發性的影響後，中醫師們才開始高舉針灸。

透過對漢醫實行了一次性登記措施，日本的明治政府有效地終結了這種傳統醫療。即便如此，政府卻持續對針灸師發行執照，因為長久以來這個職業都保留給盲人從事。[62]基於日本的啟發，[63]國民黨在成立國醫館的提議裡就將針灸列為四大改革領域之一，將其與理論、診斷及製藥置於相同的位階上。[64]國醫館官定版本的「整理中醫草案」更將針灸列為中醫的十一種應用學科之一，並且強調「惟經穴孔穴各部位，須與近世解剖生理學互相參照……對於手術上之消毒法，宜加注意」。[65]如同一名中醫師指出的，這種現代科學知識對於針灸是不可或缺的，不然可能會對神經肌肉系統造成嚴重損害，甚至導致細菌感染。[66]另一名中醫師則不以為然，他反駁指出：「如經穴、脈道、暮腧井滎，素近世科學所不解，亦所不信，可以藉此代表我國醫之精微。」[67]正因如此，他提議把解剖學當成一種有用的參考即可，而不要將其當成針灸的基礎。

結果，國醫館想出一個魚與熊掌兩者得兼的方法。一方面，該館將一度遭到邊緣化的針灸療法納入現代化版本的中醫，不僅使其成為中醫代表性的成員，更宣稱它是中醫獨步全球的獨特發明。[68]另一方面，國醫館又高調印製新版的《針灸經穴圖考》，只是其中完全沒有包含任何來自傳統文本的圖像，因為「證以近世生理解剖圖殊多未合」。[69]在國醫館支持針灸的氛圍裡，最具影響力的針灸創新來自於承淡安（一八九九—一九五七），他是現代中國第一所針灸學校的創辦人。他在一九三二年推出大張的四色掛圖，清楚描繪出針灸經穴與解剖結構的相對位置。[70]如同醫學史學家吳章（Bridie Andrews）指出的：「承淡安將針灸從被人遺忘的迷信當中拯救出來，所以後來的『科學』針灸能在共產時期提升中醫全體的地位；他更為中醫創造了一個新的身體。」[71]由於承淡安的努力，「中醫生理結構首度疊加在明確屬於西方的解剖結構之上」。[72]

相對於復興針灸的努力，中醫師對於祝由（龐京周圖表當中的〔14〕，圖六・二）的態度則極為戒慎，雖然這種驅邪的做法自從隋代（公元前六八一年）以來就是國家醫學的考試科目。即便祝由的確切意義至今仍尚無定論，但基本上是指一種不採用草藥與針灸的治療方式。[73]祝由曾被視為一種巫術，但在十八世紀時部分儒醫將其重新詮釋為一種情緒障礙的療法。[74]儘管如此，在醫學圈之外，祝由卻仍被視為一種與辰州這個地名緊密連結的驅邪方式，[75]所以龐京周在他的圖表裡才會把「辰州符」〔18〕放在「祝由」的正下方。為了和這些帶有巫術與宗教色彩的做法劃清界線，幾乎沒有任何中醫改革者想要復興祝由。[76]最顯著的例外是陳果夫，他一再倡議將祝由視為新近引入的心理治療。[77]身為「心理衛生」的熱切倡導者，他認為祝由、針灸與按摩，是中醫裡少數幾項最值得進行科學探究的療法。[78]儘管如此，大多數的中醫師都不支持復興祝由的想法，最後通過的中醫改革方案也沒有納入心理治療。[79]

透過針灸與祝由南轅北轍的命運，我們可以看到「整理」中醫方案在決定現代中醫的結構與內容上，具有無與倫比的重要性。在這兩個案例當中，無論是歷史或科學都無法為中醫改革的方向提供明確無疑的指引。當中醫師決定復興針灸而與祝由進一步劃清界線時（儘管祝由會是中醫的正式科目），這個決定絕不可能是依據歷史事實而邏輯推衍出來的。同樣的，在這兩個案例中，科學也不可能為這個決定提供不容置疑的明確判準。本書雖然強調科學在形塑現代中醫的誕生中所扮演的重要角色，但同樣必須記住的是，改革中醫的某些面向其實和現代科學的外部權威關係不大，重點是在中醫內部的各種元素之間做出困難的取捨，從而將中醫轉變為一個標準化而又融貫為一的體系。

「雜種醫」的挑戰

到目前為止，中醫科學化方案的三種立場分佈完全不令人意外，幾乎像是一種機械性的反應結果。所以令人意外的是，《中西醫藥》「中醫科學化論戰」特刊（一九三六）的主編竟然會認為余巖的真實立場十分曖昧。他會這樣覺得，主要是因為余巖與抱持第二種立場（支持中醫科學化）的譚次仲還有陸淵雷頗為友好。余巖在他主編的期刊裡刊登了譚次仲的論文，也對陸淵雷的提案做出語帶贊同的評論。不過，特刊主編指出，余巖「首豎中國醫學革命的旗幟，和一班中醫苦戰幾十年……所以我們把他歸入第三類，似乎並不錯誤。」[80]這名主編有點勉強地說服自己，余巖所持的是第三種立場「中醫不可科學化」。這名主編竟會覺得余巖的立場曖昧可疑，就是因為在國醫館正式高舉中醫科學化的大旗之後，中西醫論爭的戰場發生了激烈的重組。

這名主編絕不是唯一一位覺得余巖立場曖昧的人。余巖在一九三二年出版《醫學革命論文選》第二版之時，新版序的開場白就敘述了朋友對他的氣憤埋怨。他們說：

> 近年外面半新半舊非驢非馬的醫說，橫行得了不得。這點狡獪都是你教訓他們的。你若不去向他們攻擊，他們永遠不會變遷。舊的索性舊，新的索性新，倒是界限分明，容易解決。……你拚命攻擊舊醫，結果是教訓他們尋出一條生路。[81]

在一九二九年的衝突之後，許多批判中醫的人都注意到一個令他們毛骨悚然的現象：一夕之間，出現了一種「非驢非馬」的雜種醫。在很短的時間裡，雜種醫就在醫界大行其道，而之前這種混種現象只盛行於商業界的藥品市場而已。[82]雖然抱持第一與第三立場的人對於中醫科學化的意見相反，但他們都把陸淵雷與譚次仲的方案抨擊為「非驢非馬」。[83]

在此，我想清楚說明為什麼把「非驢非馬醫」翻譯為「雜種醫」(mongrel medicine)，而不是聽起來比較正面的「混種醫」(hybrid medicine)。第一，兩者間有一個重要的不同之處，就在於「雜種醫」是當年的歷史行動者所使用的概念。當年批判中醫的人士把「非驢非馬醫」等同於「雜種醫」，因爲他們想強調這種醫療是一個背叛了父母的雜種，是對兩個純種醫學傳統的雙重背叛。

這樣強烈的負面意涵便引出我的第二個論點：作為歷史行動者的概念而言，當年沒有任何中醫師會自我標榜為「非驢非馬」，「非驢非馬」是中醫批評者強加在他們身上的一種貶抑性的標籤。相較於「雜種」與「非驢非馬」所帶有的強烈的負面意涵，「混種性」(hybridity)這個後殖民概念的功能剛好相反，它強調「後殖民文化的混種性是一個優點，而不是弱點。」[84]我想傳達的訊息卻正是混種的負面意涵：對於那些企圖匯通中西醫的人而言，他們必須承受對手加諸己身的羞辱與限制，被對手定義為「雜種」。為了傳達「非驢非馬」一詞的貶抑與羞辱，我決定將其意譯為「雜種醫」。

面對來自雙方的攻擊，陸淵雷決定在那份備受爭議的中醫科學化提案當中，將接納雜種醫列為五項前提之一：「故整理國醫藥學術，引用科學原理時，不任受破壞國粹之名。」[85]在此陸淵雷清楚表示不認同將中醫視為「國粹」而保存其本真性（authenticity）。這是一項重要的證據，顯示至少對陸淵雷而言，國醫運動不當被等同為一種文化民族主義運動。他特別提及儒學與佛教在宋朝（九六〇—一二七八）成功融合的例子，而主張中醫科學化是性質接近的事業，是以一種大膽而富有創意的方式來融合中國與外國文化。[86]就這個意義上而言，像陸淵雷這樣的人士不僅發動了中醫科學化方案，更心甘情願地承受論敵貼在他們身上的貶抑性標籤，因為他們追求的目標不是保存中醫既有的樣貌，而是要發展出國醫館所揭示的那種新生的混種醫。[87]

余巖的友人責怪余巖協助創造了這種雜種醫。他們是對的。雜種醫之所以會興起，就是為了回應余巖和其他中醫批評者所倡議的醫學革命。這並不是說在余巖對中醫提出抨擊之前，不曾有人試圖融合這兩種醫學型態——唐宗海就是一個明顯的先例。[88]重點是，雜種醫之所以突然間變地那麼值得追求、那麼引人痛毀極詆、那麼危機四伏，這一切都源於人們堅持要以科學方法整理中醫——換句話說，就是中醫科學化。有史以來第一次，當中醫師想像中醫與西醫的關係之時，他們無可逃避地必須共同直面科學的概念。

雜種醫與中醫科學化之間，有一種相互建構與壓制的辯證關係。這兩者的關係具有相互建構性，因為中醫師會想追求雜種醫這種古怪的東西，完全是因為國民黨國家提倡中醫科學化，並強迫抗爭雙方以其作為停戰條件。正是這個科學化的目標，迫使中醫師在改革中醫時認真看待科學的概念以及相關的現代性論述——例如余巖對於中醫的三分法。就這個意義上而言，他們的改革體現現代性的特徵，因此截然不同於由唐宗海為代表的那種前現代式的匯通中西醫。

另一方面，這兩者之間的關係也具有壓抑性，因為正是科學的概念使人難以想像中醫與生物醫學之間能夠經由跨種雜交而產生有意義的成果。單純想像把兩種醫學型態混合起來，或許不需要擔心會產生怪物。但若是想像將科學與異己的他者進行跨種雜交，感覺上幾乎是褻瀆神聖。[89]由於大家都覺得這是一個無法想像的作法，無怪乎批評者將這種新式醫學描述為「非驢非馬」。就像那無法繁殖後代的騾，雜種醫雖然表面上看來充滿活力，卻絕對不可能長久存續，無法成為一個富有生命力的活著的傳統（living tradition）。正因為這種醫學廣受大眾歡迎，反對者覺得必須利用雜種醫這個貶抑性的概念，以提醒眾人逾越界線的危險，使人們產生強烈的負面情緒。總而言之，就是因為論爭雙方都接納中醫科學化方案，是以雜種醫才會變成一個廣受中醫師支持的、值得追求的、卻又沒有希望成功的方案；另一方面，也變成西醫師眼中巨大的威脅。

結論

西醫師為何強烈地偏好「中醫科學化」這句口號，而不是「以科學方法整理中醫」？關鍵就在防止雜種醫。由於這句口號包含了「科學化」這個在地發明的概念，因此也就把我們帶回了本章一開頭提出的那個問題：在一九三〇年代初期的中西醫論爭中，中醫科學化方案做為一股關鍵歷史力量，究竟發揮了什麼樣的功能？最直白的答案就是，將科學轉化為一個動詞（科學化），其實是最有效的方式來展示世界上存在著一種同質性的實體叫做科學。[90]如果科學不能被理解為一種同質性的單一實體，那便難以想像將某個東西「科學化」究竟是什麼意思。更重要的是，當人們習以為常、不假思索地使用「科學化」這個動詞時，大家的行為便預設並且強化了一個想法：科學及其對反（中醫）是兩個可以清楚辨識的實體，就像具體的物品一樣真實。

一旦將「科學」理解為一種具有高度同質性的單一實體，它的動詞型態便很自然地意味著「被科學化」的對象會在過程中分離解體。容我稍加闡釋，「科學化」一詞意味著透過一套嚴謹的程序將對象分割成碎片，然後再選擇性地將部分元素收納入一個新的同質性實體之中。這就是為什麼在中醫科學化論戰中，雖然表面看來論戰的重點應當是這項方案的可能性，但真正辯論時的主題卻是改革中醫的正確程序。也許會令人感到意外的是，當時主張中醫與科學完全不相容的作者，所得出的結論竟然是：「中醫學理都該打倒，經驗卻可科學化的。而這種經驗科學化了之日，即中醫末日的屆臨。」[91]很難想像堅持中醫不可能科學化的人士會提出這樣的意見。就這段話而言，他們彷彿主張中醫至少有部分元素——例如經驗——是可以科學化的，只不過科學化的程序應該要極度嚴謹，以確保絕對是帶來中醫的解體，而不會造成中醫的進一步發展。如同中醫史學先驅范行准（一九〇六—一九八）所主張的：「若真能科學化，則中醫二字已不能存在，所謂『中醫科學化』者，乃以科學消滅中醫之代名詞也。」[92]動詞型態的科學化概念促使人們將科學理解為單一實體，伴隨而來的經驗概念更確保中醫必然會分解為原子化的單元，終而可以被納入普世醫學之中。

由於國民黨國家成立國醫館的目的是以科學來大幅改造中醫，反對中醫的人士便改變策略，致力於落實一種特殊型態的研究計畫，他們稱之為中醫科學化。他們所精心打造的中醫科學化方案，目標就是確保中醫的解體，[93]但是雜種醫的概念卻透顯出他們內心深處所感到的焦慮，擔心無法對中醫徹底施行這種「破壞性的科學化」。儘管如此，當中醫師與中醫支持者為情勢所迫而擁抱這項方案時，他們也發展出精彩的回應策略：他們致力於強調科學內部的分裂性與異質性，藉以重新協商在地發明的「科學化」概念，並承擔下一項歷史性的挑戰，就是去發展那已然被污名化而看似註定失敗的、非驢非馬的雜種醫。由於他們努力的目標超越了當年想像力的極限，是以想要理解他們創造出一種可行的雜種醫的過程，我們就必須檢視他們如何以具體而實質的方法來落實中醫科學化方案，並從而轉化了這個方案。為此，接下來的第八章將檢視細菌理論納入中醫的過程，第九章則是探究針對中藥所進行的實驗室與臨床研究。由於反對中醫科學化的人認為此方案全然不可行，根本就是邏輯上的自我矛盾，是以雜種醫的生成發展便正面挑戰了「科學界定的現代性」（science as modernity）的文化權威，從而構成中國探索其現代性的歷史中最出人意表的力量。

CHAPTER 8
細菌理論與「辨證論治」的史前史

爾承認有傳染病耶？

想要體會中醫在一九三〇年代面臨的挑戰，不妨玩味下面這段虛構的對話，對話的一方是中醫批評者，另一方是改革派的中醫師：

或問「爾承認有傳染病耶，」

曰，「承認，」

「承認傳染病有細菌為病原耶，」

曰，「承認，」

「承認傳染之病狀由於細菌之毒素使然耶，」

曰，「承認，」

「爾治傳染病有新發明之滅菌抗毒藥耶？」

曰，「無有，仍是國醫舊方耳。」

其人笑且怒曰，「國醫古方，但知有風寒六氣耳，爾用風寒六氣之方，治療傳染病，若非大言欺人，則其病適欲自愈，爾貪天之功，以為己力耳，不然豈有不滅菌不抗毒而能愈傳染病者？」

答之曰，「不然。」[1]

這段想像對話由葉古紅（一八七六—一九四〇年代）寫於一九三五年，對話中的中醫師所表達的正是他個人的觀點。葉古紅曾在日本的京都帝國大學求學，返回中國後活躍於文藝圈。他雖然沒有像余巖一樣主張廢止中醫，卻也同樣倡導「中國醫學革命」。他在敵對雙方陣營的期刊裡都發表過文章，並且獲得雙方領導人物的讚揚；就這一點而言，他在當時是罕見而令人矚目的例外。[2] 葉古紅之所以寫下這段虛構的對話，就是想透過一問一答的形式突顯他認為中醫師無從逃避的關鍵問題：（一）他們是否承認傳染病的存在？（二）他們是否接受傳染病的細菌理論？（三）中醫既然不知道細菌的概念，怎麼可能有效治療傳染病？本章追溯中醫師競相回答這三個關鍵問題的歷史過程，描繪他們如何發展出不同的答案，從而創造出能夠讓中醫與細菌理論接軌的方法。正是在一方面吸納、一方面折衝細菌理論的過程中，中醫師初步發展出後來「傳統中醫」(Traditional Chinese Medicine, TCM)的核心特徵——「辨證論治」。

批評者提出的第一個問題透露了一項出人意料的事實，即不久之前中醫師還能夠拒絕承認傳染病的存在。換句話說，「傳染病」這個疾病範疇在傳統中醫裡並不存在，事實上，傳染病是現代中醫誕生過程中所發展出來的一個極重要、卻又最不為人所知的新範疇。

如同第二章探討過的，在十九世紀末之前的中醫領域，傳染病並不構成一個獨立的病因範疇。「傳染病」這個詞語本身是晚近從日文轉借而來的，[3]正式引入中國要等到民國政府於一九一六年頒布《傳染病預防條例》，那時距離滿洲鼠疫結束已經六年了。這份條例的第一條，明確指出政府定義的傳染病只包含以下這些疾病：虎列剌(霍亂)、赤痢(痢疾)、腸窒扶斯(腸傷寒)、天然痘(天花)、發疹窒扶斯(斑疹傷寒)、猩紅熱、實扶的里(白喉)以及百斯脫(鼠疫)。[4]這八種疾病和日本殖民政府在一八九六年於台灣規範的疾病，還有日本政府在一八九七年於本土規範的疾病，完全一模一樣。[5]值得一提的是，這八個疾病的名稱都是借自日文翻譯，而且其中至少有五個名稱根本就是生物醫學用語的日文音譯。很明顯地，中國與日本醫學現代化的推動者，在一項關鍵要點上有志一同：他們都認為應該要強調在東亞醫學的傳統宇宙中，傳染病是一種前所未有的新奇事物，無論是具體的個別傳染病，或是八個病共同構成的概念範疇。

由於這個條例是中國第一份關於傳染病的法律文件（除了海關的文件以外），因此它有效地定義了對政府而言何謂傳染病。不過，這個條例的第一條並未提供正式定義，而是列出一份由上述八個疾病所組成的清單。在第一條之後，這個條例接著規定通報（notification）的責任，強制要求所有登記在案的醫師都必須通報這八個疾病的病例。這份傳染病清單絕對算不上完整，例如肺結核與梅毒就沒有包含在內。這個條例的主要關切是急性疫病，目的在於合法化國家與醫學執業者的職責，使他們得以回應這種能夠造成社會激烈動盪的疫病。由於傳染病的概念主要是透過官方規範與公衛措施引進中國，因此「傳染病」是國家的一種法律和醫學範疇，而與「八大傳染病」一詞可以互相代換——而「八大傳染病」就是法定傳染病（notifiable infectious disease）的中國官方用語。因此在民國時期，新近引入的「傳染病」概念常被等同為具有法律地位的八大傳染病。

法定傳染病

雖然政府在一九一六年才頒布此法定傳染病條例，但在之前二十五年間逐步興起於地方和區域層次的政府控制網當中，「傳染病」早已成為其中的一員。除了把傳染病提升為政府的官方範疇之外，國家更把顯微鏡檢驗與細菌理論界定為疾病辨識的核心，從而重新定義了傳染病的概念。八大傳染病會採用那樣突兀難解的音譯名稱（不過民國政府在一九二八年重新頒布這個條例的時候，更新並且改良了這些名稱），就是要強調這八種疾病是通過細菌學說而界定的，是以代表著中國醫學史上的一個斷裂。隨著中國第一代西醫師將傳染病防治提升為他們發展西醫的新願景（見圖三・一）以及建立現代國家的關鍵工作，傳染病便被轉化為中醫最致命的弱點。

這就是為什麼傳染病防治會是一九二九年抗爭的關鍵議題。余巖在他那份著名的提案裡特別指出，由於中醫是「個體醫學」，因此完全無助於預防流行病。[6]此外，在他的原始提案裡，政府會自動授予資深中醫師特種營業執照，但是他們「不准診治法定傳染病，及發給死亡診斷書等」。[7]在一九二九年三月那場為期三日的抗爭期間，南京中醫公會向大會提案指出，為了抵禦外來威脅，中醫應該藉著從事研究以建立內部防禦力量，尤其要針對傳染病進行研究。[8]這份提案指出：

> 中醫所謂疫病者，即西醫所稱傳染病是也。中醫對於疫病，詳於治療而略於預防法，以致為西醫所藉口，故彼有開辦傳染病講習所，以訓練中醫案之提議。若同人自行整理，彼等無所藉口矣。[9]

在一九二九年的抗爭後，當國醫運動致力於促使國民黨政府制定中醫法規時，中醫當如何處理傳染病就變成一個迫切的實際問題。一九三四年，江蘇省政府率先推出一項規則，要求中醫師獲取衛生與傳染病方面的知識。在檢定考試的十四個科目當中，衛生被列為四項必考科目之一。衛生考科不及格的考生，必須參加特殊設計的補習課程。[10]此外，這項規則明確規定中醫師如果遇到傳染病的病例，必須在十二個小時內通報公安局。[11]這項規定引起吳縣中醫公會的公開批評，尤其是針對其中關於傳染病的部分。公會指出：

衛生部所規定之傳染病，如傷寒、[12]傷風、[13]瘧痢、痧豆等症，為吾中醫日常診治最多之病，恒有一日而診治數十人以上者，若欲一一報告，勢所不能。況傳染病範圍甚廣，初起症狀，間有未顯，勢難即行報告；及至症狀顯著，然後報告，是否罪屬該醫？……〔在此種狀況下，〕中醫業務，危險極矣。[14]

這項決議透顯出中醫師面對傳染病時的多重困難處境。第一，與今日的常識相反，中醫不只在治療慢性病方面廣受信賴，而且直到一九三〇年代，罹患急性傳染病的人們仍然經常向中醫求助。[15]第二，即便只是通報法定傳染病，這個動作也預設了細菌理論及其相關的診斷方法。嚴格遵守這項規定將會對中醫師造成極大的困擾。如果使用中醫的傳統診斷方法，也就是依據可見症狀進行診斷，那麼就像公會所描述的情形，萬一起初以為不是法定傳染病而之後被確認是，未曾通報的中醫師恐怕會有違法的風險。反過來說，中醫師如果試圖遵守法律，依據傳統中醫診斷方法把一件病例通報為某種傳染病，那麼一旦後續的細菌檢驗得到陰性的結果，他即有可能面對醫療過失的訴訟。鑒於這些困難，吳縣中醫公會反對將衛生列為必考科目。為了解決傳染病帶來的這些實務上甚至是行政上的困難，國醫館才會把這個領域視為其中醫科學化方案當中的第一優先，並且在一九三三年六月公布備受爭議的〈統一病名建議書〉。

統一病名以及「Typhoid Fever」的翻譯

這個高度爭議的建議書由國醫館副館長施今墨（一八八一—一九六九）寫成。[16]在探討這份文件的內容之前，我想先指出這一點：對於施今墨以及國醫館的其他領導人物而言，這份建議書所關切的絕不只是學術而已。相反的，他們認為這份文件是一個起點，目的是對中醫業建立全國統一的強制規範。施今墨以強硬的言詞指出：「如是定名已，即送館頒行，全國醫士限日一律用此統一之名，違者處以相當懲戒，後再不從則禁止其業醫。」[17]

施今墨公開地將統一病名的學術提案與強制規範的行政命令連為一體，因爲後者本就是國醫館領導人所最關心的目標。如同第五章討論過的，這些領導人一直想利用中醫科學化來將國醫館轉變為一個國家內的正式行政機構。唯有理解這份提案在促成頒布國醫條例的政治目標當中所扮演的工具性角色後，我們才能理解為何環繞這份看似學術性的提案會發生如此激烈的辯論。

在這份建議書的一開頭，施今墨就為統一病名提出一套循序漸進的詳細程序。第一步是「先詳開西醫所通行之華譯病名，分類排列成一表冊。」第二步是「取古今較要之國醫書……察其所舉病名，究為西醫之何病。」[18]施今墨提議的最後一個步驟，是檢視以下列出的傳統病名，然後決定哪些最適合做為標準病名。他接著指出：「若表冊內西醫某病項下，竟無國醫病名，或雖有而太不合科學原理者，則逕用西醫之名為統一之名。」[19]

施今墨的三步驟程序明白顯示了這份提案的目的不是在中醫的架構內統一病名，而是要為中醫與西醫之間提供一套統一的標準病名。更重要的是，組織原則是西醫的命名法。根據他提出的程序，任何一個中醫病名如果在西醫裡找不到對應名稱，就完全沒有存在的空間。為了辯護這項激進的設計，施今墨自行提出「何故必依傍西醫之病名？」的尖銳問題，並正面解答：

> 國醫館部嘗揭櫫用科學方式乎？國醫原有之病名，向來不合科學。一旦欲納入科學方

式，殊非少數整理委員於短時期內所能為力。藉曰能之，然天下事物，只有一箇真是。西醫病名既立於科學基礎上，今若新造病名，必不能異于西醫。能異于西醫，即不能合於科學。不然科學將有兩可之「是」矣。[20]

在這段文字裡，我們再度見到施今墨對於現代性論述的認同，乃至直言「天下事物，只有一箇真是」。這也是陸淵雷整理中醫案所提出的五項前提之一。在此我們可以看到，這種抽象的本體論立場，如何穿透到重構中醫疾病分類這種看似技術瑣碎但其實至關重要的決定之中。這份建議書是中醫科學化方案中最具體也最引人注目的計畫，其本質就是將中醫病名重新對應到一個才剛藉由西方科學構建而成疾病世界。

很明顯地，這種重新對應將會對中醫知識造成嚴重的破壞與犧牲。令人驚奇的是，施今墨完全無意迴避，而再度主動回答另一個尖銳問題：「何必盡破國醫原有之系統以就西醫之系統乎？」[21]為了回答這個至關緊要的問題，施今墨舉中醫內的傷寒與溫病這兩大學派為例，論證這兩種疾病的區分還有以這兩種疾病為名的學派之間，存在著何等巨大的矛盾與混亂。

溫病雖然源自傷寒傳統，但韓嵩（Marta Hanson）指出：「從十七世紀下半葉到十九世紀期間，以溫病與瘟疫的疾病概念為核心，曾發展出一個關於流行病的新論述以及一個獨特的醫學流派。」[22]於是中醫師開始激烈辯論傷寒與溫病之間的界線與關係，而這項辯論也反映了傷寒概念賴以成形的那個普世宇宙觀所面對的龐大挑戰。[23]

基於這些始於十七世紀的論點，施今墨概述了中醫師區分這兩種疾病的三種方式。第一，所有型態的熱病都應該稱為傷寒，因為熱病是由冬季的寒冷所造成的。這些熱病依據發作的特定季節而被賦予特定的名稱。熱病如果在冬季立刻發作，就稱為傷寒；如果等到春季才發作，就稱為溫病。第二種區別方式是依據病患的主觀感覺：病患如果畏寒，罹患的疾病就是傷寒；病患如果畏熱，罹患的疾病就是溫病。在第三種方式當中，這兩種疾病可以依據其病因區別，亦即這兩種疾病是由不同的「時氣」造成，例如人在春季和夏季都有可能因為反常的寒冷天氣而生病。不管採用哪一種標準，江南地區的當代醫學執業者都堅持區分傷寒與溫病至關重要，因為兩者「治法殊途，不可通假者也」。[24]

描述了這兩種疾病的三種區別方式之後，施今墨充滿自信地斷論指出，事實剛好相反，傷寒與溫病在西醫裡其實是同一種疾病：「時師診為濕溫者，(註：溫濕是溫病的一種)，乃即西醫之腸窒扶斯，其證候有太陽，有少陽，有陽明少陰，一一與傷寒論符合，故日本人譯為傷寒。國人之業西醫者，亦稱腸窒扶斯為傷寒。是濕溫即是傷寒，傷寒即是濕溫。」[25] 基於傷寒與溫溼都是西醫所謂的腸窒扶斯，因此是同一種病，但中醫卻堅持是兩種不同的病，施今墨斷定中醫太多自我矛盾，無法為一套統一的標準病名提供基礎。

這項論點最是鮮明呈現了這一點：重新對應的過程雖然看似機械化，卻勢將徹底推翻傳統疾病分類體系。就算傷寒與溫病被視為僅是兩組症狀，而不是兩種不同疾病，但只要慮及個別病患在主觀上對於冷與熱的敏感度差異，那麼這兩者仍絕非等同。儘管如此，一但遵循〈統一病名建議書〉設定的程序，把這兩種中醫疾病對應到西方疾病分類學內的疾病實體，那麼無可避免地，這兩者都會被列在「腸窒扶斯」（Typhoid Fever）這個生物醫學名稱之下。於是，中醫架構裡的兩大疾病類別在生物醫學的架構裡被迫合而為一。此一重新對應造成了一個令人困惑的結論：傷寒與溫病其實竟是同一種疾病。施今墨把這項令人震驚的結果引為他最有力的證據，證明中醫的疾病分類學毫無價值；想要創造出統一且標準化的病名別無選擇，只能「盡破國醫原有之系統」。

為了展現自己「盡破國醫原有之系統」的決心，施今墨以傷寒這個具體的個案為例來闡明統一病名的必要性，而且特別提供了附圖「國醫館審定病名錄卷一」，來示範他企圖建立的「新系統」。我首先要指出的是，此處的「傷寒」其實是指Typhoid Fever，由於此處爭議的焦點就是「病名」，所以我暫時以Typhoid Fever來取代此處名為「傷寒」的疾病，相信讀者在以下的段落中會立刻了解這樣做的用意。

在呈現這個例子時——實際上，這是他的建議書所提供的唯一的例子——他審慎說明了在統一病名後的新結構裡，Typhoid Fever所在的位置。就如圖八・一文字所顯示，在未來統一後的「病名錄」中，卷一將以「內科」開場，帶頭的是「傳染病第一」，其內的第一個傳染

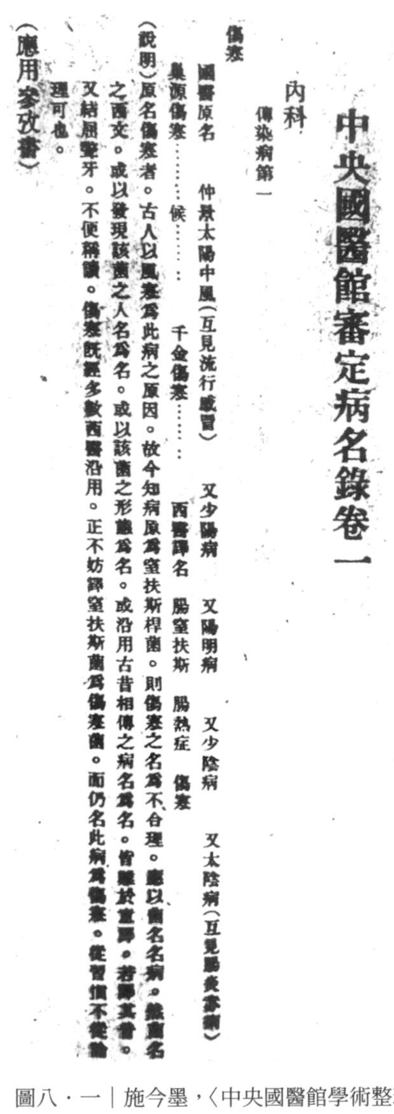

中央國醫館審定病名錄卷一

內科

傳染病第一

傷寒

國醫原名　仲景太陽中風(互見流行感冒)　又少陽病　又陽明病　又少陰病　又太陰病(互見腸炎瀉痢)

巢源傷寒……候……　千金傷寒……　西醫譯名　腸窒扶斯　腸熱症　傷寒

(說明)原名傷寒者。古人以風寒爲此病之原因。故今知病原爲窒扶斯桿菌。則傷寒之名爲不合理。應以菌名名病。然菌名之西文。或以發現該菌之人名爲名。或以該菌之形態爲名。或沿用古昔相傳之病名爲名。曾難於宣譯。若譯其音。又結屈聱牙。不便稱讀。傷寒既經多數西醫沿用。正不妨譯窒扶斯菌爲傷寒菌。而仍名此病爲傷寒。從習慣不從論理可也。

(應用參攷書)

圖八・一｜施今墨，〈中央國醫館學術整理會統一病名建議書〉，頁11

病就是「傷寒」Typhoid Fever。由於傳統中醫沒有「傳染病」這個類別，[26]因此施今墨創造出這個類別，又將其列為內科排名第一的疾病，顯示他企圖徹底重構中醫疾病分類。這是一個項革命性的努力，只是人們今日習以為常，難以意識到它的革命性。[27]下面接著的「說明」指出：「原名傷寒者，古人以風寒為此病之原因，故今知病原為窒扶斯桿菌，則傷寒之名為不合理，應以菌名名病。」[28]明顯可見，施今墨論述的出發點就在於疾病應當由其「病因」來定義，中醫「原名傷寒」的疾病的真正病因是「窒扶斯桿菌」，所以「原名傷寒」的疾病其實就是Typhoid Fever。

表面上看起來，施今墨上面這段文字的用意似乎只是要把細菌理論所定義的Typhoid Fever引進中醫的疾病分類體系。不過，要是他的目標僅止於此，那麼他挑選的名稱就應該是「窒扶斯」才是——實際上，這也正是Typhoid Fever的日文名稱。「窒扶斯」這個音譯名稱凸顯出這是一種以前不存在的新東西，但沒有挑戰傳統漢醫的疾病分類體系。但施今墨接著指出這種致病細菌的音譯名稱（窒扶斯）在中文裡既難記又難發音，所以他最後提出這項結論：「傷寒既經多數西醫沿用，正不妨譯窒扶斯菌為傷寒菌，而仍名此病為傷寒。」[29]

施今墨的提議聽起來像是為了便利而做出的合理妥協，但如此一來，傷寒這個宋以降中醫最重要的疾病類別，竟獲選擔任重組中醫時排名第一的典範。事實上，中醫師們非常正確地認識到這個翻譯將會對中醫造成災難性的後果。如果把「傷寒」一詞當成Typhoid Fever的中譯名稱，那麼這個詞彙就會成為八大傳染病之一的官定名稱，而八大傳染病不但由細菌學說定義，而且其診斷、預防與通報都受到政府與西醫的控制。在這樣的法律－醫學情境裡，西醫師將有能力控制傷寒的定義，確保這種疾病被確切理解為「Typhoid Fever」，並且被當成「Typhoid Fever」來管理與治療。相較之下，重新定義後的「傷寒」會變成一個中醫師難以理解、診斷、甚至無權治療的疾病，施今墨的此一翻譯對於中醫師將有深遠的實際與政治影響。中醫師如果接受這個提議，一個革命性的觀點就會變成廣泛流行的常識：「傷寒是一種由細菌導致的傳染病」。

將細菌學說納入中醫

在〈統一病名建議書〉引來的眾多批評當中，最著名的一項回應出自惲鐵樵。[30] 惲鐵樵絕不是完全反對統一病名；他顧慮的是傳染病的概念，因為此概念一定會涉及細菌學說的棘手問題。二〇年代初期他和余巖辯論時，論辯的焦點是解剖學，但到了二〇年代末期，他已經認定細菌學說才是中醫所面對的關鍵挑戰。這項挑戰會變得如此嚴重有兩個原因。第一，惲鐵樵指出在中醫傳統中，最欠缺系統性的是熱病，但這類疾病卻又是中醫的大本營。[31] 第二，由於西醫認定熱病的病因是細菌，因此熱病會凸顯出中西病因學間無從逃避的正面衝突。由於惲鐵樵看不出有任何方法可以調解兩者間的衝突，是以他在公開回應施今墨的建議書時，提議暫時不要把細菌學說納入中醫，並且擱置熱病的命名，以待未來深入討論。[32] 惲鐵樵建議，目前先繼續使用《傷寒論》裡的病名做為中醫熱病的統一名稱。

惲鐵樵的回應顯示，統一病名之爭並不涉及所有的病名，爭議的核心就是熱病。說得更精確一點，爭議的核心是要把傳染病這個新疾病類別引進中醫。對於支持這項爭議性提案的人而言，把傳染病這個類別納入中醫，一方面是最嚴峻的挑戰，另一方面也是最關鍵的突破。更重要的是，對於是否應該將細菌學說納入中醫的問題，這項提案引發了一場激烈的公共辯論。先前對於細菌學說和中醫的關係所進行的辯論，大都發生在少數醫師之間，幾乎沒有任何影響力；但國醫館發動的這場辯論的目標，卻是制定能夠形塑中醫未來長程發展的政府法規。就此一意義上而言，這項提案等於是針對細菌學說納入中醫所進行的一場公共辯論。[33]

相較於施今墨主張將中醫疾病重新映射入西方疾病分類系統中，以及惲鐵樵主張擱置相關討論，時逸人（一八九六—一九六六）[34]提出第三種回應。就中醫回應細菌學說的挑戰而言，他的提案也代表一種比較正面的方法。從他的觀點來看，問題的根本就在於如何能把傳染病這種新類別納入中醫的架構之中，但又不至於傷害中醫自身的完整性。為了達成這項目標，時逸人宣稱其實古代經典經常把「疫」與傷寒擺在分庭抗禮的對立位置。因此，中醫的創始人早就知道傳染病與傷寒應該被當成兩種不同類別的疾病。由於時逸人相信兩者向來被視為兩種不同類別的疾病，他針對這兩種疾病分別出版了兩本書，一本是一九三〇年的《中國時令病學》，另一本是一九三三年的《中國急性傳染病學》。如同他在《中國時令病學》的序裡指出的，他之所以要寫兩本書，就是要確保讀者不會將傷寒與傳染病混為一談。[35]可想而知，他認為把「Typhoid Fever」譯成「傷寒」極不恰當，因此他將之譯為「腸熱症」。

鑒於時逸人的目標，不難想見他的策略能贏得不少中醫師的讚許。但是他們讚許之處，頗為出人意外。當田爾康為時逸人的書撰寫書評時，他闡釋該書的論旨：「中醫能治疫，而其缺點，具有數端。西醫不能治疫，而於防疫方面，頗有不少之特長。」[36]在中醫的缺點當中，第一項是「病名不確」，因此當時流傳這麼一句話：「委之中醫看病，病人病死，亦不知因何病而死。」[37]為了矯正這種缺點，田爾康首先提議編纂一本專門收錄急性傳染病的書籍，並且採用西醫的細菌檢驗進行診斷。這正是時逸人的《中國急性傳染病學》所企圖達成的目標。第二，根據田爾康的說法，中醫缺乏消毒的概念與做法，而這種做法對於遏止傳染病擴散極為重要。第三，為了保護自己和病患，中醫師必須學習戴口罩以及隔離罹患急性傳染病的病人。對田爾康而言，時逸人那本書做出了重大的貢獻，因為該書具體分析了兩種醫學在處理傳染病上的相對長處與弱點。

再一次地，Typhoid Fever的個案最能讓我們理解，時逸人計劃如何補強中醫的弱點。時逸人將Typhoid Fever翻譯為「腸熱症」，該章一開場便介紹「本病之病原體初為埃博特（Eberth）與考后（Koch）二氏所發現，自一八八二年迦夫開（Gaffky）氏培養成功，確定為傷寒桿菌」，緊接著的幾個段落涵蓋了這種疾病的病因學、病理學與症狀學，其中的內容全都是借自當代生物醫學文獻。這些資訊後面接著一段特別的附錄：「中醫診察本病脈苔之方法」。[38]在此必須指出一個重點，時逸人從來不曾試圖以中醫的某一項疾病來對應「腸熱症」。施今墨那份充滿爭議的提案，希望在西醫與中醫的疾病名稱之間找出一對一的對應，但時逸人的目標全然不同。時逸人致力透過脈診與舌診為「腸熱症」發展出一套全新的證候。換言之，他把「腸熱症」視為中醫以往不曾處理的新疾病。此外，即便是在傳統的脈診中，時逸人也致力於證明「腸熱症」的證候與《傷寒論》裡探討的那些非傳染病截然不同。[39]

接著，時逸人論及「腸熱症」的預防措施，包括隔離病患、處理病患的排泄物、洗手以及控制蒼蠅。在詳細論述完生物醫學在理解、預防與控制「腸熱症」的所有長處之後，他才開始討論中醫提供的治療方法，包括數十種方劑與對應的症狀。總而言之，時逸人清楚說明「腸熱症」是一種由細菌學說所定義的新疾病，可以利用西方衛生措施來預防與控制，但也可以利用中醫來診斷與治療。

為了強調中國的傷寒不是傳染病，時逸人另外撰寫了《中國時令病學》一書，書中主張傷寒與溫病都源於氣候的季節變化，因此應該被視為一種獨立類別的疾病，他稱之為「時令病」。儘管他提出這樣的創新觀點，時逸人也完全明白要為中醫特別創造一種新的疾病類別，對於全球醫學界而言當然會具有高度的爭議性。即便當他自己協助創立的山西中醫改進研究會考慮採用「時令病」時，時逸人也並未大力推動這項做法，因為「迎合世界醫學之趨勢，不得不加以審慎。」[40]

雖然時逸人的策略從未成為主流，它的出現卻揭示了一種根本性的改變：中醫師開始以全新的方式想像中醫與現代科學的關係——尤其是與細菌學說的關係。我在第四章曾指出，當惲鐵樵和俞鑑泉在一九二〇年代初期發展出以氣化概念為基礎的「避地」策略時，他們也被迫接受中西醫辯論的基礎是本體論。但自此以後，像時逸人這樣的人士卻不再執著於本體論，不再汲汲營營於論辯細菌和中醫六氣的本體論地位，而改採一種以實務為判準的新作法，同時追求雙重新目標：一方面，認定細菌學說在實務上的長處是**診斷、預防以及控制**傳染病，他們致力把這些長處納入中醫當中，另一方面，認定中醫在實務上的長處是**治療**，他們也致力將之保存下來，甚至加以發展。

時逸人的做法明白顯示了這樣的轉變，也就是不再從事本體方面的辯論，而轉為基於實用目的來融合中西醫各自的長處。如此來整合中西醫，在兩種意義上具有實用性：（一）滿足政府關於法定傳染病的規範；（二）藉著消毒及其他措施避免病人感染傳染病。不過，這項方案終究具有明顯的侷限性。由於時令病與傳染病被視為彼此互斥的兩種疾病類別，而且分別敘述於兩本互不相關的著作裡，因此中西醫的關係算是「合一但又分立」。就此一意義上而言，時逸人的做法與先前的「避地」策略相去不遠，算不上是真正的解決方法。

最後我還要指出一個重點：生物醫學控制以及預防傳染病的能力，的確是由現代細菌學說及其臨床應用所帶來的一項史無前例的特長。如同哲學家科德爾．卡特（K. Codell Carter）指出的，巴斯德在一八七六年左右最早提出人類疾病的細菌學說時，曾遭到猛烈的批評，因為人們誤以爲他主張細菌是疾病的「充分原因」（sufficient cause）。換句話說，他們誤以為巴斯德聲稱只要有病原體存在，就必然會呈現出相應的疾病。但實際上，由於巴斯德從事的是實用導向的研究，因此他關注的其實是「必要原因」（necessary cause），也就是說只要特定的病因不存在，那個疾病就不會發生。用巴斯德自己的話來說，他之所以致力於發現疾病的必要原因，就是希望有能力「任意引發以及預防這種疾病」。[41]由於現代細菌學說能夠操控疾病的「必要原因」，所以它能夠發展出有效的方式來預防疾病的形成與擴散。預防的力量是現代細菌學說一項極為獨特的長處，無怪乎時逸人與田爾康都擊節讚賞其明顯可見的實務效益，從而致力於將之納入自己的醫療實踐之中。

證與病

〈統一病名建議書〉發表不久就被視為一項夭折的提案，如果不是完全失敗的話。建議書發表五個月後，國醫館就向全國各地的中醫組織宣布撤回這項提案。此外，為了表示政策上的大幅轉向，該館也撤換了整理中醫委員會裡的葉古紅、陸淵雷與郭受天等一心追求改革的醫師。[42]表面上看來，這項提案對於改革派中醫師而言的確是一大挫敗。

正當改革派被迫認識到統一病名有多麼困難之時，有些中醫師已開始考慮另一種可能性，就是整合中西醫時，根本不要以疾病為出發點。如同他們指出的，中醫的長處不在於治「病」，而是在於治「證」。

由於這項論點後來成為誕生於一九五〇年代的**傳統中醫**（Traditional Chinese Medicine）所秉持的基本教條，因此我們當注意到，在〈統一病名建議書〉於一九三三年夏季引發辯論之前，幾乎不曾有過任何中醫師以這種方式描述中醫。舉例而言，張贊臣為「統一病名案」特刊寫了一篇導論，其中指出這項改革方案的一個核心問題，就是中醫的「病症病名之混淆」。[43]

張贊臣的短文揭露了兩個重點。第一，他沒有使用「證」這個字，而是使用「症」這個同音字，意為「症狀」。[44]第二，正因為張贊臣抱怨病名與病症的混淆狀況，因此可以明白看出——至少從他的觀點來看是如此——中醫也注重治病，而不只是治證（不論是症狀的「症」還是證候的「證」）。如同蔣熙德（Volker Scheid）指出的：「在很長的時間裡，尤其是從漢朝到唐朝期間，最重要的診斷分類都是病而不是證。」[45]即便在證候於宋朝重新出現，成為儒醫的關注焦點，並且就此成為中醫的決定性元素之後，[46]疾病概念在中醫的理論與實踐當中還是持續扮演著核心角色。直到一九二〇年代晚期，沒有任何跡象顯示有人主張中醫並不關注疾病。此外，也沒有任何持續性的努力去釐清疾病、證候與症狀三者之間的疆界。

正如同第四章所分析的「經驗」論述，病與證之間的對比也是受到日本漢醫的著作所啟發，尤其是渡邊熙著作的中文譯本。渡邊熙自己坦承指出，他之所以決定由西醫轉攻漢醫，就是因為失望於西醫缺乏有效的療法。他在二十世紀初到德國唸書，當時正值德國科學醫學的巔峰，結果發現德國醫學「在療法與藥物方面毫無成果」。[47]為了突顯自己對現代醫學的幻滅，渡邊熙引用了一句話，據說出自維也納現代醫學院創辦人暨一八四〇年代治療虛無主義（therapeutic nihilism）倡導者斯科達（Joseph Skoda；一八〇五—八一）：「病之治與不治，非醫者所宜問，吾人目的在得智識，不在乎治療。」[48]如同渡邊熙自己所承認的，他這句話引用得並不精確。實際上，這句話也許是以意譯方式改寫斯科達的這句名言：[49]「我們雖然能夠描述與診斷疾病，卻不敢認為自己能夠藉由任何方法予以治癒。」[50]

在《和漢醫學真髓》這部著作裡，渡邊熙以一整節的篇幅批評「斯科達的錯誤意見」。在前述的那句引文之後，渡邊熙評論指出：「其與吾素志相違，且與我祖先以來東醫術之精神正相反對也。」[51]當他的文章與書本於一九二〇年代晚期與一九三二年譯入中文世界之後，這句對於治療虛無主義的尖銳批評受到了不少中醫領導人物所引用，包括章太炎、[52]陸淵雷、時逸人，[53]還有極度保守的吳漢遷。[54]他們各自以不同的方式從這篇文章裡獲得啟發，尤其是渡邊熙對「斯科達的錯誤意見」的批評。

章太炎強烈地反對斯科達的立場，為此，他改寫了渡邊熙號稱從斯科達著作翻譯而來的那句話，並導出全然相反的結論：「醫者，以療病為任者也，得其療術，即病因可以弗論。」[55]毋庸諱言的是，斯科達受到渡邊熙與章太炎抨擊的治療虛無主義是八十年前的遺跡，完全無法代表一九二〇年代晚期的當代生物醫學。[56]儘管如此，對於致力想要在中醫與現代科學醫學之間刻畫出一條新疆界的中醫師而言，斯科達的這句話卻十分有用。由於目標是畫分疆界，章太炎所強調的對比並不是斯科達原先提出的診斷與治療，而是病因與治療。

正是為了反對生物醫學對於病因的強調，章太炎才發展出一個新說法：中醫療法的關注點在證，而不在病。章太炎為陸淵雷的《傷寒論今釋》作序，而在文中闡述了兩者間的分立對比。章太炎強調指出，研讀《傷寒論》的兩大重點之一，就是要理解疾病的傳統名稱——諸如傷寒、中風、溫病——都不是以病因為依據，而是根據病患身上的「證候」。[57]病因與證候的差別非常重要，因為「今遠西論熱病者，輒以細菌為本因。」[58]換句話說，適切理解《傷寒論》的證候概念，將可以為中醫提供迴避細菌學說威脅的鎖鑰。

陸淵雷這本書的誕生脈絡很有助於理解證病對立的歷史源起。首先，章太炎提出這項對立並不是想描述中醫的本質，而是為了闡釋《傷寒論》一書的本質。就這個意義上而言，證的概念與這部古代經典密不可分。第二，陸淵雷這本書其實是由湯本求真的《皇漢醫學》擴充而來。如同第四章探討過的，章太炎利用湯本求真的這部著作主張《傷寒論》構成了中醫當中的「經驗傳統」，從而把《傷寒論》的地位提升至《黃帝內經》之上，成為影響深遠的中醫經典。[59]對於章太炎與陸淵雷而言，《傷寒論》的兩大特點——「經驗主義」以及聚焦於治療證候與症狀——相互呼應、相輔相成，而且都受到日本《傷寒論》的研究所啟發。正是在回應生物醫學疾病概念的歷史過程中，《傷寒論》躍升界定中醫核心特點的經典，而這項特點就是「辨證」。

最後，建構證候概念時的對立面並不是一般泛泛而言的疾病概念，而是西方新近發展出來的本體論的疾病概念（ontological conception of disease），其以具體特定的病因來定義疾病。

因此，突然之間，中醫界出現了一體兩面的兩個現象。一方面，有些中醫師突然意識到中醫長久以來都「混淆」了症狀與疾病；另一方面，面對西醫強調病因學，渡邊熙與章太炎都開始強調證候，企圖以此來為中醫辯護。這兩者都是中醫師對於西醫新發展所做出的反應，因為那項發展強化了疾病與症狀之間的區別。如同醫學史學家沃博伊斯（Michael Worboys）指出的：「細菌學說與後來的細菌學，都被視為是促成西醫疾病概念大轉變的重要因素：也就是從藉由症狀來界定疾病轉為依據過程與肇因來界定。」[60]由於這項歷史轉變，「疾病被視為超乎在個別男女身上出現的病症，而可以、也應當被視為具體存在的實體」，從而催生了**疾病具體特定性**（disease specificity）的本體論概念。[61]雖然今日我們將疾病具體特定性的觀念視為理所當然，但是根據醫學史家羅森伯格（Charles E Rosenberg）的分析，疾病具體特定性革命所造成的文化衝擊，其實不下於「牛頓、達爾文或佛洛伊德革命所造成的影響」。[62]就是為了回應西醫的疾病具體特定性革命，證與病的對立才會興起於東亞傳統醫學之中。

「辨證論治」的史前史

在一九三〇年代被迫認真看待疾病的細菌學說之後，改革派中醫師才開始意識到自己這次面對的挑戰並不只是把一種新的疾病理論——例如病理解剖學——納入中醫病因學裡而已。接納細菌學說意味著徹底地重新思考疾病的本質，轉而接受以病因（細菌）來界定疾病。雖然中醫師可以宣稱中醫同樣是藉由病因來界定疾病——只不過是採取不同種類的病因，例如「寒」與「風」[63]——但章太炎沒有這樣主張，而是提出一種革命性的新想法，指稱中醫是以一種根本上不同的方式界定疾病，也就是「證」。[64]

藉由這項革命性的想法，章太炎創造出一項影響深遠的策略。他雖然拒絕接受施今墨所提議的做法，[65]卻也不希望中醫一直在細菌學說設定的戰場上頑抗。他寧願放棄這場戰役，公開承認中醫不知道病因，因為他和渡邊熙一樣，想要強調醫學的真正目標以及中醫的真正長處就是其治療方法。[66]中醫的理論在某些面向上雖然可能不正確，卻還是能夠有效治療許多疾病，包括致命的傳染病。重點不在於哪種醫學理論能夠找出疾病的真正肇因，而是在於哪種醫學能夠提供有效的治療方法。因此，他主張任何疾病概念的價值都應該由其臨床功能判斷；換句話說，就是依據其治療疾病的效果。

章太炎強調治療重於病因，這個論點出現在一個特別有利的歷史時刻。雖然疾病具體特定性在十九世紀晚期已是廣獲接受的概念，但與此密切相關的**具體特定療法**（specific cure；亦即專門針對疾病的具體特定肇因所施行的治療），儘管在柯霍（Robert Koch；一八四三—一九一〇）於一八九〇年培養出結核菌素以來就受到熱切期待，卻遲遲未能實現。直到一九三〇年代，具體特定療法仍只有兩項著名成就：在一九〇一年獲頒史上第一座諾貝爾醫學與生理學獎的德國生理學家馮貝林（Emil von Behring；一八五四—一九一七）在一九一三年研製出白喉抗毒素；還有埃爾利希（Paul Ehrlich；一八五四—一九一五）與他的日本學生秦佐八郎（一八七三—一九三八）在一九〇九年研製出用於治療梅毒的「化合物六〇六」，又稱為砷凡納明（Salvarsan）。砷凡納明非常接近於埃爾利希心目中的「神奇子彈」（magic bullet），因為這種藥物可讓醫師不必再嘗試治療病人的全身。無怪乎龐京周在他的「上海醫藥形勢圖」中會提及這兩種療法，並且強調有些中醫師也採用了這些廣受歡迎的西醫療法。這些傑出成就體現了具體特定療法的理想——既然疾病有具體特定的肇因，所以最合理的療法必定是針對造成疾病的原因。

醫學史學家艾克納希特（Erwin H. Ackerknecht）雖然把埃爾利希的化學療法稱為「本〔二十〕世紀數一數二的重大成就」，卻也指出：「但儘管如此，在埃爾利希去世之後的二十年間，這個領域卻變得一片荒蕪，而且幾乎因為毫無希望而遭到廢棄。……要找到有效的抗菌藥物似乎是不可能的事情。」[67]這種低迷的狀況一直持續到一九三〇年代晚期，當時科學家先是研發出磺胺類藥物，接著又研製出盤尼西林，從而促成了抗生素時代的誕生。鑒於這個歷史背景，當統一病名之爭在三〇年代初期展開時，中醫師確實有理由主張疾病具體特定性未能帶來有效的療法，而中醫可以提供許多療法。

就是在這個歷史關頭，改革派的葉古紅寫下了本章開場的那篇文章〈傳染病之國醫療法〉。他追隨章太炎強調中醫療效的策略，更進一步解釋中醫為什麼在對於細菌——也就是疾病的真實肇因——一無所知的情況下，仍然能夠提供有效的療法。身為日本京都帝大醫學院的學生，葉古紅非常清楚具體特定療法的低迷狀態。他指出，除了化合物六〇六與九一四這兩種有效的梅毒藥物之外，西醫沒有發現任何能夠「直接滅菌抗毒」的合成化合物。[68]其他各種西醫療法，例如疫苗療法與抗毒素療法，則是藉著把毒素或細菌注射到人體內，以便引發人體的「天然抗毒力」。葉古紅闡釋如下：「由是言之，滅菌抗毒，雖西醫亦全賴人體或動物之天然能力，藥物無直接效用。吾用國醫古方治傳染病，亦於種種方面助人體天然抗毒力之增長耳，豈用風寒藥以冀其滅菌消毒哉？」[69]

正如這段文字所揭示的，葉古紅挪用了西醫的抵抗力概念，藉以說明中醫療法何以有效。葉古紅雖然沒有提到特定的人名，但他指的可能是布希納（Hans Buchner；一八五〇—一九〇二）率先提出的觀念，認為人體具備天然抗體以及對於疾病的「天然抵抗力」。[70]基於這項生物醫學觀念，葉古紅主張中醫向來都致力於強化身體的天然抵抗力，也就是中醫所稱的「正氣」。[71]

葉古紅並不主張細菌學說與中醫不可共量，相反地，他在醫療科學這個充滿異質性與分裂性的領域裡，致力找尋中醫潛在的盟友。藉著與抵抗力概念結盟，他能夠同時達成兩個目標：他可以一方面擁抱能夠指認病因的細菌學說，另一方面又堅稱中醫雖然不知道這個病因，卻仍然能夠提供有效而珍貴的療法。對於中醫師而言，只要大家願意接受西醫的「抵抗力」的概念，他們就可以公開而正式地接納細菌學說。

正是為了保存中醫的療法，改革派的中醫師才會覺得有必要釐清「證」的概念，因為傳統用法並未明白區分疾病、症狀與證候。強調「證」的新概念當然是有歷史根源的，最明顯的就是《傷寒論》。這部經典裡提倡的療法含有幾個相關的步驟：辨識了疾病種類之後，「接著把疾病分析為由特定症狀與徵象所組成的證。……那些證常會以其治療藥方為名(例如「小柴胡湯」證)」。[72]無獨有偶，渡邊熙也強調中醫經常以藥方名稱當做疾病名稱。[73]舉例而言，聲稱一名病患罹患「小柴胡湯證」，意思就是說這名病患的病症可以用小柴胡湯治療。

要理解「證」的概念在保存中醫療法上的功能，且讓我們再次拿傷寒做為一個具體例子。如果中醫師接受施今墨那份充滿爭議的提案，以生物醫學的「病因」來界定傷寒，也就是把傷寒等同於「Typhoid Fever」，那麼他們立刻就得面對傷寒與溫病間無解的衝突。但反過來說，如果中醫師把重點放在治療，而願意珍惜達成治療效果的不同方式，就有充分的理由去保存中醫的兩種學派，因為兩者能夠治療不同的「證」。在此處必須指出的是，推論的邏輯已徹底翻轉。這些中醫師之提議保存證的概念，不是因為證能夠真實呈現疾病，而是因為證是使用這些療法的必要工具。

這種證的概念以及對於療法的強調，相當接近於「辨證論治」——幾乎每一本傳統中醫的現代教科書都以這句話解釋診斷與療法之間的直接關係。但如同蔣熙德所記錄的，直到一九五〇年代之後，人們才開始用這句話來描述中醫臨床實踐的本質。[74]艾里克（Eric I. Karchmer）指出，這句話在一九六〇年代得到進一步的落實，當時的《中醫診斷學》這本教科書就詳盡地列出一系列的證以及相關症狀。[75]就我所知，民國時期沒有人以全然相同的方式使用「辨證論治」這句話，儘管其概念內容和用語已然存在，而且彼此之間也已經連結起來。根據一九三〇年代的討論，「辨證」是基於「論治」、也是為了「論治」，亦即「辨證」是達成「論治」的手段。直到今天，中國教育機構所教導的傳統中醫仍採取這種思路。舉例而言，醫者必須有能力診斷出病人罹患小柴胡湯證，之後才能夠以小柴胡湯來治療。

渡邊熙以類似的說法把和漢醫學的治療方式概述為「對證投藥」。[76]在這兩種說法當中，真正有價值而值得優先保存下來的東西乃是實際療法，而不是傳統醫學的「理論基礎」。就這個意義上而言，「辨證論治」不只是表達了一種另類疾病理論而已。在哲學的層次上，「辨證論治」代表著於再現主義的實在論（Representationist Conception of Realism）之外，一種不同的實在論的興起。

由於當時的中醫支持者將辨證論治當成一種防禦性的策略，因此從沒想過將其提升為一項足以和余巖的再現主義的實在論分庭抗禮的哲學。我所謂的「再現主義的實在論」，指的是一種在今日居於支配地位的、常識性的科學哲學。該哲學認為科學活動的目的像是拿一個鏡子照映某事物，使該事物在鏡中呈現出完美無缺的影像，彷彿像是在鏡中「再度出現」，因此稱為「再現」，而整個過程完全沒有擾動被再現的事物。從這個觀點來看，理論概念的功能是再現已然存在於永恆實在界裡的物質實體。由於概念的唯一功能就是盡可能精確地再現那些實體，因此如果一個概念竟然在那個實在界裡找不到任何對應的指涉對象，那個概念就完全沒有價值。余巖對於中醫影響深遠的批評，就是立基在這個哲學傳統上，不管他批評的對象是陰陽、氣化，還是經脈。自從西醫在十九世紀晚期的具體特定性革命中發展出本體論的疾病概念之後，疾病也變成一種本體論的實體，而中醫則因此遭到指控未能正確再現這種實體。

實際上，創造出辨證論治這種觀念的目的，就在於超越這種再現主義的實在論的侷限。對於倡導辨證論治的人而言，重點在於理論能幫助他們做到什麼實際的事？例如，如果他們藉由中醫的證來診斷疾病的話，他們能夠提供什麼樣的治療？在這個意義上，他們與理論概念的關係相當接近於哲學家伊恩．哈金（Ian Hacking）所謂的介入式實在論（Interventionist Conception of Realism）。哈金指出：「只要你能將此當成工具而創造出物質性的效應，那麼它就是真實的。」[77]基於此觀點，真實與否的判準不是「再現」外在的實在界，而是「介入」與改變當下的世界。隨著辨證論治的發展，中西醫之爭的重點也發生重大轉移，由哪種醫學比較能夠如實地再現實在界，轉變為哪種醫學能夠為治療當下的病症提供比較有用的工具。這兩種競爭型態的差別極為巨大，因為後者使中西醫間不再必然是一個零和賽局。

結論

辨證論治並不是中醫自古以來就有的決定性特徵。恰恰相反，這個觀念興起於一場歷史性的鬥爭之中，並受到以下四項歷史發展的形塑。第一，西醫本體論的疾病概念——尤其是疾病有具體特定性的病因概念——為中醫帶來巨大的威脅；第二，在日本啟發下，中醫發展出一個策略，強調中醫治療的實效，而避免與西醫支持者進行本體論的辯論；第三，在政治層面，中醫師需要將法定傳染病（由細菌學說定義）納入中醫學說；第四，在實質效益層面，把預防、消毒、控制與治療傳染病的生物醫學納入中醫，臨床上可以帶來很大的實效。在這些威脅、利益（包括政治與臨床利益）與創新的交引互動之下，中醫師發展出辨證論治這個新作法的雛形。儘管如此，但因為他們當時尚未以現今「傳統中醫」（TCM）所熟知的「辨證論治」這四個字表達此一觀念，更沒有權力為其賦予國家標準的地位，所以我把這個階段稱為辨證論治的史前史。[78]

辨證論治有三個重要特徵源於一九三〇年代。第一，辨證論治的發明者刻意避免在本體論上與西醫進行論戰，更刻意不把中醫形塑為一套與現代細菌學說不可共量的體系。[79]實際上，無論是把細菌學說排除於中醫之外（惲鐵樵），還是把傷寒建立為一種「時令病」的新類別，從而獨立於生物醫學體系之外（時逸人），這兩項提案都被中醫界拒絕了。由於大多數改革派中醫師都能欣賞細菌學說在診斷、控制以及預防傳染病方面的長處，因此他們願意為一項務實的目的——讓中醫成為國家醫療體系的一員——而接納細菌學說，儘管也許只是選擇性與局部的接納。他們沒有以本體論為由來抵制細菌學說，而是發展出借重細菌學說的長處並與之協商的策略，以便獲得最大的政治與臨床利益。換句話說，辨證論治之所以會成為中醫的現代發展的重要成果，部分就是因為它汲取了疾病的細菌學說以及現代醫學的具體特定性革命。

第二，由於辨證論治強調治療實作的價值（相對於知識與再現），因此它具有潛力超越再現主義的實在論。藉由這種做法，中醫師不必受困於現代性架構之內、被迫從事本體論的論爭，而能夠繼續保存以及發展他們的治療方法當中具有價值的面向，儘管無法確認「證」的本體論。在那時，「辨證論治」的意涵與今日極為不同，當時的關鍵點不在於證與病的對立（這種對立很容易被錯誤解讀為一種不可共量性），而是在於突出臨床實作以及治療的實用性價值。換句話說，辨證的目的不在於忠實再現疾病本體與現象，而是在採取行動，藉由提供治療而轉化疾病。此外，如此一來，證的概念不屬於由再現主義的實在論所界定的那個世界的一部分，因此便不再與本體論的疾病概念處於零和賽局當中。於是，這兩種醫學典範便得以共存而不至於互相牴觸。在前一時期，兩種醫學會被鎖死在再現主義的現代性空間之內，但辨證論治打開啟了一個非現代性的空間，讓他們能夠在臨床實踐的層次上彼此共存、互相學習、交流互動。

第三，辨證論治證明了接納細菌學說不必然需要全盤毀棄中醫。正因此，辨證論治有一個重要的功能，就是可以於保存中醫師們認為中醫最有價值的特長。當然，人的評價有可能是錯的，而且他們關於中醫的哪些元素最有價值的想法，也極可能會隨著外界環境的推演而改變。舉例而言，人類的主要死亡原因在十九世紀是急性傳染病，但是隨著死亡率的持續下降，到二十一世紀已經變成是慢性病。相對於這個歷史鉅變，中醫被認為有價值的面向當然也會變得極為不同。重點在於是否願意相信中醫裡存在著某些值得精心保存與創新發展的珍貴元素。一言以蔽之，備受爭議的中醫科學化方案的核心其實是下列問題：中醫多有價值？有價值的元素究竟位於何處？而且，就實現中醫的這些價值而言，什麼才是最適切的方法來進行科學研究或將中醫納入國家醫療體系之中？以下兩章就要探究這些問題，而最後一章「與現代中醫一同思考」，將系統性地反思價值這個極其重要的問題。

CHAPTER 9 以研究設計做為政治策略：新抗瘧藥物常山的誕生

一個研究上的異例（Research Anomaly）

自一九二〇年代以降，中醫擁護者曾面對一系列現代性論述，其中他們最少反駁的是這個說法：中藥只是「草根樹皮」、來自於自然界的原料。雖然這句話的用意在於把中醫貶抑為原始狀態，卻也暗示其中蘊藏著有價值的元素，尚未受到誤謬的理論所敗壞。由於那時許多人都把中醫視為笑柄與中國落後的象徵，即便是這麼一項貶抑性的說法，也有助於提醒人們中醫並不是全然沒有任何價值。更有甚者，在科學家成功地由中藥麻黃（*Ephedra sinica*）中萃取出麻黃素後（探討於第四章），這項世界知名的發現使**國產藥物科學研究**的計畫變成全國的共識，獲得中西醫之爭的兩造共同熱切支持。美國科學促進會在一九六〇年指出：「藥理學在共產中國具有崇高地位，該國對於藥理學的強調可能勝過世上其他任何國家。」[1]可見這項研究計畫在民國時期與共產時期所獲得的支持。此外，當中國科學家於二〇一一年史無前例地贏得有「美國的諾貝爾獎」之稱的拉斯克獎（Lasker Award）時，獲獎的研究又是一個關於中藥的研究，就是從中藥青蒿裡發現能夠治療瘧疾的青蒿素。四年之後，該研究更為屠呦呦贏得二〇一五年的諾貝爾醫學獎，也是首次由華裔科學家榮獲此醫學研究的最高榮譽。

在許多中醫批評者眼中，國產藥物科學研究享有獨一無二的特殊地位，因為它是中醫科學化這項飽受爭議的方案中，唯一可以被接受的做法。相較於其他科學化方案明顯地可能會促成「雜種醫」的滋生，科學家相信這項研究計畫能夠一方面證實中醫當中的有效元素，同時又遏阻中醫當中的腐敗性元素。就這個意義上而言，國產藥物科學研究符合中醫批評者為中醫科學化方案所設定的功能——「以科學消滅中醫」。[2]這句措辭強烈的陳述提醒了我們，當國醫館於一九三一年成立之後，鬥爭雙方都同意藉由中醫科學化的研究結果來決定中醫的命運。在這樣歷史情境裡，國產藥物科學研究計畫將無可避免地會同時扮演兩種角色：一方面是以中藥為對象的研究計畫，另一方面則是中西醫之爭的政治策略。

由於這項研究計畫扮演著雙重的角色，有些問題便一定會浮現：一個設計來遏制中醫的政治策略，怎麼可能又同時是一個成效卓著的中藥研究計畫？問得更具體一點，這項研究計畫在民國時期的兩大成就——發現麻黃素，以及證明常山的抗瘧效果——究竟是怎麼達成的？最後一個問題是，反過來說，研究計畫的成果又如何轉變了中西醫之爭的政治環境，進而影響大眾對於中西醫關係的看法？這些問題要求我們超越文字的世界，而把目光投向行動的世界，因此本章將致力於描述科學實驗室如何把不可預測而富有創造性的力量引入現代中醫史之中。

為了回答以上的問題，本章將探究這項研究計畫在民國時期的第二個重大成就，也就是在一九四〇年代的常山研究。這項研究翻轉了當時的一般認知，證明中藥確實能夠治療傳染病，儘管中醫並不曉得傳染病的肇因是微生物（見第八章的引言）。此外，由於常山的抗瘧效果獲得科學證實，這項科研成果便為一九六〇年代共產黨政府在中藥裡找尋抗瘧藥的計畫鋪好了路，[3]終而造就了榮獲諾貝爾醫學獎的青蒿素研究。

我選擇聚焦於常山的案例，不僅是因為這是世界級的成就，更因為這個案例在國產藥物科學研究的傳統裡，其實是一個不符常理的異例（anomaly）。[4]常山研究雖然常被頌揚為該項計畫的兩大成就之一，卻絕不是這項研究計畫的典型代表。直白地說，就是因為當時的研究者違反了標準研究準則（research protocol）的部分關鍵程序，他們才能夠那麼快速又有效率地證明常山的抗瘧效果。因此，常山這項「異常案例」（anomalous case）突顯了關於中醫的科學研究當中一項經常受到忽略的辯論，就是研究準則的設計。直到今天，在傳統醫學的科學研究中，這項辯論仍然具有核心重要性。

為了把常山的案例提升為對於國產藥物科學研究的批判性反思，尤其是對於研究準則的設計與其政治效應的反思，本章中我援引了**科學與技術研究**（Science and Technology Studies）的成果，尤其是由拉圖（Bruno Latour）、卡隆（Michel Callon）與約翰．勞（John Law）所發展出來的「轉譯」（translation）概念與行動者網絡理論（actant-network theory）。[5] 拉圖以「轉譯」的概念來挑戰將科學的「內容」（content）及其「脈絡」（context）一分為二的思考方式。他認為，科學家根本不是被動地任由「脈絡」來決定自己的研究，他們常主動地建立自己的社會技術網絡（social-technical network），進而爭取盟友。第二，在建構網絡的過程中，所謂的「脈絡」會不斷地遭到移位與轉化，因此我們永遠無法以科學的「脈絡」來解釋科學的「內容」。第三，為了強調非人物件（nonhuman objects）在「連結」人群時所扮演的角色，拉圖與他的同事將這種分析架構稱為「社會技術網絡」。這種對於非人物件的強調，反映了科學與技術研究對於人文與社會科學所帶來的重大貢獻；這個研究取徑致力於突顯出行動者可以藉由把新物件帶入網絡裡，從而重構身處其中的社會技術網絡。如同拉圖貼切指出的：「我們生活在由人所組成的社群之中，但它的社會連結（social bond）卻是來自在實驗室裡製造出來的物件。」[6] 為了超越傳統上把中醫視為一種象徵或文化體系的理解方式，本章聚焦於一項實驗室研究，從而突顯中醫的物質性（materiality）與中藥的能動性（agency）。

藉由這套分析架構，我指出這個研究之所以能夠成功，關鍵就在研究者沒有把常山等傳統藥物視為「來自於自然界的原料」，而是當成以實作（practice）為基礎而製造出來的，並依存於中醫的社會技術網絡的物件。說得更精確一點，他們認為常山是一個曾經過時間考驗與精心研究的藥物，並且基於此信任而勇於做出創新的研究設計。藉著突顯研究設計（research design）在形塑中醫現代史上所扮演的關鍵——但至今被忽略——角色，常山的個案可以帶給我們兩個啟發。第一，此個案揭露出國產藥物科學研究所扮演的政治角色：也就是在一九二〇年代中西醫被當成現代性的分立（modernist divide）之後，此研究計畫持續在實作上重新強化並協商中西醫間的關係。第二，此個案也證明中醫與科學之間的關係絕非注定是互相對反，或是零和賽局。實際上，中醫與科學的關係取決於人們在實作上如何將兩者「關聯」起來，像是如何為國產藥物科學研究與其它中醫科學化方案來設計合適的研究準則。為了突顯這個案例的理論意義，我選擇以一個議題當成本章的標題：「以研究設計做為政治策略（Research Design as Political Strategy）」。

國產藥物科學研究

中藥最先引起公眾注意時，主要是由於經濟民族主義的訴求，與麻黃素的研究突破沒有什麼關係。如同第五章探討過的，當中醫支持者在一九二九年三月十七日集結起來展開國醫運動之時，會場的兩幅巨聯明白表述了他們的主要目標：「提倡中醫以防文化侵略！」以及「提倡中藥以防經濟侵略！」[7]為了爭取盟友，中醫支持者同時訴諸文化民族主義與經濟民族主義。透過把中藥描述為「國貨」，中醫支持者不只能夠爭取傳統藥業的從業者，也可以爭取到原本不關心醫學鬥爭的國貨運動支持者。興起於二十世紀初的國貨運動，敦促民眾拒絕洋貨而購買國貨，以此抵制帝國主義並表達民族情感。[8]這個運動在一九二五年的五卅慘案之後愈趨激烈，並在一九二八年後獲得國民黨政府支持，無怪乎中醫支持者會在這個節骨眼上試圖和這項廣受支持的運動結盟。於是，中醫師在報紙上的宣傳聚焦於廢止中醫此「國貨」的經濟後果。中醫師的宣傳文章指出，中醫一旦遭到廢止，西藥公司就會接手整個市場，從而大幅增加中國的貿易赤字。

西醫師不太在乎文化民族主義者批評他們毀棄「國粹」，卻以非常認真的態度看待經濟民族主義的問題，非常介意於自己被指控為西醫的買辦。[9]為了突顯自己對這兩種民族主義所抱持的不同立場，他們強調「中藥」與「國產藥物」的不同。在他們的觀點中，「中藥」這個詞語本身就大有問題。所謂的中藥其實是「草根樹皮」，是來自於自然界的原料，和中國文化或中醫理論完全無關。他們雖然否認中藥與文化民族主義之間有任何關聯，卻承認有些中藥對於經濟民族主義的重要性。我在此之所以特別強調「有些」，因為就如有些中醫批評者所指出的，許多所謂的中藥根本不是源自於中國，[10]而且有些中藥實際上也不再是中國生產的，而是從外國進口。[11]更糟的是，根據中國海關的一份報告，進口「中藥」——包括西洋蔘、日本蔘、犀牛角等等——所造成的花費，實際上比購買西藥的費用還多出一百萬美元以上。[12]因此，中藥能否算是國貨其實大有問題。這樣一來，如果說西醫有推廣「洋貨」的罪責，那麼看起來中醫也不遑多讓。

為了強調只有一部分中藥可以視為國貨，余巖於是創造了「國藥藥物」一詞。相較於只是高呼國貨運動的口號「中國人用中國貨」，西醫師宣稱他們能做得更多，可以把國產藥物賣到世界各地——只要他們能成功地利用這些國產藥物製造出現代藥品。在西醫的想像中，如果這項科學計畫能夠成功，許多人或許就會轉而支持西醫，像是中藥業的工人、[13]國貨運動的擁護者，乃至文化民族主義者。

非常幸運地，麻黃素的科學研究所獲得的成功，即時地支持了他們想像中最理想的劇情。根據陳克恢所言，當他們證明麻黃素可以用於治療氣喘病之後，麻黃就立刻變成全球市場上的搶手貨。陳克恢在論文裡列出一幅表，顯示出口到美國的麻黃數量的驚人成長，甚至還附上一張照片，畫面裡是個開心的中國工人，手上拿著一把鏟子，站在一堆麻黃上方。陳克恢在下方以文字說明：「許多人找到了年度採收麻黃的新營生。這種生藥從中國大量運往世界各地，以供製造麻黃素。」[14]由於麻黃素的案例具體證明了國產藥物能夠對經濟民族主義的政治目標有所貢獻，是以變成國產藥物科學研究的原型。

第一階段：跨越入門障礙

由於麻黃素療效的成功研究，自二〇年代中期起引發了國內外研究中藥的熱潮。不過，在接下來的十幾年之間，卻再也沒有可堪比擬的成果。當中國最重要的科學期刊在一九四九年刊出一篇名為〈三十年來中藥之科學研究〉的文章時，作者把一九四〇年代的常山研究讚揚為這個領域第二重要的成就。[15]

除了時間上相隔二十年之外，麻黃與常山這兩個研究所處的環境更是天淵之別。麻黃的研究誕生於聲望崇高的北京協和醫學院，常山的研究卻是始於中國西南部山區一間毫不起眼的學校醫務所。常山研究雖然從未獲得與麻黃研究類似的國際關注，但這項研究的成功卻促成政府出資成立中國特效藥研究所以及金佛山中藥實驗農場。

不同於其他大多數的中藥研究，常山的研究乃是由陳果夫這位中醫的熱切擁護者所推動、記錄，以及正式支持的。如同第七章指出的，陳果夫與他的弟弟陳立夫在成立國醫館以及將中醫科學化確立為該館使命的過程中扮演了關鍵角色。雖然沒有任何歷史研

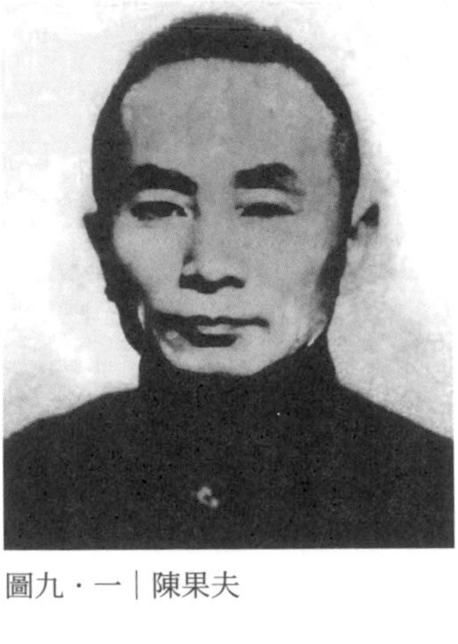

圖九・一｜陳果夫

究記錄陳果夫對於確證常山療效的貢獻，但他卻認為自己扮演了開創性的角色。由他的眼中看來，常山的科學發現史大體上可以劃分為兩個階段。極其重要的第一階段發生於一九四〇年，當時陳果夫把一份治療瘧疾的中醫處方送到了中央政治學校的醫務所。這份處方總共包含七種藥物，其中之一是常山；藥方被送進醫務所之後，就幾乎完全是由科學家與西醫師處理了。要評價陳果夫的貢獻，就要回答一個問題：要讓常山進到那間醫務所，會不會遇到很大的障礙？

對於史學家而言相當幸運的是，陳果夫對自己的貢獻深感自豪，還寫了一部以常山為主題的教育電影劇本。[16]他的劇本詳細敘述了這份不知名的處方如何啟發了後續的科學研究。仔細閱讀這部劇本，我們可以瞭解陳果夫認為自己在這段歷史當中扮演了什麼角色，特別是要把常山引進生物醫學網絡時，主要的障礙是什麼。

常山研究的第一階段看起來簡單明瞭。根據陳果夫的回憶，故事的緣起是一名學校警衛在重慶當地的報紙上看到一份治療瘧疾的處方。不久之後，這名警衛就把這份處方抄寫了好幾份，分送給包含陳果夫在內的教職員。陳果夫描述了接下來的發展：

那時，醫務所程所長佩箴，正在第三處陳主任（果夫）辦公室中，為陳主任注射藥針。工作之際，告以奎寧丸市價飛漲，顧慮今後供應或有缺乏，則學校為學生治瘧，將感困難。陳主任詢其何不用國藥治之？程所長以不知中國藥中何者治瘧有效，因答以不能用。[17]

這段對話至少透露了兩個重點。第一，過去數十年來中醫支持者一再警告國民黨政府的危機，終於成了真實的威脅。為了把中醫連結到值得國家關注的重大問題，他們早就警告說，中醫如果遭到徹底消滅，那麼一旦有某些西方藥品出現短缺，國家就會因此陷入嚴重危機。[18]不論他們提出這項論點時顯得多麼危言聳聽，那正是中國在一九三〇年代末期的真實處境。當時國民黨中央政府已撤退至中國西南省分，由於該區域瘧疾盛行，許多政府官員與軍事人員都已染病。在此同時，日軍已經占領印尼，導致同盟國喪失了全世界百分之九十的奎寧供應。[19]為了因應這場危機，早在陳果夫展開常山的研究之前，就已經有一群科學家在中藥裡找尋奎寧的替代品。[20]在這樣的情境下，無怪乎陳果夫會對瘧疾的問題產生興趣。如果他能在中藥當中成功找出「特效藥」，即可證明中醫能夠對國家醫療問題做出貢獻。儘管如此，由於陳果夫的出發點是要找尋奎寧的替代品，因此他的計畫必然指向將中藥轉譯成生物醫學的一件治療工具。

第二，程佩箴醫師雖以自己的無知作為沒有利用中藥的理由，但缺乏資訊絕非真正的問題所在。只要有意願去搜尋，幾乎任何人都可以輕易地取得治療瘧疾的中醫處方。舉例而言，在一本中藥小冊子的開場中，作者丁福保就推薦了一份含有常山在內的抗瘧處方，並且強調這份處方不但極為有效，又相當便宜。[21]在一份經常受到引用的英文中國藥物學研究裡，波特．史密斯（F. Porter Smith）也指出：〔中國本草〕為各種瘧疾所推薦的治療處方中，沒有一個不包含常山在內。」[22]此外，至今仍是中國首要醫學期刊的《中華醫學雜誌》在一九三二年出版「瘧疾專刊」時，其中收錄了一篇醫學史的論文，標題為〈我國瘧疾考〉。中醫史家李濤在該文中提到一份特定的中藥處方（包含常山）是防治瘧疾的四大傳統療法之一。但他也立刻接著指出：「然而沒有人能確定這個處方是否真的有療效。」[23]由此可見，要找尋關於中藥的這類零散「資訊」一點都不難；問題在於能否像中醫師那樣信賴並且使用這些資訊。除非中藥被「轉譯」入生物醫學的社會技術網絡，成為其一員，不然西醫師就是無法這樣信賴中藥。

下面的插曲精準地說明了這個困局。在常山的抗瘧效力被確認多年之後，中央研究院的一位化學家許植方憶起，他如何以「截瘧丸」（常山為其主成分）醫好了自己罹患的瘧疾。在服用依照《本草綱目》（西元後一五五二—一五九三）的處方所製作的藥丸後，許植方完全康復了。然而，許自承：「當時因無生理及藥理試驗不敢宣布，加以提出之物質，在化學構造未明以前，更難自信。」[24]

如同這個例子所顯示的，許植方並不缺乏資訊。他不僅知道名聲響亮、治瘧功效極佳的截瘧丸，還親身試藥以驗證其療效。可惜的是，他這項實驗的成功對於西醫界而言毫無意義。只要他無法把自己的實驗結果與同僚分享，也不願發表科學論文，那麼這就只是他的個人經驗。更重要的是，許植方在自白中也清楚表明，除非截瘧丸內的中藥能先通過化學、生理學及藥理學的檢測分析，否則他無法將他的「個人實驗」公諸於世。這意味著中藥必需被分析／轉譯成某種可在西醫技術網絡中可以清楚辨識與瞭解的物質。西醫師與科學家（包括程佩箴和許植方）之所以無法或者不願使用中藥，不是因為這幾個人剛好不知道相關的資訊，而是因為他們這個群體不願承認這種「陌生」物質的效果，除非那些物質先轉譯成為生物醫學網絡的構成元素。

當年許植方不敢公布他的經驗，然而四年之後，他發現許多貧民罹患瘧疾、而且沒有能力購買藥物。在這種情形下，許植方決定自行生產販賣，八個月內就賣出超過十萬枚截瘧丸。有人也許會質疑許植方前後自相矛盾，但是他所面對的是一個真實的困局。身為接受嚴格科學訓練的化學家，在常山被轉譯成科學社群所共同認可的化合物之前，許植方自覺不應當貿然公佈常山的療效。更有甚者，只要中藥對西醫來說仍然是「成分未明、藥理不知」的未知物，那麼即使許植方真的甘冒大不韙地逕行宣告常山的療效，他的聲稱也不會得到同行的承認與肯定。就理論而言，許植方應該先從事必要的研究之後，再製作那些藥丸販售。但現實的問題是，要把常山轉譯為能夠受到生物醫學辨認的成分，必然需要花費許多的資源與心力，更遑論還要進一步證實其療效。由於這些專業與實務上的限制，到頭來，許植方只能在常山所從出的傳統網絡中使用常山——也就是依據《本草綱目》的處方製作截瘧丸，再賣給中國病患。

程佩箴醫師也是因為類似的侷限才無法認可中藥的效果。他並不是碰巧對抗瘧中藥一無所知，他自我聲稱的無知其實是專業結構下的產物。受制於他的專業訓練，對於大部分中國人因耳濡目染而熟悉的作法與知識，程醫師必須採取存疑的態度而自我歸零為對中藥「無知」。因此，不管有多少個人經驗證實了這項處方的療效，程佩箴就是無法公開承認其效果。換句話說，在常山被同化吸納入西醫的社會技術網絡之前，無論有再多治癒的案例，它們都只能被歸類為有待科學驗證的「個人經驗」。

治療朱太太

讓我們再回到陳果夫的故事。在劇本中，他詳細地描述，在收到警衛分送的處方後，他如何決定對家中一位恰巧患有瘧疾的訪客朱太太進行試驗。當朱太太服用這份處方後完全康復，「朱女士一躍而出，甚讚藥方之效，陳主任始心安。於是對此藥方特感興趣，一偉大之計畫，已隱然浮於腦際矣。」[25]陳果夫興奮地誇耀自己在朱太太身上進行的「實驗」，但這項試驗的科學價值可能沒有他所想的那麼重要。追根究底，究竟在什麼意義上，陳果夫的實驗會比化學家許植方、或名中醫張錫純等人所做的試驗，來得更有說服力、或可信度更高？[26]如果不是因為陳果夫正好處於一個關鍵位置，使他能將這份處方送入學校的醫務室並要求醫務室認真看待這個處方，那麼他自認為成功治療朱太太的「經驗」，只不過又增加了一個科學價值十分可疑的民間軼事。

這是麻黃與常山這兩項成功研究的少數幾項共同點之一：在剛開始選上這些中藥時，研究者的選擇都直接受到個人私交的影響。陳果夫是程佩箴醫師在中央政治學校的長官，陳克恢則是信任他叔叔的推薦。[27]在這兩個案例中，科學家對於中藥的初步信任都建立在對親友的信任之上。第二，如同史密特（Carl Schmidt）回想麻黃素研究時的用語，這兩項研究的成功似乎都與「一連串的巧合」脫不了關係。[28]陳克恢恰巧在上海的家庭聚會裡遇到他的中醫師叔叔，那名學校警衛則是恰巧在當地的報紙上看到一份有效的處方，而且還大膽地分送給大家。由此看來，這兩項研究計畫的成功都是由外部因素與巧合所促成。我雖然把這些因素稱為外部因素，卻不表示這些因素必然扭曲了科學研究的正常進程，而是說這些因素在系統上並不屬於生物醫學網絡的一部分。這麼說來，無怪乎這兩個成功案例會受到外部因素與巧合的協助。一個網絡「外部」與「內部」之間的資訊交流一定是不穩定、帶有隨機性、從而不規則的。[29]

第三日，陳主任在辦公室檢閱書籍，研究藥方中七種藥材的性質，乃請程所長來，告以發現此方及試驗成功之經過，請其購藥，大量試驗。後數日，陳主任又往訪張簡齋師，與之研究藥方性質及配製等問題，學理與經驗交互印證，所得乃益多。[30]

陳果夫從未說明他由名中醫張簡齋那兒學到了什麼，後來參與這項研究的西醫師與科學家也同樣沒說。實際上，沒有任何人曾提及陳果夫與張簡齋的貢獻，他們跳過陳果夫的部分，把這個研究的靈感直接追溯回本草的經典，而那部經典的功勞自然只屬於當初的作者。坦白說，對西醫而言，陳果夫在常山研究中所扮演的角色實在令人難以啟齒：將朱太太當作實驗用的天竺鼠，利用他的權勢要求醫護人員採用常山，更別提他完全不具備任何相關的專業訓練。除了陳果夫自己津津樂道之外，他在朱太太身上做實驗這件事，完全沒在常山的科學研究紀錄中留下半點蹤跡。對於科學家們而言，陳果夫所謂的「個人實驗」，根本沒有任何科學價值可言。

第二階段：再網絡化常山

程佩箴立刻組織了一支研究團隊，測試他從陳果夫那裡拿到的處方是否真有療效。[31]他們首先由學校中招募了五十位據稱患有瘧疾的學生，一旦證實那些學生的血液中的確帶有瘧原蟲，便給這些學生服用這個藥方。根據劇本的記載，有天晚上程所長在顯微鏡下發現患病學生血液中的瘧原蟲的確消失了，顯然這個方子確實有療效，於是「程所長喜甚，急奔報陳主任，時雖大雨傾盆，亦不顧焉。」[32]由此看來，直到自己證實這個成果之前，程大夫一直壓制著自己對陳果夫個人實驗的興奮（或許更可能是疑慮）。程大夫這種保留與謹慎態度，更令我們有理由懷疑，原先他之所以願意接下這個臨床實驗，主因就在於建議者是陳果夫。

程佩箴的臨床實驗，只不過是西醫將這份處方吸納至他們的社會技術網絡的第一步而已，但也是極為關鍵的一步。程醫師對罹患瘧疾的診斷不以病人主觀自訴的身體狀況為依據，相反地，程醫師的團隊測量病患血液中瘧原蟲數目的多寡，並以這些寄生蟲的消失為治癒的標準。雖然至此西醫師還不知道這份處方中七種藥物的化學成分，但現在他們至少確知一項關鍵資訊：這些藥物組合就和奎寧一樣，能夠殺死造成瘧疾的寄生蟲。

在初步臨床實驗成功之後，程醫師進一步發現，單獨使用常山一味藥就能達到同時使用七種藥物的殺蟲效果。至此，陳果夫向國民黨的最高領導人蔣介石直接報告他的發現。照陳果夫的說法，蔣介石在聽完報告後，立即撥款資助設立國產藥物研究室，並下令由西醫主導的衛生署大力援助陳果夫的計畫。在蔣介石的支持下，陳果夫不僅建立了在配備上較為完善的研究實驗室，並且從各個領域募集了一群科學家加入這個計畫。

這些研究的成果集結於在一九四四年出版的《常山治瘧初步研究報告》（以下引用時簡稱為《治瘧報告》）。以陳果夫的序言為首，這本報告可分為四個學科：（1）管光地負責的生藥學；（2）姜達衢負責的化學；（3）胡成儒負責的藥理學；（4）陳方之及其同事負責的臨床研究。如同計畫主持人程學銘在他的「概論」中所強調的，四組研究有一個共同的出發點，那就是「蓋其它研究均自臨床有效始」。[33] 以下，我將以管光地的生藥學研究為例，證明程佩箴的臨床實驗如何深刻地形塑了常山研究的軌跡。

辨認常山

在管光地針對常山進行現代生藥學研究之前，他必須先解決一個棘手的問題：常山究竟是什麼？對他而言，辨認常山的問題乃是由兩個子問題構成。第一，首先，傳統本草有時一物多名，有時一名多物，常山究竟是歷史文獻中的哪個（些）藥物？第二，其次，從當代生藥學的角度來看，哪種植物才是本草傳統中的藥物常山？

藉著比較中國本草文獻對於常山的描述，管光地區分出了三個種類的常山：雞骨常山（*Alstonia yunnanensis*）、海州常山（*Clerodendrum trichotomum*），以及土常山（*Hydrangea strigosa*）。在引用十九世紀中國著名本草學者吳其濬（一七八九—一八四七）對常山的註釋後，管光地做出這樣的結論：「觀此可見其實常山種類已多，而吳氏已無法辨其真偽矣。」[34]和將近一個世紀前的吳其濬一樣，管光地也無法從這三個可能的選項中，確認那個才是常山的正品。於是，他在論文中從頭至尾都說，他暫時的結論——雞骨常山——只是一個「假定」。[35]

對於確認常山正品而言，歷史上的本草文獻提供了部份的訊息。相較之下，在臨床上已證實的抗瘧功效，卻反而成為識別常山時最有用的指引（或者也可說是限制）。舉例而言，管光地認定土常山不可能是真正的常山，因為根據科學文獻，土常山在治療瘧疾上沒有療效。[36]這項決定雖然合理，卻直接違反了國產藥物科學研究計畫所倡導的研究程序。在先前對國產藥物科學研究的討論中，為了對中藥進行化學與生藥學的實驗，科學家們要求「首先要對礦物藥、動物藥及植物藥進行完整徹底的確認與鑑定」。[37]但在這個例子中，實際操作的邏輯卻是反向進行：在辨識哪種藥物「最有可能」是歷史上所記載的常山時，已證實的抗瘧療效反向地扮演了決定性的角色。筆者強調「最有可能」，不只是因為管光地很有自覺地將他最後選定的雞骨常山當作「暫時的假定」，更重要的是，管光地其實並不真正在乎雞骨常山是否真地吻合歷史文獻中所記載的常山，甚至不在乎歷史文獻中是否真有一個獨特、始終如一的常山。[38]古代的醫生可能從來也沒有弄清楚過，就像吳其濬自己所承認的，那麼今人又如何能夠代為整理出一個首尾一貫的常山正品呢？管光地手中的任務不是找出歷史文獻中「真正的常山」，他的任務是依據當下的科學驗證標準，由文獻裡記載的諸種可能中，辨認出「有療效的」常山。[39] 由今日的觀點看來，關於這種常山的本草記載，才可能是有價值的知識，才值得去追求。誇張一點地說，價值決定了存在。

由於整個研究都建立在以功效為核心的生物醫學觀點之上，到了由現代生藥學角度來決定常山的植物基原時，已被證實有療效的常山又再次扮演著關鍵性的角色。管光地假定雞骨常山確實就是歷史本草文獻裡描述的常山，卻發現雞骨常山有兩個可能的植物來源：臭常山（*Orixa japonica* Thunb）與黃常山（*Dichroa febrifuga* Lour）。[40] 前者主要生產於日本，而且日本科學家已在化學、藥理學及生藥學等領域對它進行過徹底的研究。根據他們研究的結果，*Orixa japonica* Thunb 被證明能夠解熱卻沒有治療瘧疾的功效。[41] 由於日本科學家普遍認為 *Orixa japonica* Thunb 就是常山的植物基原，因此他們對中國本草文獻中所記錄的常山抗瘧效果都抱持懷疑的態度。[42]

事實是，日本常山和中國常山是兩種完全不同的植物。雖然早在一個世紀之前（一八二七年）日本學者就已將常山鑑定為 *Orixa japonica* 的根，但僅就型態而言 *Orixa japonica* 的根與中國本草中所描述的常山十分不同。[43] 由於常山不原生於日本，之前也沒有在日本栽種，所以從古代開始，日本醫生就用各種本土的植物作為替代，包括一種稱為「香草木」（*Orixa japonica*）的植物。[44] 由於日本在漢藥的科學研究居於領先的地位，民國時期的科學家與中醫師大都依循日本學者做出的結論，認定 *Orixa japonica* 就是常山在現代植物學的學名。[45] 因此，非常弔詭地，如果陳果夫在一開始先請教國內生藥學的專家，考察最新的關於中藥的科學文獻，他便會以*Orixa japonica*為常山。那麼要不他就會無法在重慶的藥店買到這個藥物，要不，他就會買到這個確實沒有療效的草藥，而再次驗證了日本學者以為常山治瘧無效的結論。然而現在這個本地的常山已被證實能夠治療瘧疾，以此為出發點，管光地自然不考慮沒有療效的*Orixa japonica*，而將虎耳草科的多年生落葉灌木植物*Dichroa febrifuga*認定為常山的植物基原。

終極的證據是這樣呈現的。管光地將*Dichroa febrifuga*（於實驗室內培植）的根部與重慶藥市買回來的雞骨常山製成薄片，兩者並列放置在顯微鏡下細細比對，從而確認兩者的確是同一種植物。雞骨常山的實物變成辨識的終極判準，因為它和陳果夫、程醫師臨床實驗證明有效的那個常山一樣，是在同一個藥市買來的同一種藥物。照常理講，如果想要知道常山是否具有療效，第一步要做的是確認植物基原，接下來才能進行臨床的實驗。但在實務上，如果不是因為已經確知它能夠醫治瘧疾，確認常山植物基原將會非常困難。我並不認為這個難題必定無解，但是由於陳果夫及其同事先以人體直接進行臨床實驗，並從而證實了常山治瘧的功效，這個作法巨幅地縮短了突破這個困局所需要的時間與精力。

在人體實驗證明了常山的療效之後，它就被送到國外多處機構進行研究。當時擔任中英科學合作處處長、並在後來領導了偉大的《中國的科學與文明》研究的李約瑟（Joseph Needham，一九〇〇—一九九五），把相同的藥物送至陳克恢在禮來藥廠（Eli Lilly & Company）的研究小組以及另一個美國機構進行動物試驗。[46]美國的實驗確認了常山的抗瘧效果之後，同一種藥物樣本被送到倫敦大學進行生藥學的研究。[47]先前投入研發抗瘧藥物的另一個政府實驗室，也向國藥研究室索取常山的萃取液。[48]由於陳果夫其同事在臨床實驗上的成功，使得重慶當地的常山變成了進一步科學研究所必需的標準樣本。不過陳果夫根本沒有等科學家分離出常山的有效主成分，更別說是人工合成該主成份。當科學家們忙著做實驗以及撰寫論文時（值得一提的是，這些努力終究沒能合成可用的常山替代品，因為有嚴重的副作用），[49]陳果夫則在金佛山開始大規模地種植常山。看著金佛山的常山農場，陳果夫興奮地說道，「蓋此一片青蔥，實與研究室、製藥廠、醫院及瘧疾者，結成不可分離之大環焉。」[50]常山研究與生產的國際網絡自此成形，原生於重慶的藥物開始在其中環流不息。

兩種研究程序準則：「一二三四五」與「五四三二一」

雖然陳果夫「臨床實驗先行」的作法有效地啟動了常山的科學研究，但這個作法卻遭到生物醫學家嚴厲批評為「五四三二一」，意指是一種「倒行逆施」的研究法。[51]由於陳果夫既非科學家也不是醫生，所以他並不很介意這個批評；但參與常山研究的科學家卻以嚴正的態度回應這項批評，他們知道自己的做法會被視為違反科學社群的研究倫理。

為了闡釋這項批評的背後的脈絡，請容筆者先解釋一下什麼是「五四三二一」。[52]在〈現在應該研究中藥了〉這篇出版於一九五二年的文章裡，余巖並置比較了兩種研究中藥的程序準則（Research Protocol），一種是**標準研究程序**，另一種是**顛倒研究程序**。兩者之間最主要的差別，在於進行研究時步驟上的先後次序：「一二三四五」相對於「五四三二一」。標準研究程序是生物醫學研究者規定的標準研究進程，由五個依序發生的研究步驟所組成：化學分析↓動物實驗↓臨床應用↓人工合成↓改良結構。[53]套用在國產藥物的研究上，這種研究程序表示科學家必須先對中藥進行化學分析，找出藥草具有活性的主成分。緊接著，他們利用分離出來的化學主成分進行藥理學實驗，將化學溶液注射入實驗動物體內，觀察其對血壓、呼吸、心搏及其他生命徵兆所造成的影響。經由一系列的動物實驗，他們對藥物的藥理、毒性有充分的瞭解後，才會開始在人體上進行臨床試驗。即便臨床證實有療效，還需要化學家嘗試用人工的方法合成出這項化學物，以便量產這種藥物。最後，為了消除副作用或是增強療效，科學家還會不斷嘗試修改主成分的化學結構。可想而知，由於化學分析是這個標準研究程序中的第一步，因此化學研究在一九三〇與四〇年代的中藥研究裡占有超乎比例的首要地位。[54]

相當程度上，余巖所謂的標準研究程序的確近乎陳克恢及其先驅者由中藥麻黃裡發現麻黃素的歷史過程。[55]麻黃的科學研究完全是由日本學者在十九世紀晚期開啟的。第一步是山科元忠在一八八五年分離出麻黃的有效成分；一八八七年，長井長義與掘勇治提取出純生物鹼，而在一八八八年獲得默克（E. Merck）確認。三浦謹之助從事的生理學研究不只證明了這種藥物的散瞳效果，同時也指出高劑量的使用會使循環系統中毒。因此，麻黃素一開始只當成一種新式的散瞳劑使用，而且被認為是一種毒性很強的物質。在接下來的許多年裡，關於麻黃素的研究都只侷限於它的化學，像是分析其化學組成結構，以及嘗試用人工合成。這種狀況一直持續到一九二四年，陳克恢和史密特以動物實驗發現了麻黃素的臨床用途。

陳克恢與史密特證明了麻黃素可以被當作腎上腺素的替代物來使用；這種荷爾蒙會造成心跳加快、血管收縮以及呼吸道擴張。他們的發現也從而證實了傳統中醫使用麻黃的諸多方式，比方說刺激循環作用的興奮劑、促進發汗的發汗劑、退燒的退熱劑、緩和咳嗽的鎮定劑等。[56]鑒於麻黃素發現的歷史過程，有些中醫師便強調科學家應該從中學到一個教訓，應該將傳統使用中藥的「經驗」當成他們研究的指引。[57]退一萬步來說，自古以來麻黃就是《傷寒論》等經典裡重要藥方中的主要成分，任何信任中藥的人都絕不會滿足於將麻黃大才小用成散瞳劑。

嚴格說起來，即便是對於麻黃的研究，也沒有遵循標準研究程序。第四章已經提到，早在一八八七年長井長義就已經從麻黃裡分離出純生物鹼，並且將其命名為麻黃素；之後他成為備受敬重的日本藥理學創始人暨日本藥理學會首任會長。不過，根據陳克恢的記述，他和史密特展開他們的研究時，他們對這個研究成果完全一無所知。[58]對他們而言，事情的開端是陳克恢由史密特那兒得知，後者在北京協和醫學院進行的中藥研究結果很令人失望。於是陳克恢詢問自己身為中醫師的叔叔，而得到麻黃這個建議，儘管它根本不在伊博恩（B. E. Read）最先推薦給史密特的中藥名單上。陳克恢於一九二三年八月抵達北京協和醫學院，便從當地的藥店買了一些麻黃，自行展開研究。[59]根據陳克恢的回憶，「我們煎煮了這種藥物，而將部分水煎製劑注入一隻受到麻醉的狗體內。……我們立刻就觀察到那隻狗的血壓緩慢上升。這第一場實驗令我們十分興奮，從而促使我們進行詳盡的探究。」[60]在完全不曉得日本科學家研究成果的情況下，他與史密特費盡千辛萬苦才分離出麻黃裡的生物鹼並分析出其化學結構。正當他們準備為這種生物鹼命名的關頭，他們卻在北京一個小圖書館裡發現日本科學家的論文。[61]在此我想指出，他們對於日本研究的一無所知透露出麻黃與常山研究的第三個共同點：這兩個研究都不是建立在日本科學家先前的相關嚴謹研究之上。發現日本的麻黃研究之後，陳克恢才意識到一項弔詭的事實：早在生物醫學界感到需要腎上腺素的替代品之前，日本科學家就已經發現了麻黃素這個替代品，只是那時是用來散瞳的。[62]為了追認日本科學家的重要貢獻，陳克恢將他們關於麻黃素的研究史稱之為「重新發現」（re-discovering）。從這個觀點來看，由分離出生物鹼到一個具有臨床用途的藥物，整個過程幾乎花了半個世紀的時間。

顛倒研究程序：五四三二一

陳果夫稱為「五四三二一」而余巖稱為「倒行逆施」的顛倒研究程序，進行的順序是這樣的：臨床實驗→動物實驗→化學分析→再試驗以及人工合成→改良結構。由此可見，和標準研究程序（一二三四五）相比之下，顛倒研究程序比較精確的描述應該是「三二一四五」，而不是「五四三二一」。雖然標準研究程序和顛倒研究程序兩者之間的研究步驟相當不同，但兩者間最重要的差別落在一個問題：是否應該將人體臨床實驗放在研究程序開始的第一個步驟？在三〇與四〇年代的中國，是否直接對人體進行中藥的臨床實驗，是一個具高度爭議性的問題。當時西醫師猛烈抨擊中醫師把病患當成實驗用的白老鼠，餵他們服用可能危害性命的藥物。[63]為了強調服用中藥的危險，余巖一再地引用蘇東坡的名言來譏嘲中醫：「學書費紙，學醫費人」，意思是說中醫師都是靠著犧牲病人的方式，在盲目摸索中習醫。[64]在這個脈絡之下，陳果夫的「臨床實驗先行」並不只是一個不同的研究策略而已，而是一個引發嚴重倫理爭議的作法。

事實上，參與陳果夫計畫的科學家對於直接進行人體實驗都感到非常不安。負責臨床實驗的陳方之，特地針對這個議題指出：「根據發展新藥的正常程序，在直接對人體進行臨床實驗之前，不應該省略動物試驗這一步。」[65]關於常山研究的步驟明顯不符合標準研究程序這點，他提出這項合理化的說詞：「我們的常山，實際上算不了一種新藥，乃是千餘年來舊醫學家所不斷使人內服的藥劑……我們認為直接用於人身，亦於人道上無大礙，而動物實驗的程序，省去亦可。」[66]

陳方之的說法預設科學家們在展開臨床試驗前本就信任常山有療效而且沒有毒性。若非如此，他如何能說常山「實際上算不了一種新藥」？在這篇文章裡，陳方之的確承認這一點：「我們的臨床部分，恐怕在常山研究中，是價值最微末的一段。因為常山治瘧，在我國已有千餘年的歷史……都說它很有效，沒有一個人曾反對過它，所以我們的藥效報告，不過人云亦云，決不如生理、藥理、化學等報告工作之有價值。」[67]

陳方之宣稱沒有人會否認常山治瘧的療效，頗為令人費解。事實是，在陳果夫將處方拿給程佩箴醫師之前，程醫師就表示他根本不知道哪一種中藥能夠治療瘧疾。此外，即使已用截瘧丸治好自己的瘧疾，化學家許植方仍舊不敢對外宣稱常山的治療功效。陳果夫的電影劇本裡也提到，即便是他的太太，也不贊成他拿中藥給朱太太服用吃。陳方之這麼一說，突然之間，常山的療效變成了眾所周知的事實，連西醫也不認為常山應該被當成一種新藥。

藉著把常山的身份從「新藥」轉變為一種人們熟知的舊藥，生物醫學家幫了自己兩個大忙。首先，如同陳方之主張的：「我們認為直接用於人身，亦於人道上無大礙。」其次，由於「常山治瘧，在我國已有千餘年的歷史」，因此也就不再有必要從事臨床實驗驗證其療效。既然所有的臨床「報告，不過人云亦云」，據此邏輯推演陳果夫、程佩醫師所做的臨床實驗，當然更沒有什麼特別的價值可言。為了辯護常山研究計畫的顛倒研究程序，陳方之決定將常山的身份由「新藥」轉為一種廣受使用、具有長期的安全紀錄的舊藥。儘管如此，當他的同僚後來在權威性的國際期刊《自然》（*Nature*）發表研究結果時，論文的標題卻仍是〈一種新的抗瘧藥〉（A New Anti-Malarial Drug）。[68]

做為政治策略的研究程序準則

以上提及反對在人身上試驗中藥的論點，不僅出於研究倫理的顧慮，也深受與中醫有關的政治鬥爭所形塑。西醫師嚴厲批判顛倒研究程序，部分原因是他們認為該程序不利於他們反對中醫的政治鬥爭。他們認為這種科學研究程序蘊涵一個重大危險，就在於它呼應了中醫支持者所倡議的「經驗」論述，尤其是「人體經驗」這種概念。

在一九二九年的抗爭之後，「經驗」概念連同中藥一併興起，成為中醫抵抗西醫時退無可退的最後堡壘。隨著中醫開始迴避與西醫進行本體辯論，「人體經驗」這個源自日本漢方醫湯本求真的概念變得格外重要。中醫師不再積極辯護某些中醫概念的本體地位，而是強調某些療法確實有效，從而在實務的基礎上肯定中醫的價值。他們從而主張中醫科學化的關鍵就在以臨床試驗為工具，證明中醫「人體經驗」的療效。對於這些把「人體經驗」宣揚為中醫核心特長的中醫師而言，顛倒研究程序中「臨床實驗先行」的做法，不僅是對中藥進行研究時較為適切的研究程序，更是一種進一步發展中醫的政治策略。

舉例而言，陳果夫曾以一個問題來總結自己關於中醫問題上的思考：「西洋研究藥物者，每每先以動物試驗，然後用到人身上來，中國幾千年來以『人』作實驗而研究藥物的性能，為什麼現在學醫的人反而不相信它呢？幾千年寶貴的經驗，為什麼不能算數呢？」[69]

更進一步地，在〈論藥物實驗不宜忽視經驗〉一文中，中醫師譚次仲（一八九七—一九五五）斷言：「抑無論何種藥物，先從科學確證其原理，後從臨床覆勘其成績，於理為順，而於事則倍難……先從臨床略知其成績，再從科學確證其原理，於理不順，而於事則倍易。」[70]

至少在常山這個案例上，譚次仲說的沒錯，「於理不順」的作法，卻可能是最有效的研究方式。如同之前提過的，計畫總主持人公開承認「蓋其它研究均自臨床有效始」。[71]此外，正是由於陳果夫採取了顛倒研究程序，他的團隊才得以證明日本學者過去數十年來把*Orixa japonica*視為常山的植物基原是錯誤的。要不是先證實了常山的治瘧療效，無論是生藥鑑定、或是化學分析，科學家都必然會遭遇更為棘手的難題。

除了這個啟發性的價值之外，中醫堅持採用「臨床實驗先行」的研究程序，還有兩個策略性的理由。首先，假如研究中藥的第一步驟是人體臨床實驗，那麼在某種程度上，中醫的主體性便自然地得以延續，因為臨床實驗多多少少仍會以傳統的方式進行。相反地，如果中藥研究是按照標準研究程序來操作，那麼在第一步驟化學分析完成後，萃取出來的有效成分就已經是一種完全陌生的物質，遠超出中醫師的職能範圍之外。

第二，標準研究程序假定中藥的療效必能追溯至某一種具藥理活性的化學主成分，所以標準研究程序預設了一個化約主義（Reductionism）的思考架構。只要研究者嚴格地遵循標準研究程序，他的實驗將永遠無法挑戰化約主義的正確性與有效性。具體而言，如果萃取出來的主成分被證明不具備傳統中醫用藥經驗中所主張的療效，這個「失敗」的實驗結果便構成一個對傳統知識的否證，就像陳克恢加入麻黃研究之前的情形。相反地，如果該中藥的療效已經先行確認，但化學家卻找不到具有療效的主成分，那麼這個「失敗」就足以反過來挑戰化約主義研究法的有效性與正當性。事實上，在常山的案例中，科學家雖然成功分離出了能夠殺死瘧原蟲的生物鹼，但這種化約主義的研究法終究沒能帶來臨床可用的藥物。由於分離出來的生物鹼會造成嚴重的嘔吐與反胃、噁心等副作用，因此在臨床使用上，它從未能真正取代原始的藥方。[72]

西醫師拒絕承認至少在某些案例中，顛倒研究程序是「於理不順，而於事則倍易」，因為研究成果並不是他們唯一的考量。一如中醫師，西醫師也深知這兩種研究程序準則是政治性的策略。表面上看似純然學術性的研究準則辯論，早已對中西醫的關係造成了深遠的影響，而且也將持續地發生影響。隨著中醫師把自己的「人體經驗」比擬為生物醫學的臨床試驗，從而模糊了這兩者的界線，西醫師便更迫切感到需要緊密監控己方優勢網絡的疆界。如同趙燏黃（一八八三—一九六〇）這位民國時期的首位生藥學家——可能也是最重要的一位——以深富說服力的說法指出：「至於（如果我們在）第二綱的化學成分未明，就去做第三綱的藥理學研究，就是把藥直接去試驗他治療上的效用。此無異於重蹈國醫的故技，把人來當作他的動物試驗。如此中藥就永遠不會達到科學化的希望。」[73]為了遏阻直接對人體進行中藥臨床試驗的做法，當中央研究院要設置中藥研究所時，趙燏黃強烈主張將人體試驗排除於其核心任務之外。[74]

由於研究程序準則在這場醫學鬥爭中發揮著政治策略的功能，因此我們不妨把西醫監管自身社會技術網絡邊界的方式想像成菁英俱樂部維持排他性的做法。在這樣的俱樂部裡，每一名成員都被賦予監管邊界的責任，因為每添加一名新成員，入會的標準就會隨之改變。然而，西醫師不只需要阻擋中醫師，還必須排除他們使用的實體物件。因此，西醫師必須棄絕——或者至少是壓抑——歷史上數以千計的名藥與驗方相關的信任與知識。就像陌生人常被想成是有危險性的，中藥被想成「新藥」之後，也會遭到史無前例的懷疑。是以一旦開始控管邊界，像常山這麼一種治瘧效果受到眾人認可「已有千餘年的歷史」的藥物，竟會被看成一種簡單的植物，「沒有人確定是否真的有療效」。[75]藉著將傳統中藥看成有危險性的「新藥」，生物醫學家順勢將中藥臨床實驗認定為違反倫理的行為。隨著知名的中藥開始被視為不可信乃至可能危及生命後，人們便很難基於成效的理由來提倡顛倒研究程序，因為這種研究程序已經被污名化為「學醫費人」。

到頭來，在中藥研究上的這兩種程序準則之爭，有效地形塑了中西醫間長期的關係。但另一方面，兩種程序準則之爭，又可以歸結到一個表面看來極其單純的問題：常山究竟是不是一種新藥？

結論：知識的政治與價值的體制（The Politics of Knowledge and the Regime of Value）

稱為「常山」的這種中藥到底是什麼東西？它是不是如同許多中醫批評者所鄙夷的那樣，僅是「草根樹皮」，[76]來自於自然界的原料？如果是這樣的話，這樣的常山豈不也透露出中醫所身處的原始發展階段？而且是那麼地原始，因而注定只能當成科學研究的對象而已？在我們追蹤常山這個「研究異例」走過如此漫長的旅程後，至少有一點是無庸置疑的：就研究設計而言，標準研究程序（一二三四五）把像是常山這樣的中藥視為「草根樹皮」，絕非成本效益最高的策略，甚至可能適得其反。正由於研究者採取了顛倒研究程序（五四三二一），才得以大幅降低證實常山抗瘧效果所需的時間與心力。雖然當年的陳果夫被迫接受自己的研究取徑被嘲弄為「五四三二一」，但他的做法不僅帶來突破性的成果，更呼應今日世界衛生組織評估傳統藥物的政策。[77]如果我們把常山研究置放於兩個研究程序準則相互競爭的歷史脈絡中，那麼此處記錄的就不只是單一個案的故事，而是一種洞見，使我們能夠看到標準研究程序及其評估中醫價值的做法，所帶來的結構性侷限。

標準研究程序預設中藥只是來自自然界的「草根樹皮」。但實情恰恰相反，與現代科學創造出來的其他物品相比，常山——乃至中藥整體——並不是全然不同類別的東西。常山這個東西的存在，也是靠著一個社會技術網絡，包括本草文獻、在地藥局、區域藥市、經驗良方、疾病分類、中醫師，以及他們的臨床經驗。只有在這個網絡的支撐之下，人們才能毫無困惑地使用常山這個詞彙、從當地藥鋪買到「道地」（因而有效）的常山、毫不遲疑地推薦藥方給他們罹患瘧疾的親友、乃至適切地使用「截瘧丸」。要是常山真的只是「草根樹皮」、只是存在於「自然界」的原始物質，上面的這些語彙、商品、信任、知識都不會發生；反過來說，沒有上述這一切，常山便無法在我們身處的社會中發生治療瘧疾的效果。這一切之所以可能，是因為中醫師、草藥家以及其他人員長期累積相關知識、技術與實質物體，終而將常山納入充滿異質元素的社會技術網絡之中。就這個實際的意義而言，常山曾經過上千年的人為努力，而被轉變為一種以實作為基礎製造出來的物體（a practice-based, fabricated object）。[78]

一旦把常山看成一種以實作為基礎而製造出來的物件，就會看出所謂的「發現常山」其實是一個多層次的「再網絡化」（re-neworking）的過程：透過這個過程，西醫將常山自中醫師的傳統網絡中剝離開來，繼而同化吸收至他們自身的社會技術網絡中。在這個再網絡化的過程中，無論在物質層次的實存狀態或概念層次的特質，常山都經歷了一系列的巨幅轉化，[79] 與之相關的歷史行動者也相應改變。重點在於，既然常山無論在概念構思與物質存在上，都是通過與這些網絡的互動而被形構與再生產；那麼，如果在企圖利用常山的同時，又致力於毀壞它原本運作流通的社會技術網絡，貶抑該網路中的知識、技術、人員、制度以及物件，必然是一個十分矛盾而有問題的做法。當研究者對這些面向都置之不理，而把中藥視為來自自然界的原料，那麼就沒有必要——甚至也不可能——把中藥研究視為兩種醫學間的科學合作（scientific cooperation）了。很不幸地，這個時期的西醫師心心念念的執著就是遏制「雜種醫」的興起，是以在選擇研究程序時，他們也同時在選擇一種用於管控中西醫關係的政治策略。無怪乎他們偏好的研究程序——也就是標準研究程序——完全不以促成中西醫合作為目標。

藉由追溯再網絡化的歷史，本章希望能反思以國產藥物科學研究為代表的研究計畫。不過，由於許多西醫師都認為這種藥物研究是所謂的中醫科學化裡唯一可以接受的作法，因此我的批評適用於整個中醫科學化的方案。如果將西醫師們接受的方案理解為一種「轉譯

（translation），應該會有助於理解我的批評。

這類科學研究計畫的特點在於它們一方面很接近「翻譯」，另一方面，這種「科學轉譯」和一般普通語言間的翻譯又有四項重要的差異：第一，在目標語（科學家的社會技術網絡）及來源語（中醫師的社會技術網絡）之間，「科學轉譯」預設了一個高度不對稱（asymmetric）的關係。[80]為了維持這種不對稱的關係，就必須嚴格監控邊界、限制這兩個網絡之間的交流。第二，顧名思義，科學家壟斷了轉譯／再網絡化的工具。第三，這種轉譯是單一方向的（uni-directional）：在轉譯過程中，非科學語言的世界遭到天翻地覆地拆解與重組，而科學語言的基本分類範疇卻絕對不能受到轉變。科學語言所願意做的學習與改變，都非常地有限。

最後而且也最重要的是，科學轉譯被預設為一種完美無缺的翻譯。所謂「完美無缺的翻譯」，我指的是一種略帶套套邏輯的說法：人們一般相信任何值得被翻譯的訊息，至少在原則上都會成功地被翻譯過去，那是因為科學翻譯的成敗，是由是否達成科學家所關切的實際目來判斷的。在任何其他非科學領域裡，例如哲學、文學或者佛教，翻譯者都不會以這種方式評價自己的翻譯。他們非常清楚有許多珍貴資訊會在翻譯過程中流失，而且他們的翻譯必然不可能完整，甚至有所扭曲。回到常山這個案例上，此一轉譯的實用目的是要在中藥當中找出一個「神奇子彈」，以便取代奎寧。由於科學家一心想要從常山中分離出一種能夠殺死瘧原蟲的化合物，因此他們認定原處方裡的其他六種藥物都無關緊要。在這種轉譯過程中喪失了任何有價值的東西嗎？有的，舉例而言，根據原處方服藥的病患，許多都沒有苦於嘔吐的副作用。[81]

實際上，本草的作者向來都很清楚常山帶有嚴重的副作用，因此稱之為「毒草」，無怪乎原本那份由七種藥材構成的處方能夠有效緩解嘔吐的副作用。如果研究者不是只想要從七種中藥材當中分離出一項化學化合物，他們或許會發現這份處方裡還有其他有價值的知識。這第四項特徵可以概述如下：一旦預設譯入科學語言的翻譯是完美的翻譯，科學家便很容易忽略了其他有價值的中醫元素已在轉譯過程中遭到毀棄。

科學轉譯是如此地不對稱，無怪乎大多數的科學家望之怯步；他們幾乎沒有什麼誘因要投入這麼一項充滿風險又遭人鄙夷的計畫，除非有特殊情況——例如戰爭——迫使他們必須這麼做。[82]如同余巖以挖苦的言詞指出的：「夠得上研究條件的人，不想研究中藥，要想研究中藥的人，夠不上研究條件。」[83]此外，就像譚次仲所指出的，敢於投入這種研究的人也被迫遵循一套「於理為順，而於事則倍難」的研究程序。[84]雖然以標準研究程序來研究中藥效果不彰，卻仍深受西醫歡迎，因為這種程序具有限制中醫發展的政治功能，尤其是遏制「雜種醫」的興起。

我不是說這項研究計畫純然是一個政治支配工具假冒成科學研究程序。這項計畫的許多倡導者都真心相信它是從事科學研究的最佳方式，因為這項計畫一方面建立在一套特定價值與風險的體制（a regime of value and risk）之上，也在實踐時再次確立這套體制，而這套體制認定中藥的許多傳統用途都毫無根據，甚至危害生命。當遵循標準研究程序的研究成果乏善可陳時，這種令人失望的情形反而證實了原先對中醫低落的評價是有道理的。由於低落的評價與貧乏的研究兩者相互呼應，使得研究者很容易無視於一項事實：他們同時在參與一種知識的政治鬥爭，就是遏制雜種醫。基於這個洞見，關於中醫的歷史鬥爭絕不只是關於知識的政治鬥爭，在更根本的層面上，這項鬥爭的核心是關於價值的政治鬥爭（politics of valuation）。

追根究底，備受爭議的中醫科學化方案乃是以三項問題為核心（而且至今仍是如此）：中醫多有價值？這些有價值的元素存在於中醫的什麼地方？什麼樣的方法才最能夠實現中醫的潛在價值，並將那些價值發揚光大，無論是進行科學研究、標準化中醫的實踐與病名、將中醫納入新興的醫療體系、讓中醫能夠有效因應全國疫病危機、或是滿足中國農村人口的衛生需求？在回答這些問題時，我們無法單單靠著**既有**的科學知識來論斷中醫對錯。那是不夠的，因為它們是未來導向的問題，關切的是如何在未來實現中醫潛在價值。換句話說，價值不是中醫內在、固有的性質。無論是中藥乃至中醫整體，它的價值皆是在前述的那種研究、標準化以及社會賞識的過程中所創造出來的。為了要超越中醫科學化方案的侷限，我們應該把中醫現代史視為由中醫內部創造價值的歷史性努力。

CHAPTER 10 為中國鄉村創建公醫，一九二九—一九四九

在先前的章節裡，我記錄了中醫支持者致力於將中醫「科學化」，從而將其納入興起中的國家醫學行政體系的過程。在中醫經歷這個轉變時，西醫與國民黨政府的關係並不是一個穩定不變的歷史背景；兩者間的關係在衛生部於一九二八年成立之後的數十年間也經歷了同樣深刻的轉變。最終的結果是公醫制（State Medicine）在一九四〇年代興起，成為中國醫療政策的共識（依照字面上翻譯，公醫應是Public Medicine〔公共醫學〕，但當年英文出版品都將此體制翻譯為State Medicine，藉此強調中國公醫制與英國State Medicine的相似性）。和先前政府對於醫療興趣缺缺的情形恰成強烈對比，國民黨政府在一九四七年頒行的憲法就承諾推動公醫政策，亦即建立一套保證所有中國公民都可平等地享有免費醫療服務的醫療體系，而這套體系的管理、人員與經費都由國家提供。回想本書開場時清政府對滿洲鼠疫的被動回應，再與這項政策的頒行稍作比較，我們一定會注意到國家對於公民健康的承諾出現了令人矚目的轉變。此外，雖然國民黨政府從未有機會在中國實現這樣一個將醫學服務國有化的政

策，但列入憲法卻為中國帶來一個真實的起點。以民國時期的公醫制為基礎，到了一九七〇年代，共產中國的醫療體系「對其龐大的人口達成百分之九十的覆蓋率，深受世人欽羡」，世界衛生組織總幹事陳馮富珍如此指出。[1]

如同多位學者已經指出的，國民黨時期與共產時代發展的公醫政策同時存在著重要的連續性以及斷裂性。國府時期的努力為一九五〇年代實現的公醫制提供了領導人、藍圖、以及若干基礎建設，但共產黨的公醫制卻又大大偏離了國民黨的計畫，因為它大幅借用中醫的人力資源，從而將傳統中醫納入國家醫療體系之內。在這兩個獨立但相關的意義上，公醫制的興起深遠地影響了傳統醫學與現代醫療在共產中國的後續發展。更重要的是，這個階段的中國醫學史曾有全球性的影響力，因為它啟發了初級衛生保健（primary health care）的概念——尤其是利用本土醫學資源的重要性——後來由世界衛生組織在一九七八年的《阿拉木圖宣言》（Declaration of Alma-Ata）宣告為值得其他發展中國家效法的模範成就。[2]

即便回顧起來有著這樣的歷史重要性，但在衛生部於一九二八年成立之時，沒有人能預知一套以國家為中心的醫學體系是否能夠成為政府的政策。我在第三章曾指出，即便在蘭安生的熱切倡導下，國民黨政府還是避免以白紙黑字承諾「政府對於人民健康所負有的責任」。有鑒於先前的這段歷史，不禁讓人好奇國民黨政府為什麼會在一九二〇年代晚期拒絕負起「保護人民健康的責任」，卻在一九四〇年代初期同意承擔提供公醫這個更令人望而生畏的責任。

如同本章的標題所顯示的，這個問題的關鍵是中國鄉村在一九三〇年代變成國共鬥爭的決定性場域。隨著這項政治發展，「中國的醫療問題」被重新界定為如何為「百分之八十四居住在鄉村地區而且無力負擔私人醫療的人口」提供現代醫療。[3]為了因應這項看似不可能達成的任務，若干歷史行動者——包括鄉村建設運動、中華醫學會、國民黨政府，以及中醫支持者——共同認定公醫是中國醫療問題的「唯一解答」。[4]本章分別以四節探討這四個群體如何決定採納公醫制，並且發展出各自不同的公醫願景。

藉著記錄這段發明、實驗以及辯論公醫概念的過程，本章將顯示這些互相競逐的公醫願景如何出現、演變、分化，甚至處於互相僵持的緊張狀態中，最終才在二次大戰結束前達成一個名義上的共識。雖然公醫概念的緣起是如此充滿爭議與異質性，但它卻終於回答了中醫與西醫的擁護者自世紀初就苦心掙扎的問題——如何把醫學與國家連結起來？為了理解公醫制誕生的這段歷史，我將首先探究中國鄉村如何浮現為醫學與國家間的關鍵連結。

定義「中國的醫療問題」

如同第三章探討過的，正是在國民黨政府於一九二八年春季成立衛生部的歷史性時刻，蘭安生與他的同事首度公開提出他們志向遠大的公醫願景。[5]在開始追索這項醫學願景的發展之前，我想先釐清蘭安生的公醫概念的兩個面向。首先，那個時期的公醫倡導者所使用中文詞語是「公醫」，字面意義是「公共醫學」。但是蘭安生首度提出這項觀念之時，他使用的中文詞語卻是「國家化的醫學」，意味著「醫學國有化」。[6]由於「公醫」一詞未能突顯蘭安生追求的「由國家完全控制一切醫學事務」這項目標，[7]其實英文的「State Medicine」一詞比較合乎他那個醫學願景的要旨。此外，「State Medicine」也是蘭安生以及其他公醫倡導者在英文出版品當中使用的詞語，也許是因為他們的醫學願景受到英國國家醫學所啟發。[8]第二，儘管蘭安生與他的中國同事推崇英國的國家醫學體系是全球趨勢的典範，但是他們的公醫制卻絕對不是由西方原封不動的整體輸入。在〈公醫：一項對中國而言合乎邏輯的政策〉（State Medicine: A Logical Policy for China）一文開場的第一句裡，蘭安生就說「中國是全世界最晚採行科學醫療的社群之一」。[9]但他並不鼓勵中國人跟隨先進的國家所走過的道路，因為其中有許多不必要的歧路，像是由私人資本主導的治癒醫學。相反地，他鼓勵中國人發展屬於自己的本地創新，把中國的具體情勢納入考量，同時也預判醫學發展的全球趨勢。[10]由於這樣的公醫制會是一種具有充分自覺的本土創新，因此它不會將重點放在精確地複製西方的發展，而是著重於中國的實際狀況。

這個公醫制的願景是以在地的實驗為基礎發展出來的，最重要的就是由蘭安生與他在北京協和醫學院公共衛生學系的同事在北京所做的努力。為了掌握地方狀況的資訊，蘭安生與他的同事在一九二五年展開一項高度實驗性的計畫，在北京設立一個「衛生示範區」（Health Demonstration Station）。[11]他們與警察廳密切合作，將這個衛生示範區設置在北京的內左二區，居民約有五萬人。第三章中曾提到，顧臨（Roger Greene）認為在中國推動公衛建設之前，「需要做先導研究」。就某個角度而言，這項實驗計畫代表蘭安生對顧臨的回應，因為其目標除了為北京協和醫學院的學生提供實地考察機會之外，即是「藉由實際經驗來研究，中國最需要哪些種類的公衛工作，在目前的情況下，哪些種類具有可行性，而哪些方法最可能會成功。」[12]就像科學史上的其他許多著名的實驗一樣，蘭安生的實驗實質界定了何為「中國的醫療問題」。

根據蘭安生的看法，想要正確理解「中國的醫療問題」，關鍵就在於找出中國「超額死亡率」（excessive mortality）的主要成因。蘭安生依照歐洲與美國常見的狀況，假設「正常死亡率」是千分之十五。他把這個死亡率當成基線，認為中國的醫療問題就在於其死亡率高達千分之三十，也就是每年有額外的六百萬人死亡。蘭安生從未堅持要求統計資料的可靠度；相反的，他承認自己的估計是「由其他具有統計數據的國家類推而來，再加上本地可得的零碎數據」。[13]儘管如此，蘭安生以「超額死亡」分析中國醫療問題的做法，乃至於相關的數據，後來都廣為民國時期的公共衛生倡導者所採用。[14]

一旦認定中國的醫療問題就是每年高達六百萬人的超額死亡後，蘭安生的計畫即是將心力聚焦於超額死亡率的原因，[15]也就是「胃腸疾病、肺結核、天花以及導致嬰兒死亡的傳染病」——四分之三的超額死亡都源於這些原因。[16]由於治癒醫學對這些原因能做的很有限，因此蘭安生並不認為缺乏現代醫療是中國致命的弱點。相反的，「相較於許多國家，中國有可能可以更快得到一個比較有效而平衡的方式來利用醫學，因為其他那些國家太過於強調治癒醫學，所以遲遲不願肯定其他醫學分支的價值。」[17]為了解決這樣界定下來的「中國醫療問題」，中國必須探索出一條捷徑，而不是採取以治癒為中心的醫學發展觀。

如同第三章所探討的，提出此一願景的蘭安生認為衛生部是專為實現公醫制這個偉大計畫而設計的工具。[18]即便如此，衛生部在一九二八年成立才一年後，國民黨政府就將其降級為衛生署。在衛生署剛成立的那幾年，公醫制並沒有很多支持者。舉例而言，畢業於哈佛衛生學院的北京衛生局長黃子方，雖然贊同公醫制的構想，卻認為那是一項也許需要五十年才有可能實現的長程目標。[19]另一個例子是陳志潛（一九〇三—二〇〇〇），他是蘭安生的愛徒，在北京協和醫學院畢業之後成為鄉村衛生的著名先驅，也是公醫制的熱切支持者。一九二八年七月，他發表一篇長文提倡蘭安生的主張，由國家完全控管全國醫學事務。但他在文中承認，「智識界亦多以為不必收為國有。醫歸國有，人皆視為奇談。」[20]為了讓國有醫學的構想更容易受到大眾接納，陳志潛改用「全醫」（全面醫學）這個概念來強調要平衡地利用預防醫學與治癒醫學。[21]

當蘭安生提倡公醫的英文宣言〈State Medicine: A Logical Policy for China〉被翻譯為中文時，所採用的中文篇名也反映出對於公醫制的保留態度。他用了一個與英文原文不同的標題：不是〈公醫：一項對中國而言合乎邏輯的政策〉，而變成〈中國建設現代醫學之方針〉。[22]不僅篇名裡刪除了「公醫」，內文裡「公醫」一詞的地位也遭到大幅降低。從一九二八年起擔任衛生部副部長的劉瑞恆，在中國衛生部的官方計畫裡只是順帶提到「公醫」的概念，宣稱「衛生部正在研究中，希望可以挑選一個示範區試行一項小型計畫。」[23]一年後，全國衛生委員會得出以下結論：「將請求國民政府撥出一筆特殊款項從事公醫及流行病預防工作。衛生組織應在條件適當的情況下推行公醫。」[24]很明顯地，即便在衛生部裡，那時也沒有人在認真推動早期倡導者所構想的那種公醫制

發現中國鄉村

由於陳志潛（一九〇三—二〇〇〇）在著名的定縣實驗（一九三二—三七）之前與之後，都和公醫的構想有著密切的關係，因此我們極易假設，由他在北京協和醫學院接受蘭安生指導的學生時期，一直到後來根據定縣的經驗而發展出自己的公醫願景，中間是一個連續性的過程。這個傳統觀點令人遺憾，因為這樣一來我們就會錯過他的定縣實驗所帶來的重大創新。

如果沒有這些創新，國民黨國家便可能不會接納公醫的構想。為了闡明陳志潛構想出公醫的歷程，以及政府對於此構想初期的反應乃至最後的接納，以下兩節將論證為何在一九二九至一九四〇年間的公醫演化史中，陳志潛的定縣實驗構成一項關鍵突破。

遲至一九二八年，也就是陳志潛發表「全醫」一文以支持蘭安生的公醫願景時，他從不曾提及鄉村衛生的重要性。[25]一九二九年夏，他到南京附近的曉莊擔任衛生示範區主任，之後才開始對鄉村衛生產生興趣。儘管如此，還要再過幾年，要等到他一九三二年一月自哈佛大學公共衛生學院學成歸國後，他才做出決定他一生事業的決擇。在蘭安生的引介之下，陳志潛獲邀在晏陽初（一八九〇—一九九〇）發起的平民教育運動當中擔任鄉村衛生部主任。早在陳志潛加入之前，這項運動就已經在關注鄉村衛生工作，認為鄉村衛生是鄉村建設中不可或缺的一員，而且自一九二九年以來即在米爾班克基金會（Milbank Foundation）資助下持續努力。[26]等到陳志潛在一九三二年抵達定縣時，平民教育運動的鄉村衛生計畫已經運行了三年之久。雖然陳志潛可能先前就已經對鄉村衛生感到興趣，但他開始投入鄉村醫療終而做出重大貢獻，還是源自平民教育運動對於中國鄉村的全心關注。在這個意義上，中國現代醫療史上的一個關鍵動力——對於中國鄉村的強調——其實來自醫學領域之外。

不重視鄉村公共衛生絕不是中國獨特的現象。現代公衛在十九世紀初興起於英國之時，主要就是為了因應工業化與都市化所造成的問題，[27]所以也是經過相當一段時間才開始考慮鄉村的衛生需求。後來擔任南京衛生局長的胡定安，在一九二〇年代初期於柏林大學修習公共衛生時，就對鄉村地區不受重視的情形深感失望。在大力倡導社會衛生與優生學的格羅蒂揚（Alfred Grotjahn，一八六九—一九三一）指導之下，[28]胡定安寫下了《中國衛生行政設施計畫》這份詳盡的全面性報告。[29]不過，他卻以失望的語氣指出：「定安在歐洲時曾一度調查農民衛生，毫無規例與成績可考。」

眾所周知，當時中國絕大多數的人口住在鄉村，但史學家卻可清楚指出中國知識份子終於開始關注其鄉村人口的確切時間——一九二〇年代晚期。就在那時，年輕的毛澤東、左傾知識分子、社會調查專家、文人作家，還有洛克斐勒基金會，各自基於不同的理由而開始強烈地關注中國鄉村。更重要的是，一九二〇年代的新文化運動常把中國的積弱歸咎於農民，但到了一九二〇年代晚期，這些農民卻開始備受同情，被視為社會與經濟壓迫的受害者，後來更被視為復興中國的力量。根據海福德（Charles Hayford）針對中國農民所進行的精闢研究，公眾對於中國鄉村的這項關注涉及一項細微但重要的觀點轉變：原本把中國視為一個由農民（farmer）組成的國家，後來則是把中國視為一個由生活在中世紀封建制度下的佃農（peasants）所組成的國家，而那些佃農注定將會起身反抗。因此，海福德的結論指出：「將鄉村視為『佃農』為毛澤東的政治與組織革命賦予了文化與意識形態的正當性。」[30]此處我們不深入探究從農民到佃農的這項意識形態上極為重要性的概念轉化，只需注意到由一九二〇年代晚期開始，中國鄉村的問題突然變成政治關注焦點。[31]舉個顯著的例子，廣受讚譽的《東方雜誌》在一九二〇年代期間平均一年刊登一篇探討鄉村問題的文章，但到了一九三五年，卻增加到一年超過八十篇。[32]

解決中國鄉村問題的一項重大嘗試是由耶魯畢業的晏陽初所領導的運動。在一九二九年將全國總部從首都北京遷到定縣之前，它叫做平民教育運動，而且聚焦的重點不是鄉村問題，而是全國性的文盲問題。此外，在搬遷之前，這項運動的許多成員都不曾在鄉村居住過；在接下來的幾年裡，忍受得了鄉村的艱困環境而能夠待到一年以上的成員，也只有三分之一左右。[33]搬遷到定縣，使得平民教育運動從一項全國性的識字運動轉變為鄉村建設運動。

正因為鄉村建設運動的主要目標並不是改善衛生，更不會是普及科學醫學，因此這項運動強調多種改革面向間——包括教育、經濟、衛生與政治——相互呼應的整合性。從這個整體觀點來看，鄉村衛生的改善與社會、經濟條件密不可分。基於海福德（Charles W. Hayford）對晏陽初與鄉村建設運動的傑出研究，我想要指出，陳志潛在定縣發展出來的醫療體系的許多重要創新都源於鄉村建設運動的整體觀。舉例而言，無論是在醫療或是教育上，鄉村建設運動都致力於發展出一種高成本效益的層級性組織，以便納入大量的平民參與。[34]鄉村建設運動的倡導者認為，鄉村生活的各個面向構成了一個交互關聯的整體，因此需要有一種具有整合性的改革計畫，而不能只是在單一面向上進行孤立的改革，無論是識字、土地佃租、政治革命或者鄉村工業。也因此，在不同面向上努力的人，經常進行跨領域的相互學習。毫無疑問地，陳志潛雖是一位極其傑出的醫學創新者，但他的創新清楚地深受鄉村建設運動的整體觀所啟發。

定縣模式的社區醫學（Community Medicine）

陳志潛本人以及晚近的研究都記錄了他在定縣為公醫制創造出一個可行芻型的歷史過程。[35]葉嘉熾在《國民黨中國下的衛生與國家建設》（*Health and National Reconstruction in Nationalist China*）一書中的精心研究，尤其有助於了解公醫制誕生的詳細過程。在這些研究的基礎之上，這一節我想要突顯定縣實驗當中一個尚未受到足夠重視的面向。簡單地說，與其將定縣實驗視為公醫發展的起步階段，我要闡明陳志潛在定縣努力的目標是創造一套具有可行性的「社區醫學」（Community Medicine）模式。從社區醫學的角度切入，我將突顯出定縣實驗與公醫之間，其實存在著巨大的思想差異，儘管前者確實為後者的發展鋪平了道路。

基於兩個原因，我們應當突顯出定縣實驗與公醫制之間的區別。第一，雖然陳志潛的實驗被讚揚為以國家為中心的公醫制的前身，但他實際的作法卻極為重視具有自治能力的在地社區（self-governed local community），他致力於動員社區的力量來建立地方衛生組織，反過來又利用這種組織來強化地方社區。他的做法體現了鄉村建設運動的中心思想，就是深信賦權鄉村社區的價值，是以獻身於為社區引生出其獨立自主的力量。因此，陳志潛的公醫願景與國民黨政府抱持的那種由上而下的公醫願景形成了強烈的對比。第二，就歷史發展而言，正由於這項實驗證明陳志潛可以創造出一套連定縣這種窮鄉僻壤也能夠自主負擔的醫療體系，所以西醫界與國民黨政府才開始覺得公醫制是有可行性的。換句話說，陳志潛這項由下而上的實驗，一方面為後來獲得國民黨政府背書的那種由上而下的公醫制鋪平了道路，另一方面卻又是那種公醫制的競爭對手。為了突顯兩者間經常受到忽略的緊張關係，我決定將陳志潛在回憶錄中使用的標題「定縣模式的社區醫學」當成本節的標題。[36]

在說明鄉村建設運動對陳志潛定縣實驗的影響後，我想指出他的貢獻也對鄉村建設運動產生重大的影響。根據陳志潛的回憶，他的團隊只花了三年（一九三二—三四）就發展出一套村民們在經濟上都負擔得起的醫療體系。這套體系在一九三四年變成全國鄉村建設運動的共識。根據他在一九三六年提交給米爾班克基金會的報告，陳志潛傲然指出，一九三四年十月十日舉行的全國鄉村建設大會全數通過將定縣實驗視為公衛的模範。[37]到了這場全國會議的結尾，定縣實驗的基本原則與層級組織已經被視為值得仿效的模式。

在集結出版的會議論文集裡，陳志潛首度向大眾介紹了他的定縣實驗，發表〈定縣社會改造事業中的保健制度〉一文。先前的歷史研究都不會使用此文，但它能夠幫助我們窺見陳志潛在當時對於這項實驗的構想，以及他用以鼓舞鄉村建設運動同志們的策略。

如同他在文中的第一段所指出的，醫療建設的主要困難是一個老問題：政府未能承擔起保護公民健康的責任。[38]指出了這個根本問題之後，陳志潛完全不想藉由道德喊話來喚醒或指責政府與人民。相反地，他致力於教導大眾將醫療視為一個集體事業，並且透過打造一個以社區為基礎的醫療運動來實現這個事業。

陳志潛畢業於北京協和醫學院——當時遠東地區聲望最崇高的醫學院，所以他這句話稱得上是駭人聽聞：「在今日的中國，鄉村衛生工作絕不能完全依靠專家。」[39]由於醫學是現代專業（profession）的首例，後來成為啟發其他的專業仿效的典範，[40]因此當時一般人都認為醫學是個專屬於醫生與護士等專業人士的領域。此外，這些專業人士都應該接受嚴謹的訓練，並且遵從國際認可的標準。為了說明這項常識性原則不適用於當代中國——尤其是中國鄉村——陳志潛向讀者提出三個問題。第一，由於能夠改善中國鄉村衛生的措施極為有限又簡單，所以這些措施真的全都需要找上醫生與護士嗎？第二，由於醫生與護士的薪水相當高，所以鄉村經濟體負擔得起他們的服務嗎？第三，由於醫生與護士的訓練完全仿效自歐洲、美國或日本，所以真的合乎中國的需求嗎？

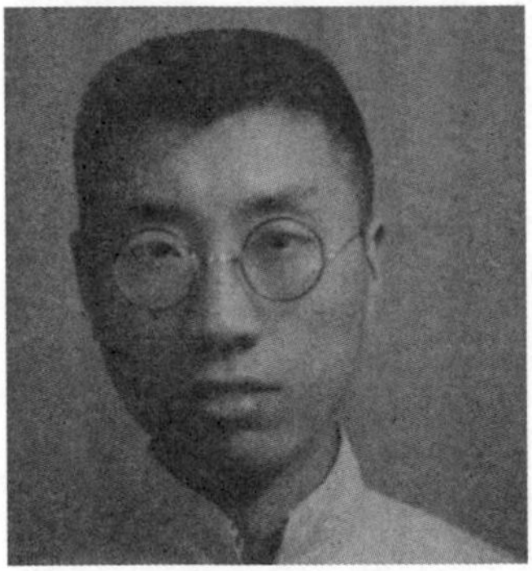

圖十・一｜陳志潛

他之所以提出這三個問題，就是因為必然會得到以下這個結論：「中國鄉間衛生事業，能不用醫生與護士，則不用。」[41] 由於他本身是醫生出身，因此不禁覺得自己的結論極度「矛盾與滑稽」。[42]

由於這三個問題——關於改善鄉村衛生的可行措施、鄉村經濟體的負擔能力，以及是否適合中國鄉村的需求——全都以中國鄉村的某個面向做為出發點，因此這項激進的結論聽起來或許像是重視中國鄉村的必然結果。不過，這絕不是純粹依照邏輯推論得出的結果。相反的，這項結論之所以深具說服力，是因為它建立在一系列開創性的社會調查與地方實驗之上。透過這些調查和實驗，大眾便會看到一幅既細緻又微妙的中國鄉村景象：陌生、殘敗、卻又充滿希望。

根據陳志潛的說法，他實驗的基礎是在一九三〇年進行的一項定縣衛生條件調查，該計劃進行時他還沒到定縣任職。在這一點上，他又再度獲益於鄉村建設運動的特長，就是強調利用科學方法來研究社會現實。為此，鄉村建設運動成立了社會調查（Social Survey）部，由哥倫比亞大學所訓練的社會學先驅李景漢（一八九五—一九八六）主持。

如同林東（Tong Lam）指出的，搬到定縣對李景漢的學術生涯帶來了深遠的轉變。[43] 李景漢在哥倫比亞大學接受的訓練是以都市環境為研究對象，為了研究中國鄉村，他必須為社會調查發展出一套新方法。此外，根據李景漢的說法，這也是他「由純粹為了求取知識的社會調查，轉向以改善社會為目標的社會調查。」[44]他在一九二八年接掌這個部門，而在五年後發表了《定縣社會概況調查》（一九三三）這份八百頁的詳細報告。這份文件後來「成了中國社會調查運動的研究典範」。[45]從李景漢在一九三〇年的調查中，陳志潛獲知了下列重要事實：

> 定縣的死亡人口有將近百分之三十完全沒有受到醫療照護。在該區的四百七十二座村莊裡，有兩百二十座沒有任何醫學設施，另外兩百五十二座也只有無師自通的舊醫（而且有不少根本不識字），為病人開立自己販售的藥物。儘管如此，（這項調查）卻揭露了這個區域每年投注在如此不可靠的藥物與醫療之上的人均花費約是三十美分。[46]

陳志潛為定縣實驗設定目標的時候，這些量化事實為他提供了極為重要的線索。首先，李景漢的調查不只發現了這些村民僅有極其微薄的資源可以用在在醫療上，而且也明白顯示——至少從陳志潛的觀點來看是如此——這些有限但珍貴的資源大都浪費在中醫師身上。陳志潛在別的地方明確指出：「在我們推廣新式醫學——包括科學衛生在內——的努力當中，要讓百姓把用在舊醫的金額中撥出三分之一，就已是個相當難以實現的目標。」[47]陳志潛的社區醫學實驗的目標不是要求政府大幅增加醫學投資，而是要把社區很有限的資源從中醫轉至西醫。實際上，當論及自己在定縣推廣琴納式牛痘接種術所獲致的重大成功之時，他就指出「因此最近有好幾位舊式醫師不得不離開這兒」。[48]由於目標是轉移有限的財務資源，所以他為鄉村醫療設立了一個著名的檢驗標準：鄉村醫療必須能在每年每人少於十美分的預算之下有效運作——這的確少於定縣村民用於「舊醫」花費的三分之一。

陳志潛的第二個問題是鄉村經濟是否可以負擔得起現代醫療。乍看之下，這似乎是一個無解的難題：村民太窮了，以至不可能負擔得起現代醫學的專業服務。但要是把這個問題和第一個問題一併考慮，反而會浮現出一個可能的解方。簡單地說，正因為村民很窮，所以他們負擔得起的醫療服務常常並不需要動用到受過現代訓練的專業人員。舉例而言，死亡率過高的主因是天花，而有效的解決方法是疫苗接種。天花疫苗接種其實非常簡單，就算是一般人也能夠輕易做到，根本不需要醫生與護士介入。[49]

這種務實的態度聽起來也許像是一種自圓其說式的套套邏輯：人們不會需要自己根本負擔不起的服務。不過，陳志潛以行動證明，儘管預算是如此有限，只要能策略性地善用集體資源，便可以大幅降低死亡率。在一九三六年提交給米爾班克基金會的報告裡，他宣稱記錄區的粗死亡率從一九三二年的百分之三十一點六下降到了一九三三年的百分之二十七點二，一九三四年更是降到百分之二十二點六。[50]如果以蘭安生分析「中國醫學問題」的架構來評估這項成就，那麼在短短三年裡，陳志潛的實驗就把中國的超額死亡率降低了一半。

為了提供一套高成本效益而又滿足村民需求的醫療體系，陳志潛對專業醫療人員的功能進行徹底的拆解分析，看看其中哪些部分，可以交由接受過中短期訓練的人員負責執行。這個重組的結果，就是陳志潛著名的三層醫療金字塔。[51]

在最上層的縣，保健院由一所醫院和一間行政中心構成，同時擔任治癒醫學和預防醫學的總部。在中層的區，由保健所負責分配與督導。金字塔的底層被設定為村——這是一項影響深遠的關鍵決定。中國的區常包含幾十個村，那些村不但距離遙遠，也幾乎沒有道路通聯，所以醫生和病患都難以到別的村求診或治療。除了特別緊急的狀況之外，期待一般人會到村外求醫是不切實際的。

於是，問題的核心就是，基於經濟的理由，企圖仰賴西醫師去滿足全村的醫療需求是注定失敗的。如同陳志潛從他的調查當中發現的，「一般而言，村的人口約為七百人，能夠花費在醫療的金額不超過一百五十美元，因此絕不可能負擔得起任何正規醫療人員；然而，在鄉村地區的現有條件下，社區衛生體系的基礎必須得是村。」[52]在地理與財務雙重限制之下，陳志潛被迫在最底層的村發展出這套體系最大膽的創新，也就是以全職農民擔任村裡的醫療人員。這些關鍵人員稱為「保健員」，是一種新式的醫療人員，不但來自於村裡，也會長期待在村裡服務村民。之後我會回頭探討這項重大創新，講述保健員在一九三〇年代開始出現，乃至到一九六〇年代晚期轉化為赤腳醫生的故事。

牛痘接種為這項成功創新提供了最鮮明的例証。在保健員的協助下，全縣七分之一的人

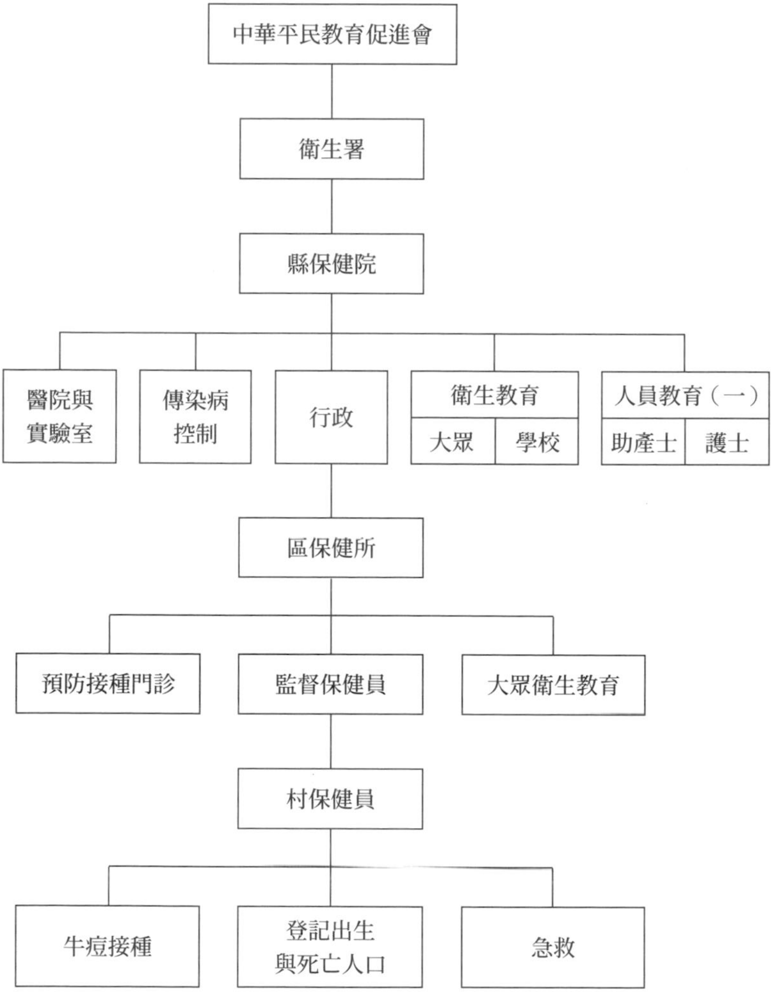

圖十·二｜「一九三三年定縣衛生體系組織」流程圖，摘自陳志潛，《中國鄉村的醫學：我的回憶錄》（*Medicine in Rural China: A Personal Account*；Berkeley and Los Angeles: University of California Press, 1989），82。

口以及四分之三的新生兒都在七年內（截至一九三七年為止）獲得接種。[53]由於這項令人驚豔的成就，定縣居民因此逃過了肆虐於鄰近各縣的天花大流行。[54]陳志潛與他的共同作者在結論裡指出：「每一名衛生官員在預防接種工作方面都應該從天花著手，藉此證明組織的完善，然後再進行其他類型的預防接種。」[55]

這項成就證實了蘭安生策略的有效性，的確應該聚焦於最容易受到控制的傳染病，例如天花與腸胃道疾病，除此之外，這項成果更強烈支持了陳志潛使用非專業的保健員的策略。最重要的是，在一九三四年，這些令人讚嘆的成果在每個人的身上只花了九．〇八美分，甚至低於他設定的十美分的標準。[56]這項實驗證明了陳志潛的體系的確在村的經濟負擔能力範圍之內，即便像定縣這種窮鄉僻壤也能負荷。

基於自己的實驗成果，陳志潛在一九三四年提出以下結論：

> 就我們在農村工作之經驗，一方面認為今日農村衛生工作，既然極簡單，能用普通人代辦者，則須盡量利用之。一方面深信現時城市產生之醫生與護士實不合鄉村之用。後者屬於整個醫學教育問題，不能在此討論。而前者係目前事實，誠為吾人從事鄉村衛生工作應當特別注意者之二點。[57]

針對自己提出的第三個問題，也就是在都市訓練的專業人員是否合乎鄉村醫療的需求，陳志潛坦率指出目前的醫療人員在兩個面向上明顯不適合。在發展社區醫學的階段，陳志潛聚焦於招募非專業的「保健員」執行相對簡單但是重要的衛生措施。

然而，這些保健員只解決了一半的問題。要把醫療金字塔擴展成為全國性的網絡，關鍵的問題在於負責督導管理的中間層，也就是區級的保健所。保健所需要的不是只受過最低程度訓練的常民，而是全職的專業人員。又經過兩年的努力之後，陳志潛在一九三六年更深切地體認到，問題的癥結是醫學教育，而這個問題不可能在地方層次解決。他注意到「國內沒有任何一所醫校負責培訓區級保健所的醫師」，因而斷言：「除非省級醫學校願意培訓所需的人員，否則本國發展鄉村醫療是絕對沒有希望成功的。」[58]簡言之，中國的鄉村醫療還是需要醫生與護士，但他們必須接受的訓練和所謂的國際常規非常不同。此時陳志潛最需要政府支持的並不是財務，而是一種受過特殊訓練的人員，如果沒有針對醫學教育和醫療專業進行根本性的改革，就不可能生產出這樣的人員。這是社區醫學永遠無法自行產生的一項元素。要改造醫學教育體系，就必須向國家求助。

公醫與中華醫學會

與鄉村建設運動相較之下，中華醫學會相當晚才開始支持公醫制。雖然該會大多數的成員應該早就聽過公醫的理念，但直到一九三七年四月舉行第四次全國大會時，中華醫學會才首次以專業團體的立場討論這項重大政策。在那場大會的架構下，一場備受矚目的座談會即是以公醫為主題。發表於座談會上的論文，後來由《中華醫學雜誌》集結成一本關於公醫的特刊。

這場座談會的專家小組成員包括政府、醫學界以及醫學傳教團體的著名領袖人物：劉瑞恆（衛生署長）、伍連德（全國檢疫事務處監督）、歐特（Frank Oldt，廣州博濟醫院）、林可勝（北平協和醫學院），以及陳志潛。在開場致詞裡，劉瑞恆毫不猶豫地明確指出：「（衛生署）終極的目標是要為全民提供現代醫療與醫學服務」，但「這個目標在很長的時間裡都不可能實現」。[59]話雖這麼說，劉瑞恆卻也熱切表示：「全國許多地區都出現了現代的活動中心，這些中心絕對都已紮根了，勢將成為未來中國公醫體系的基礎。最令人鼓舞的一點是，這些中心幾乎全都是由地方政府支持的，也就是省級或縣級的政府。」[60]

劉瑞恆的熱切態度反映了當時的新趨勢。就在這場會議的一個月前，國民黨政府剛通過一項新法規，授權所有縣政府將年度預算的百分之五投注於維護衛生中心。這項規定乃是依據定縣等地的實驗成果所訂定的。此外，為了訓練公醫人員，同年（一九三七年）設立了中正醫學院這所新式的醫學校。[61]當時一般的印象是，國民黨政府願意把公醫制視為「終極目標」，也支持地方規模的實驗，但不考慮制定政策以在短期內實現這項目標。

在闡釋「公醫的必要性」時，伍連德高度仰賴定縣的實驗結果，也複述了陳志潛提出的許多數字資料與論點。[62]他接著指出，最重要的是，我們如果接受陳志潛的發現，亦即村民只有這麼有限的資源能夠用在醫療上，那麼「乍看之下，光是從財務方面來看，〔創立公醫體系〕幾乎就是不可能實現的」。[63]但他接著把這項負面限制反轉為正面的理由：「不過，有幾個鄉村實驗區已對這個問題做過深入研究，從而證明了如果一個有同時從事預防醫學和治癒醫學的組織，又能夠擴展到整個區域，那麼每人每年所需的經費其實不超過十美分，也就是一般百姓每年用在醫療需求上的實際金額的三分之一。」[64]

從這些公開表述當中，可以明白看出定縣實驗在說服醫學界——尤其是中華醫學會——以及國民黨政府支持公醫政策上，扮演了至關緊要的角色。如同陳志潛一再強調的，只要大家接受「鄉村醫療的每年人均花費應在十美分左右」這項前提，[65]那麼他的體系幾乎就是無可避免的結論。雖有一名與會者對陳志潛的估計提出異議，[66]許多醫學領袖與政府官員都開始把這個數值視為無庸置疑的底線。

除此之外，這個數值也讓一度被視為不切實際的公醫制，變成一個有可行性的目標。

自從蘭安生在一九二〇年代提倡公醫概念以來，令所有人感到無能為力的關鍵問題就一直是資金。在衛生署成立將近十年後，其預算仍然只占了全國總預算的百分之一點二。[67]因此，面期望國民黨國家在即將對日本全面開戰的情況下大幅增加醫學投資，當然是不切實際的。面對預算限制這個預想得到的問題，陳志潛回應指出：「〔定縣〕的經驗顯示，在不增加新的支出項目，也不為大眾增添負擔的前提下，其實有可能以人均十美分的經費建立合理的醫學組織。」[68]從伍連德的表述來看，定縣實驗的確為公醫制帶來歷史性的突破，因為這項實驗證明了即便是在中國鄉村那種嚴苛的財務限制下，只要好好地規劃組織，社區醫學可以靠自己的力量運作。

相對於伍連德那篇表達支持的文章，歐特極富針對性的論文〈公醫問題〉（State Medicine Problems）則是提供了一個罕見的窗口，可讓人窺見醫學界對這項計畫的不滿。歐特首先質疑公醫制是唯一適合中國需求的醫療型態，指稱「這種看法通常都以一種不證自明的態度提出，彷彿這項概念顯而易見，完全不需要討論。」[69]歐特會有這樣的感覺並不奇怪；有些公醫倡導者確實把這項重大政策建立在邏輯推演出來的必要性之上。最明顯可見也最具代表性的例子，就是蘭安生那篇文章的標題：〈公醫：一項對中國而言合乎邏輯的政策〉。[70]有鑒於這項政策即將為醫界帶來巨大的轉變，歐特不禁注意到「出人意料地，醫師（對此政策）幾乎全無反應。這項政策從來沒有在中華醫學會的會議中獲得充足的討論。中華醫學會沒有表達本身的態度，也沒有採取行動表明該以什麼做法解決相關問題。」[71]為了打開集體討論的空間，歐特刻意突顯出公醫制內被邏輯推理排擠到邊緣位置的一些問題。

歐特的主要擔憂是私人執業者與公醫間不可避免的衝突：「私人執業者，不管是個人、團體或者機構，在公醫制裡的角色會是什麼？或者，如果公醫制裡沒有他們的角色，那麼既有的醫學執業者將轉變為何？關於這點，我們應該在中華醫學會裡徹底地討論，並與政府合作擬定一個清楚陳述的計畫，以期得到大家一致同意，最重要的是絕不能匆促行事。」[72]

這些問題都非常合理，但無論是在座談會的討論部分或是接下來的特刊文章裡，幾乎完全沒有任何人回應這些「問題」。至少在這場歷史性的會議上，中華醫學會的領導成員並不把自己看成是專業團體的代表，必須保護團體的私利不受公共利益與國家侵害。相反的，如同劉瑞恆那篇開場致詞的講稿標題〈我們的公共衛生責任〉（Our Responsibility in Public Health）所顯示的，這位衛生署長不是以醫學界外部的政府官員身分發言，而是把自己視為醫界的成員，代表中華醫學會為政府提供服務。說來令人驚訝，這些領導人物竟然把中華醫學會與國家之間的關係視為如此緊密的結盟關係。他們不擔憂公醫制會造成問題，反而致力於推動這種國家醫療體系，即便這種體系必然會大幅轉變醫學界、醫學教育，以及日常行醫的環境。由於國民黨國家無意主宰醫學界，反而一再推卸「對於人民健康的責任」，因此這場會議再度支持了我的論點：在二十世紀初的中國，是醫界的領袖致力於建立醫學與國家的連結，從而為國家以及醫界提出公醫制的新願景。

在那場特別座談會所發表的文章當中，標題為〈公醫〉（State Medicine）的第三篇文章提出了最激進的公醫願景。這篇文章由陳志潛與備受仰慕的科學家林可勝聯名發表。林可勝是新加坡華僑，在愛丁堡大學取得醫學位，後來廣受稱譽為「中國生理學之父」。這兩位作者提出以下的定義：

> 做為衛生署與教育部的政策，公醫制的定義就是讓社區的每一位成員都能夠受益於預防醫學和治癒醫學的一切潛力，而不論個人是否有能力付費。因此，顯而易見的是，國家必須負責所有的醫學工作，包含治癒醫學（或者臨床性）以及預防（或者社會性）醫學，也必須負責提供所有的工作人員，以及各式各樣的設施與用品。此外，這種服務應該免費提供給人民，而總成本又必須低到讓人民能間接透過納稅而承擔。[73]

必須指出的是，這項定義並未具體說明那套體制的許多特徵。舉例而言，林可勝與陳志潛在先前提到，政府可以透過補助或者較高的薪資來鼓勵受過良好訓練的人員留在鄉村地區服務。[74]他們非常清楚這一點：「這項醫學服務可能遭遇的最大困難，就是支付令人滿意的薪資以便留住人員。」[75]這套體系聽起來和日本殖民政府在台灣施行的制度頗為相似，而且那套制度也同樣稱為公醫。[76]不過，林可勝和陳志潛立刻就以預算限制為由而駁斥了這項可能性。與其提供較高的薪水把醫學人員留在鄉下，他們致力創造一個盡可能不需要借助專業技術人員的體系，藉此降低維繫這個體系的成本。如同以上的比較所顯示的，國民黨中國與日本殖民統治下的台灣所施行的體系雖然都稱為「公醫」，兩者對於國家的要求卻存在著很大的差異。

閱讀陳志潛與林可勝的文章，不禁讓人訝異這兩位作者竟然沒有要求國家大幅增加醫療經費。他們認為不可或缺並且要求國家支持的有兩個面向：第一，組織三級醫療體系；第二，改革醫學教育體系，以便提供適合在公醫制裡擔任各種職務的醫療人員。關於這兩點，林可勝與陳志潛毫不猶豫地使用了強烈的言詞：「國家（或者省級）醫學服務的運作必須具備『軍事機器』的紀律，也必須有媲美『工業企業』的經濟管理。因此，醫生、護士、助產士、藥師、傳統醫院、診所以及公衛機構的傳統功能都必須受到仔細檢視，而只要不合乎這項新方案的需求，就必須受到改造。如果需要的話，也應該發展出新類型（的人員）以取代舊類型。」[77]因此，他們需要國家提供的是一種新式人員，而且必須由新式的教育機構來培訓。

一九三七年那場深受矚目的座談會，為上述各種立場提供了一個公開的論壇，最後的成果是中華醫學會正式表達對於公醫制的支持。同年日軍攻占北京；陳志潛的定縣實驗就此打住。日本當局雖然對他的公衛計畫表達了讚賞之意，陳志潛卻決定祕密離開北京前往中國西南部，甚至連家人也沒帶。於是，一名學者指出，「國民黨為鄉村人口提供衛生服務的嘗試」也在一九三七年畫下了句點。[78]

公醫制與地方自治

要瞭解國民黨政府為何逐漸支持公醫政策，可以檢視金寶善（一八九三—一九八四）所扮演的關鍵角色——他是民國時期衛生行政領域當中一位很特別的人物。在所謂的日德派與英美派之間的緊張關係下，金寶善是極少數橫跨這兩個陣營的人。他在日本的千葉醫科大學取得醫學學位之後，總共在日本待了九年（一九一一—一九），在舉世知名的北里傳染病研究所中工作。不過，金寶善和英美派也建立了良好關係：他與伍連德合作控制第二次東北鼠疫（一九二〇—二一），並且獲得洛克斐勒基金會的獎學金而在約翰霍普金斯大學取得公共衛生碩士學位（一九二六—二七）。在蘭安生的邀請下，他接著成為杭州市衛生局的創立者暨局長。[79] 如同金寶善後來回憶的，當國民黨在一九二八年成立衛生部時，十分注意要平衡兩派的勢力，所以把這項重要職務交給了他。[80] 到了一九三三年，金寶善已成為全國經濟委員會轄下的中央衛生實驗處副處長。劉瑞恆雖是名義上的處長，金寶善卻是實際上負責掌管這個重要機構的領導人。

金寶善在一九四四年發表〈中國公衛工作三十年〉（Thirty Years of Public Health Work in China）一文，公開承認「先前的兩個時期，並沒有採納清楚規劃的〔國家衛生〕政策，雖然一九三四年的全國衛生會議曾提案採用公醫制。國民黨在一九四〇年的中央執行委員會第八次全體會議決定採用這項政策之後，衛生署即立刻加以推行」。[81] 時任衛生署長的金寶善以政府為中心回顧這段歷史，部分是因為他自己就是政府實現公醫政策這項努力的主要人物。[82]

一九三四年之所以重要，不只因為定縣實驗在這年變成鄉村建設運動所推崇的「模式」，也因為衛生署在這一年通過法規要在縣級層次建立公共衛生基礎設施。[83] 同樣的，這項醫療發展其實源於國民黨政府與鄉村建設運動的大規模合作，而他們的目標是建立地方自治。在醫療領域裡，衛生署與鄉村建設運動分別從相反方向促成在縣級建立公共衛生。陳志潛是由下而上打造他的社區醫學模式，金寶善及其同僚則是致力於把醫療行政體系向下延伸到縣與村的層級。陳志潛基本上同意金寶善的努力，認為政府最近對於縣級衛生的關注是一大進展。然而，他也注意到一項令人深感憂心的趨勢，也就是政府「僅言組織，而未能建議解決問題的切實方法。」[84]

至於政府開始關注縣級醫療的原因，金寶善在一九三三年的第一次鄉村工作討論會上，就提出清楚的說明。時任衛生署副署長的他，代表了政府看待鄉村建設運動的態度，尤其是和鄉村衛生相關的面向。他沒有強調對於法定傳染病的控制，而是呼籲大家注意血吸蟲病以及其他地方性疾病。由於血吸蟲病感染的主要途徑是由血吸蟲的水生幼蟲鑽入皮膚，赤著腳在水田裡耕作的農夫極容易感染此病，因此血吸蟲病被視為一種農村疾病。值得一提的是，當共產黨於一九四九年掌控中國之後，毛澤東立刻發起一場對抗血吸蟲病的全國運動，以展現自己對農民與鄉村居民的關懷。[85]

如同金寶善指出的，國民黨政府把血吸蟲病視為第一優先有兩個原因。第一，長江沿岸有數以千萬計的血吸蟲病患；因此，這種疾病對農民的生計造成了直接衝擊。第二，控制這種疾病的措施可以是其他政府計畫的先驅，因為抗血吸蟲病的行動一旦成功，即有助政府贏得農民的認同與支持。金寶善闡釋如下：「昔日本初得朝鮮，與鮮民很不易融合，於是先從辦醫院和衛生工作入手，勢力就慢慢深入民間了。後來侵占臺灣亦然。此次佔據東北以後，聽說也採用同樣辦法，利用醫療衛生事業，來收取民心。」[86]雖然這段文字在他的官方報告裡讀起來幾乎像是天外飛來的一筆，但他竟會提到醫學在日本殖民統治中扮演的角色，其實是有原因的。

很有可能是因為金寶善曾在聲望崇高的北里傳染病研究所工作，所以他能夠深切體認到醫學與衛生的政治功能，那間研究所為台灣、上海、朝鮮乃至滿州的日本殖民醫學提供了一個醫師網絡。[87]基於這個親身體驗，他敦促國民黨政府在對抗共產黨中仿效日本的做法。事實上，國民黨也才在一九三四年二月發動新生活運動，該運動同樣強調衛生的政治功能，聚焦於轉變中國人民的衛生習慣，以便讓國民黨的觸角能伸入原本受到共產黨控制的區域。[88]所以這個時機恰好適合衛生署推動建立縣級的公共衛生體系。[89]

一九三六年，身為中央衛生實驗處副處長的金寶善寫了一篇名為〈公醫制度〉的文章，發表於數本期刊裡，也在電台廣播。[90]他沒有把公醫制描述為一種為了適應中國的經濟狀況才被迫採用的務實政策，而是引用美國著名的「醫療成本委員會報告」（Report of the Committee on the Cost of Medical Care），突顯醫療企業在資本主義社會的病態發展，尤其是在美國。面對現代醫學的這種病態，金寶善自信滿滿地主張中國所創造的公醫制將可讓中國「捷足登入領導世界醫事建設的地位，這也是我國對於國際間所能有的最大供獻。」[91]正如一九二〇年代晚期的蘭安生，公醫倡導者也深知自己不是追隨任何一個外國醫學發展模式，而是致力要為中國乃至全世界創造一套新式的體系。

金寶善雖對公醫制抱持著如此高的期待，卻也指出它的具體意義與內容仍是眾說紛紜。雖然有些人認為公醫等於公共衛生，另外有些人則認為公醫制就是政府控制的醫療。不過，金寶善明白表示他所謂的公醫是相當不一樣的東西，是「有計劃、有組織的、整個保障全民健康的、由國家主辦的醫事設施」。[92]簡言之，要改善現代醫療體系在資本主義社會的病態發展，金寶善的答案就是國家。此外，他在這篇備受宣揚的講稿中列出了公醫制的五大原則，全都呼應陳志潛發展出來的定縣模式。實際上，金寶善提到，在鄉村衛生的所有實驗當中，

「關於保健制度的完整實驗，當首推河北定縣了」。[93]

如同他指出的，在一九三四年的全國衛生會議決議採用公醫制後，第二個里程碑就是國民黨第五屆中央執行委員會在一九四一年四月第八次全體會議所通過的歷史性決議。儘管如此，通過的提案根本沒有特別強調公醫的名稱，而是名為「切實促進衛生建設，以改進國民體格，增進民族健康案」。[94]這項提案的名稱取得如此抽象又絲毫不帶爭議性，不禁令人懷疑是刻意造成的結果。不過，「公醫」這個關鍵字確實出現於該提案推薦的第一項具體行動：「中央應以普及衛生設施實行公醫制度為目標。」[95]

國民黨通過的提案把公醫視為一項遙遠的「目標」，實際上的工作重點是在縣和區的層級建立公衛組織，並以法律規定地方政府要編列公共衛生的年度預算。提案裡沒有提到定縣模式，沒有提到結合治癒醫學和預防醫學的重要性，也沒有提到對於中國的具體情形而言公醫制是「合乎邏輯的選擇」。國民黨之所以支持這項提案，或許根本不是因為它有助於健康與衛生，而是因為它有助於建立地方自治所需的政治機器——這是國民黨的核心工作之一。[96]也許正因如此，這項提案讀起來就像是一份建立公衛行政組織的計畫，而沒有涉及任何創新與實驗。儘管如此，由於國民黨政府正式決議以法律保證地方政府的公衛預算，衛生署欣然指出此案所建議的公醫制乃是該署數十年來的政策，而該署也將於次年（一九四二）開始，每年在縣級建造一百所「衛生院」。[97]

就像陳志潛的保健院整合了治癒醫學和預防醫學，這些「衛生院」也同時扮演兩種角色：一方面是政府資助的醫院，另一方面也是縣政府轄下的醫學行政部門。[98]一九三四年，定縣的衛生預算已有百分之五十左右投注於治療疾病；因此，治癒醫學早就已經是那套體系裡的一個重要部分。[99]由於「衛生院」必須發揮這樣的雙重功能，因此院長就必須同時是受過良好訓練的醫生以及經驗豐富的行政官。

蔣介石在一九四三年出版《中國之命運》，宣告他心目中中國在戰後的光明未來。以孫中山的《實業計畫》為基礎，他在書中明白列出一項未來的十年經濟建設計畫。由於孫中山的《實業計畫》幾乎沒有提及醫療，一九二〇年代國民黨的建國構想中也淡化醫療的角色。這一次蔣介石的構想完全不同，他計劃為醫療投入最多的大學畢業生（二十三萬兩千人），遠多於投入人數第二多的學科——土木工程（九萬人）。[100]此外，蔣介石也宣布了一項看似難以達成的目標，要在未來十年內建立一百所大型衛生院、一千所縣級衛生院，以及八萬所區級衛生院，[101]這裡所提到的數字都來自衛生署的三年計畫（一九四二—四五）。所以蔣介石的國民黨政府雖然沒有提及公醫制，實質上卻已承諾要為一套巨大的醫療體系建立行政基礎設施並培訓醫學人員——至少在書面上是如此。

取消保健員的爭議

根據金寶善所言，衛生署在戰爭爆發時加速在地方層級建立公衛基礎設施，並且毫不停歇地持續至戰爭結束。[102]到了一九四五年，衛生署已在九百三十八個縣都至少建立了一所衛生院，約是當時國民黨控制的一千三百六十一個縣中的百分之七十。[103]就數字上而言，這乃是一項了不起的成就。國民黨政府在醫療領域持續增加投資，頗具說服力地證明即便是在慘烈的抗日戰爭當中，[104]仍然努力實現改善人民醫療的承諾。儘管如此，由於國府主要的目標是把國家的影響力擴展到縣，它沒有致力複製強調社區賦權與地方能動性的定縣模式。這些目標間的衝突終於在一九四五年展露無遺，國民黨政府透過晏陽初的老友宋子文（一八九四—一九七一）向他傳話，聲稱政府會負責照顧鄉村的經濟、衛生與政治，企圖將鄉村建設運動降級回原本教導民眾識字的角色。[105]

只供內部流通的《公醫》期刊提供了一個珍貴的窗口，可讓我們窺見在衛生院驚人的數字成長與這些互相衝突的目標背後的狀況。或許會令讀者感到意外，在一場縣級公共衛生研討會中，與會者認真討論是否要廢止縣級以下的保健所以及保健員。取消保健員的議題尤其令人意外，因為在陳志潛的經驗裡，保健員不但是一項重要創新，更是定縣模式得以成功的關鍵。如果與會者確實認真考慮要取消保健員，那麼正在建構的體系必然和定縣模式大異其趣。

根據這場團體會議的記錄，「衛生員各地辦理結果均不甚好，甚至掛牌作郎中，將來可以不必設置。衛生員的工作，很可以利用國民學校及中心學校的教員辦理。」[106]表面上看來，衛生署的做法延續了定縣模式的名稱以及三層醫療金字塔；然而，對於保健員的負面評價卻顯示衛生署對於公醫的本質以及建構公醫的適當方法抱持著極為不同的觀點。

要清楚描述這項關鍵差異，讓我們回頭檢視座談會主席陳萬里在五年前發表的〈如何訓練衛生員〉一文。文中，陳萬里詳細地將浙江省各縣保健員的現況與陳志潛原本的設計加以比較。在陳志潛的版本當中，這些保健員都是從地方村民招募而來的志願者。接受最低限度的訓練，並且配發簡單的急救箱之後，他們就必須從事基本但重要的職務，包括（一）登記村裡的出生與死亡人口；(二)為村民接種牛痘；(三)根據受到核可的設計，挖設自己的井，從而提供示範；(四)提供急救，治療常見皮膚病與簡單的外科傷口，如此等等。[107]陳志潛知道這些人員對於他的體系而言有多麼重要，因此詳細說明當如何挑選志願者。如果不假思索地以最簡單的方法來挑選人員，結果必然是失敗：

> 如村長佐來負責選擇村民，自任衛生員，本為理論上所最合適者。然處今日農村狀況之下，村長佐往往為政府收集財富剝削民眾之官吏，對於地方事業毫不注意……因此實際上凡屬村長佐所選之人員，往往與村長佐有個人之關係，認為有利可圖，苟一旦發見

無利可圖，則放棄工作。是以今日選擇衛生員之責任，似不能由村長佐負之。[108]

直白表達自己不信任政府官員後，陳志潛強調保健員要由組織良好的民間團體——例如平民教育運動成人學校的校友會——去招募。地方社區，尤其是有組織的民間團體，提供了監控以及鼓勵這些保健員的有效機制。[109]在陳志潛的願景中，社區醫學的精華與活力，就是這種非政府的地方組織。

如同他後來在自己的回憶錄裡動人地指出的：

檢視定縣社區醫學模式的人士，應該從這樣的觀點來思考：這種模式是一套以社區為基礎（community-based）的體系，而不只是在體系裡使用常民（村保健員）擔任助手而已。重點不在於這個以社區為基礎的體系使用了村莊志願人員執行若干特定任務。重點是整個保健體系的最底層就是這些村保健員，整個體系的有效運作都由他們開始，而他們的表現也被強而有力的社區組織所監督，因此可以確保服務品質。[110]

陳志潛的結論指出：「因此，我們的解決方法就是讓村民自己去體認到問題所在、激發他們的社區責任感、鼓舞他們去設法解決這個問題。這就是定縣社區醫學模式背後的哲學。」[111]

由於缺乏「強而有力的社區組織」的支持與參與，無怪乎衛生署會覺得保健員的構想根本不可行，這是陳志潛早就預見的問題。由於衛生署將保健員的任務狹隘地界定為為了建立公醫制所需的基礎組織建設，因此全然無意培育「強而有力的社區組織」。抱持著國家中心的公醫觀，陳萬里覺得這種民間組織可遇而不可求，所以招募保健員最好的方法，就是從公立學校的教師當中挑選。陳萬里會想到教師是很自然的，當時國民黨正在推行「保甲」這種以社區為基礎的執法與社會控制體系，[112]其中教師已經承接了政府託付的許多責任，包括民政、警衛、經濟與文化事務。[113]

根據這些坦率的自我批評，我們可以看到一個沒有社區支持的公醫制，會在許多面向遭遇困境。在戰時經濟下，衛生署難以找到醫學人員擔任縣級衛生院的院長，因為這項職務的薪水無法養家。[114]就算一個縣有幸能夠找到衛生院院長，這名院長可以動用的資源也極度有限，大概只夠為剛入伍的新兵與鴉片吸食者進行身體檢查，以及照顧受傷的戰士。[115]這些任務從來不是定縣模式中的一環，但卻變成衛生院院長每日面對的挑戰，因為他們也同時是政府機器的行政官員。某篇文章的作者語帶怨懟地指出，相較於曾經令許多人熱血沸騰的「定縣實驗」，當前的狀況只不過是死氣沉沉的拙劣模仿而已。這名作者指出，有人質疑當前這種致力於增加衛生院數目的策略，但中央政府的回應只是提出這項原則：「有比無好，多比少好。」[116]不過，隨著衛生院成長的數字進一步瓜分有限的資源，衛生院的人員「迫于現實，不得不採取因循苟且作風，于是而衛生院三字為人所訴病矣。」[117]

實際上，國民黨政府在九百七十八個縣裡成立的這些衛生院，有些甚至連病床都沒有。[118]在一九四五年五月舉行的第二場團體討論會上，同樣擔任主席的陳萬里毫不猶豫地指出，一昧追求數字成長的作法，已經把中國公衛帶到瀕臨崩潰的邊緣，因為根本無法找到適當人員來擔任這些職務。陳萬里因此在結論裡指出：「此後未增設者，應暫停增設。已成立之九百餘縣，應如何使之能担負起責任來，實在是此後最可焦慮，亦應從速設法之第一件事情。」[119]

三個月後，原子彈襲擊廣島（八月六日）與長崎（八月九日），日本向盟國投降。再兩年之後的一九四七年一月一日，國民黨對醫療建設的承諾達到歷史巔峰。當日頒布中華民國憲法，在社會安全的章節下，第一百五十七條規定：「國家為增進民族健康，應普遍推行衛生保健事業及公醫制度。」

為中國鄉村服務的中醫

在政府與西醫界逐漸接受公醫概念的二十年之間，中醫支持者的反應包括強烈抗拒以及驚人的熱情。湖南省政府在一九三四年一月宣布建立公醫的十年計畫之後，長沙國醫工會即強力反對將醫療從私人執業轉變為受到國家壟斷的公共服務。最令中醫師氣憤填膺的是，湖南省政府竟打算以湘雅醫學院的畢業生擔任公醫的所有職務，將中醫師完全排除在外。[120]國醫工會進一步指出，其會員完全有能力執行鄉村衛生的八項任務，而且就對抗天花而言，他們的人痘法比西式的牛痘法更可靠而有效。[121]在強硬派主導之下，國醫工會不認為國家更深度地介入醫療會帶給中醫任何機會，當然更不認為有必要自我改革以便把握機會。

相較於這種雙重負面的反應，另有一些人認為新近受到重視的鄉村衛生給中醫帶來一個提升政治地位的機會，以及改革中醫的挑戰。由他們的角度看來，許多支持鄉村衛生與公醫制的理由都可輕易轉為支持中醫的有力論點。他們很高興聽到西醫師親口說出，西醫不適合中國的經濟狀況，也不該「將設計給歐美生活程度的醫藥，強行推銷給貧弱的中國人。」[122]

在對於公醫制抱持這種正面立場的中醫師裡，朱殿於一九三三年出版了最具系統性與全面性的專書《建設三千個農村醫院》。[123]這本書最引人注目的一項特點，就是作者明白指出自己對於中國鄉村的關注深受現代社會調查運動與鄉村建設運動所啟發。這本書的第一頁就提及李景漢與甘博（Sidney D. Gamble）等著名社會調查運動人士的名字，並且引用了他們的著作。中醫師的刻板形象是保守、守舊，而且對國家事務漠不關心，但朱殿卻以截然不同的姿態把自己塑造為一名進步知識分子，熟知最先進的社會科學研究，並且認真關注國家的危機。一本中醫期刊裡的夾頁廣告，把他的這部著作描述為「偉大之醫學政治著作」。[124]雖然這段廣告文字無疑是自吹自擂，但這本中醫師的專著確實提供了一項政治策略，而且聚焦於當前國家與公眾關注的核心問題——中國的鄉村。隨著西醫的政治功能從維護中國主權轉為贏得鄉村人民的衷心支持，將中醫連結於國家的努力也同步轉變，從有效因應法定傳染病轉變為滿足中國鄉村的保健需求。

在引用社會科學文獻以確立鄉村衛生問題的嚴重性之後，朱殿接著主張西醫與中醫都有一些不小的問題，使他們無法滿足鄉村的醫療需求：西醫太昂貴，中醫則是缺乏科學基礎。[125]朱殿接著提出幾個重要問題：「現在的中醫與西醫，誰配到農村去？誰有到農村去的條件？誰切合中國的民族性？求到了這答案，便可以規定改造的根據。」[126]

就某方面而言，朱殿這一連串的問題和陳志潛當初提出的那三個問題頗為近似，而陳就是從那三個問題推導出定縣實驗的基本原則。就此而言，陳志潛與朱殿都致力於發展出一種適合中國鄉村社經現實的醫療。然而，朱殿卻從這個相同的目標得出了極為不同的結論：在他的眼中，目前已在村裡執業而又受到村民信任的中醫，當然較適合為村民提供醫療服務，前提是中醫必須進行若干必要的改革。朱殿沒有把公醫當成解決鄉村衛生問題的靈丹妙藥，反而主張中醫極有助於解決這個政治上很重要的問題，只是需要經過足夠的重新訓練與改革。

朱殿雖然沒有仔細說明在哪些方面中醫師應該重新接受訓練，但他的計畫有幾項特別之處。他強調要以新法接生[127]、接種牛痘（相對於傳統的人痘），[128]以及讓感染急性傳染病的病患住院——這是前現代中國不曾採行的措施。另一個特點是呼籲每一所村莊醫院都必須設立眼科。[129]正如陳志潛指出過的，砂眼在中國鄉村的普遍程度堪稱是一個醫療危機，但現代醫學院的畢業生卻沒有接受過治療這種疾病的訓練，因為已開發國家的人民已不再為砂眼所苦，因此在醫學課程裡也很少提及。[130]朱殿與陳志潛都致力於減輕鄉村裡普遍流行的砂眼問題。

朱殿提議的「農村醫院」與定縣實驗很接近，但他卻無意讓中醫師擔任「保健員」，而那正是後來共產黨時代的作法。朱殿也認為必須招募常民，他稱之為「衛生指導員」，不過他強調這個角色比較適合由女性擔任。[131]陳志潛所想像的保健員確實可以視為毛時代赤腳醫生的先驅，而且許多赤腳醫生也的確都是中醫師。然而，如同陳志潛在他的回憶錄裡指出的，[132]在民國時期大多數的中醫師都無意於擔任保健員。中醫師致力於敦促政府制定中醫條例（後來在一九三六年頒布），並且努力學習診斷與治療法定傳染病的知識與技術。面對向來信任並且仰賴他們的農民，他們努力把自己提升為受到國家認可的專業人士。

隨著公醫制逐漸被視為中國最可行的政策，中醫師也開始在其中尋找中醫的立足之處。舉例而言，我們在第八章討論過的時逸人，也就是深具影響力的山西中醫改進研究會的創辦人，在一九三六年針對「中醫中藥公有制在國計民生上有何利益」這個問題發起徵文活動。[133]得獎文章都內容詳實，其中一篇更是由時逸人本身所寫，而其中多數篇章主張就服務鄉村而言，中西醫各有所長，「中醫精於治療……西醫偏重預防。」[134]這些作者都深深認知到，就算中醫比較適合中國鄉村的社經環境，中醫也還是必須經過相當幅度的改革，才能獲得預防以及控制傳染病的能力，而這種實際能力對於中國鄉村人口的健康至關重要。

企圖連結中醫與公醫制最具體的努力，或許就是由陳果夫創辦於一九三四年秋季的江蘇醫政學院。[135]在創立這所學校的過程中，陳果夫密切合作的公衛專家是胡定安，他在德國接受教育並且著有《中國衛生行政設施計畫》一書。[136]陳果夫刻意把這所學校命名為醫政學院，而不是醫學院，因為他想要突顯這是一所非常特殊的醫學院，「所以別於一般醫科學校也，國內醫科學校，限於治療病之學」，[137]而他的這所學校則是具有「實驗新醫政教育制度」以及「創造融合中西之中國新醫學」的雙重目標。[138]

關於第一個目標，陳果夫明確指出這所學校是為了實現公醫制而進行的實驗。[139]為此，他為日後即將在這所學校受訓的學生設計了一個三級制的分類。除了接受過最佳訓練而服務於城市的西醫師，以及僅受過基本訓練而服務於鄉村的醫者之外，陳果夫為中級人士設計了一個為期兩年的衛生訓練班，向持有執照的中醫師教導基礎科學、生理學與細菌理論。這所學校的其他科系都遭遇了嚴重的招生問題，因為它們的目標太不尋常而富有實驗性，但這個訓練班卻深受中醫師的歡迎。是以陳果夫敦促其他西醫學校跟進，提供類似的訓練課程。[140]不過，醫學委員會的部分成員卻公開批評這所學校為「非驢非馬」，[141]所以陳果夫也不曾為自己創辦的這所學校向教育部提出登記，儘管當時他是大權在握的江蘇省主席。這所學校成立四年之後，陳果夫辭去了院長職務。他懷著哀傷的心情回顧了這所學校的簡短歷史，因為「最初之理想因此終止不能實現」。[142]

許多學者都注意到一個令人好奇的事實：雖然民國時期的公醫倡導者都強烈地感到醫療人力不足，他們卻從未考慮過讓中醫師加入。實際上，歐特（Frank Oldt）在一九三七年發表〈公醫問題〉一文時，便向聽眾警告指出：「中醫師很有可能要求政府承認，並要求在公醫制中占有一席之地。」[143]正如同這項警告所透露的，公醫倡導者之間存在著一項心照不宣的共識，就是要把中醫阻擋於這個系統之外。就這一點而言，雖然在定縣的社區醫學實驗、民國政府提倡公醫的努力，以及在共產時期終於獲得實施的公醫制度這三者之間存在著明確的連續性，但前兩種型態與最後一種共產時期之間卻也存在著一項鮮明的斷裂，就是對於傳統中醫在公醫制裡所扮演的角色。

教育部醫學委員會在一九四〇年的一場研討會中，明確討論了是否應該納入中醫的問題。這個委員會在審議公醫提案之時，主席胡定安指出，這場研討會的目標是要改革國家醫學教育體系，將其轉變為一套六級制度，以便為公醫的運作提供六種不同層級的人員。在此脈絡下，一份訓練中醫師的提案被提出討論。委員會決定擱置這份提案，並決定「設立中國固有醫學研究機關，用科學方法研究中醫，相當時期後，俟有研究結果編為教材，加入醫學課程。」[144]在整個民國時期，這可能是中醫最接近被納入公醫制的時刻。儘管如此，「科學」

仍阻擋了這項整合。如果從歷史的角度回顧的話，唯有當一種新的、另類的科學觀在共產黨時期興起後，中醫與公醫間系統性的、大規模的整合才終於得以發生。這種另類的科學觀使得人們能夠想像一種與發展於資本主義西方的科學截然不同的「中國科學」。

國民黨政府在一九四七年頒布憲法，正式宣告政府的公醫政策。那時許多著名的中醫領袖——包括張簡齋（一八八〇—一九五〇）、丁濟萬（一九〇三—六三）、陸淵雷（一八九四—一九五五）、施今墨（一八八一—一九六九）以及任應秋（一九一四—八四）——都參與了第一屆國民大會代表與立法委員的選舉。在一份為了這場歷史性的選舉而出版的專刊當中，一家中醫報社發表了一份致全國選民的宣言，提出五項建議，其中的第三項即是「樹立公醫制度，實施義務治療」。[145]

反諷的是，當國民黨政府把公醫政策寫入憲法之時，即便連中醫界都欣然接受，陳志潛卻不認為那是個應該慶祝的歷史時刻，反而應當徹底檢討並重新設定中國的公共衛生政策。陳志潛這篇引人深思的文章，把我們帶回了本章開場所談到的蘭安生對於「中國醫學問題」的定義。自從蘭安生在一九二〇年代提出這項定義之後，降低中國的「超額死亡率」就一直被視為公共衛生的衡量標準與中心目標。[146]為此目標奮鬥二十年之後，陳志潛卻坦承，他終於明白真正威脅中國國民健康的並不是死亡率，而是出生率。中國一旦成功降低了死亡率，那麼立刻就會遭遇到巨大的國家人口危機。他因此指出：「過去的公共衛生，希望減低死亡率，今後的公共衛生要著重減低生育率。」[147]

不到兩年後，共產黨就打敗國民黨而全面接掌了中國。對於中國的公共衛生而言，共產黨政府是個比國民黨稱職許多的政府，對於鄉村人口來說尤其如此。此外，共產黨對於中醫的支持也比較有力而且積極。反諷的是，在共產黨終於成功實現其公醫願景，從而解決了蘭安生所定義的「中國醫學問題」後，撲面而來的正是陳志潛在一九四七年向同胞提出預警的嚴峻問題——人口過剩。

CHAPTER

11

結論：與現代中醫一同思考

一九二九年三月十七日爆發了催生了國醫運動的抗爭，之後一個月之內，《醫學春秋》就為這場抗爭出版了一本「中醫藥界奮鬥」專號。該刊總編輯暨抗爭發起人張贊臣在緒言裡寫道：「敘其〔這場抗爭〕經過詳情，以告國人而誌紀念。若他日中國醫藥因時推進為全世界採用，藉見此時國內西醫之喪心病狂有如此者。輯之以供將來修醫史者之參考焉。」[1]

中醫師並不把自己看成「醫學革命」下無力被動的受害者，相反地，他們深切意識到自己正在為中醫創造歷史。他們對此歷史機遇深感振奮，卻同時心知肚明反對者以及現代化倡議者會如何回應：必然是懷疑、憤怒與嘲諷，甚至摒斥為蒙昧主義與自私自利。在時代氛圍的囿限之下，中醫支持者最刻骨銘心的痛苦，就是無法說出自己負隅頑抗的正面價值。是以張贊臣出版這本專號，希望中醫抗爭的真正意義能夠在遙遠的未來獲得理解，在「中國醫藥因時推進，為全世界採用」之時。[2]

除了陳氏兄弟以外，本書提到的進步知識分子、國民黨政治人物，以及西醫領導者——

包括孫逸仙、魯迅、胡適、余巖、傅斯年、劉瑞恆、伍連德與陳志潛——全都認為張贊臣的希望只不過是癡人說夢，反映了他對於啟蒙運動與現代性的全然無知。然而，要是他們能夠穿越時空來到當下的世界，必定會驚惑地發現某個程度上張贊臣的願望已然成為現實——學者稱之為「中醫的全球化」。[3]本書所記載的歷史是張贊臣及其中醫同道奉獻畢生的奮鬥，更受惠於他們精心保存的史料，因此在最後的這一章裡，我要承接張贊臣在八十年前向「將來修醫史者」所提出的挑戰：他們由一九二九年春天開始所開創的中醫現代史，究竟有什麼意義？

為了探究這段歷史的意義，我邀請讀者把目光擴展到歷史敘事之外，開始「與中醫現代史一同思考」。理解這段歷史的意義有一項主要障礙，就是長久以來，它都被視為純然是一段地方性的政治史而已。克服了這項障礙之後，我將本書所描述的歷史提升為一個可以帶來啟發的工具，藉以省思逐步擴張延展的四個議題：（一）醫學與國家的關係；（二）中西醫間是否可能產生建設性的互動交融？；（三）「中國現代性」（China's Modernity）的概念；以及（四）現代與前現代之間的「大斷裂」（Great Divide）。

醫學與國家

若要闡明這段歷史對於世界科學史的意義，首先必須超越既有的理解，就是將它視為一段關於國家如何影響了中醫發展的政治史。這種理解有時的確有用，但帶有侷限性而不完整，因為這種政治史的觀點低估了張贊臣等中醫師為中醫創造現代史而積極投入的集體努力。這種政治史的理解強化了一種流行的想法，就是中醫只不過是中國政府為了政治目的而建構出來的產物，是中國版本的李森科事件（Lysenko affair）。這種政治理解雖然部分正確，卻落實了一種不幸的刻板印象：中醫現代史不屬於世界科學史的一員，它只不過反映了現代中國政治動盪的波濤起伏而已。為了避免這種化約性的政治理解，我將透過這段歷史來徹底地反思醫學／科學與國家的關係。

我在本書採用的國家概念有些特別，刻意跳脫了將國家視為自主行動者（autonomous actor）的學術傳統。本書記錄的歷史不是一個政府介入醫界的故事。相反地，在許多面向上，它都比較接近於傅柯（Michel Foucault）所關切的現象：「學科實作如何殖民、建構以及轉化國家（的過程）」。[4]大多數的時候，是中西醫師主動努力與國家建立結盟關係、動員國家；西醫師不僅為國家打造了一個醫學行政體系，更進一步倡議以國家為中心的公醫制。這一切都不是由國家啟動的。如果採用社會學家布迪厄（Pierre Bourdieu）的分析架構，在本書討論的那段時期，中西醫師實際上都是「國家的推動者，透過建構國家體制，而把自身建構為國家貴族（state nobility）」。[5]

本書裡國家概念的第二種意義，旨在突顯由國家所創生的新權力與新利益，用布迪厄的說法，就是「國家場域」(field of the state)。雖然一般認為中醫在國民黨治下受到嚴重的壓抑，但到了國府時期的尾聲，至少就書面上而言，中醫師取得了與西醫師平起平坐的法律地位。[6]毫無疑問地，國家積極介入醫療對中醫造成關乎生死的挑戰，但國民黨國家的創立同時為中醫開啟了前所未有的全新可能。效法坐擁特權的西醫，中醫師開始向國家爭取一系列的專業特許權：(一)以正式國家組織管理中醫事務，並且由中醫師自行掌控；(二)國家核可的執照制度；(三)把中醫納入國家教育體系。矛盾的是，國家與西醫的結盟固然對中醫帶來前所未有的挑戰，但結果卻促使中醫將自身轉化為一個廣受尊重的現代專業，甚至將若干中醫學理提升為國家認證的官方知識。

為了實現這個史無前例的集體社會流動，中醫師開始自我政治化(self-politization)，以便與國民黨國家建立結盟。這個願景最鮮明的象徵，就是他們為自己的專業所挑選的正式名稱——國醫。雖然不少學者認為採取這個名稱是為了訴諸文化民族主義，但它更是一個呼應國民黨國家的訴求。更重要的是，就在他們致力於讓中醫對國家有用的同時，國家本身也正經歷著自我探索以及激進轉變的過程。就是在這種實際而重要的意義下，我致力於描繪中醫、西醫與國家三者間共同演化的歷史，尤其關注何種歷史過程使三者跨步邁入此前未曾涉足的地區——中國的鄉村。

國民黨與共產黨雖在意識形態上南轅北轍，但兩者都致力於透過擴張國家機器，從而創造一個統一且主權獨立的民族國家。在他們擴張國家觸角時，遭到地方仕紳的強烈抵抗，因為地方仕紳不願放棄對於警察、兵勇、稅收及其他地方政府事務的控制權。為了取代這些曾是帝制中國政治基礎的地方勢力，國民黨政府自一九二〇年代中期開始，試圖與數以百萬計的不識字貧農建立連結，即便此前中國國家從未直接影響過這群人的生活。[7]如果沒有這個政治背景，很難想像國民黨國家會在一九三〇年代晚期接納公醫制，並終而將這項抱負遠大的政策寫入一九四七年的新憲法，成為國家的醫療政策。面對中國鄉村受到的政治關注以及西醫師對於公醫制的大力提倡，有些中醫師與支持者也勇於回應，他們創辦實驗性的訓練課程，教導中醫同業現代公衛的基本知識與技能，以便服務鄉村居民。有鑒於民國時期的這些創新努力，後來共產黨政府建立的那套有大量中醫師參與的初級衛生保健體系，就不該被視為純然只是西醫在華史。國民黨時期的中醫支持者與中醫師也是這套創新醫療體系的開創者。

中醫師那些以改善中國鄉村衛生為目標的努力，清楚說明了為什麼中醫現代史絕對不應當被等同為「中醫現代化」。中醫現代化意味著在一種普世性的架構之下來改革中醫的知識與制度，使中醫符合普世性的標準，但實際發生的歷史卻包含許多地方性與社會性的創新，目的是使中醫能夠成為中國鄉村醫療體系的一員。當年中醫師在創新時，心中所想的不是一種普世主義的現代化，而是一個具體問題的解答：如何將中醫轉化為國民黨國家擴展到鄉村社會的努力中不可或缺的一員。

雖說中醫師努力追求國家所創生的專業權益，並且因此自願成為國家推動者，但他們並不是被迫接受國家政策。相反的，他們積極參與創制、協商，甚至是設計中醫的政策、法規以及改革方案。在這段時期，數十本中醫雜誌刊出許多公開辯論與爭議，我們不難看出中醫師們全心擁抱哪些政策，又有哪些只是被迫暫時接受。本書有一個關鍵發現，就是他們改革中醫的學術努力和他們把中醫納入國家的政治目標密不可分。如同第八章顯示的，統一中醫病名這項引發強烈爭議的改革，主要的目的是為了把中醫學校納入國家教育體系之中。本書研究的重要結論就是這種不可分離的雙重性（inseparable duality）：正因為中醫渴望成為官方的國醫，並與新興的國民黨國家一同蓬勃發展，是以中醫界欣然擁抱國家指派的任務——中醫科學化，從而接下一項艱鉅的挑戰——發展出一種「非驢非馬」的新式中醫。

創造價值（Creation of Values）

正是為了突顯政治策略與學術創新之間「不可分離的雙重性」，我才選擇以《非驢非馬》做為本書的標題。本書開場時便說明了全書企圖回答的歷史問題：中醫如何從現代性的死敵，轉變為中國探索其現代性最強而有力的象徵與事業？轉變的關鍵就是「非驢非馬」。我不認為這個轉變是由中國政治史所決定的，我主張中國醫學史有其主體性，有時甚至能夠反向影響現代史的重要議題，例如關於中國現代性的意識形態鬥爭，以及國家與鄉村的連結。這段醫學史的關鍵是一種新式醫學的興起，它被譏嘲為「非驢非馬」，但卻以具體的成果證明了中醫與現代性並非注定水火不容、全然對立。

「非驢非馬」這句話突顯出一個尚未受到重視的歷史事實：當年這種新醫學的本質是由它的批判者所界定的。它被負面界定為不可能成功、病態、而又自我矛盾，是一種無法生育後代也沒有價值的「雜種」（mongrel）。這個刻意貶損的用語精確傳達了「非驢非馬」醫的支持者在當時必須承受的羞辱與情緒暴力。當年擁有霸權的現代性論述，在原則上否決了現代與傳統之間有可能發生具有正面價值的跨種雜交（crossbreeding）。[8]與此論述相較之下，我們可以在現代中醫興起的歷史過程中，看出它展現了一個決定性的特徵：它曾認真對待現代性論述（以及伴隨的生物醫學知識），卻又能在該論述的知識論暴力（epistemic violence）下持續發展存活至今。對於中國現代史而言，這種「非驢非馬」醫的興起是一種決定性的在地創新，從根本上挑戰了以科學為基礎的現代性概念。

「非驢非馬」一詞有助於我們理解改革派人士的艱苦奮鬥，因為這句話明白呈現了他們必須面對的核心挑戰：他們倡議的新中醫會被視為對於科學／西醫以及中醫的雙重背叛，因為他們似乎同時追求兩種相互牴觸的目標。一方面，他們在中醫科學化的旗幟下致力於把科學知識納入中醫，並將中醫變得更標準化、系統化而且客觀。另一方面，他們卻又致力於保存以及發展中醫原有的特色與長處，並且維護其本真性（authenticity）。簡言之，他們打算藉著吸納科學而重組中醫，但同時又想讓中醫保有本身的特性。批判這種醫學匯通論的人士指出，由於不可能同時追逐這兩項互相牴觸的目標，因此任何融合中醫與西醫的努力不免背叛其中一項傳統，甚至同時背叛兩者。

眼見他們致力發展一個自知會被譏嘲為「非驢非馬」的新中醫，我們如何能看出這種努力的價值？首先，我們必須明白「保存中醫本真性」與「透過涵納科學而瓦解中醫」這兩種常見的立場其實只是光譜上的兩個極端。在這兩個互斥的立場之間，存在著許許多多的可能性，能夠讓人從中醫和西醫當中挑選出部分面向而加以結合。要瞭解當時的中醫改革派如何苦心探究發展這種新中醫，我建議把他們的努力當成是一種以「創造價值」為目標的歷史過程。

改革人士投入巨大精力於協商與紓解現代主義對中醫的批評，因為他們想重新肯定中醫的價值。中醫的批判者都宣稱自己是基於科學真理，但由於他們批判的基礎是再現主義的真實觀（Representationist conception of reality），因此嚴重低估中醫的價值，從而會這樣看待中醫：（一）將中醫理論看成是對世界的一種再現，而且錯誤百出、毫無價值；（二）將中藥視為自然界的原料；（三）將中醫師的經驗看成近乎達爾文式的本能。由於中醫科學化方案對於中醫的評價本就如此之低，無怪乎在實際推動時，往往不會竭盡心力地去欣賞與發展中醫的價值。

對於低估中醫的人而言，以不加思索的方式追逐中醫科學化當然不難。如同我在第九章解釋過的，由於西醫師最關心的就是防止這兩種醫學的交流互動，因此在中醫科學化的爭議中，他們只支持一種研究計畫，就是遵循「一二三四五」的程序而進行的**國產藥物科學研究計畫**。這個研究程序是中西醫之爭的一種政治策略，它建立在一種價值評估與風險的體制之上，又在實踐時重新強化了這種體制。具體而言，就是認定中藥僅是自然界的原料，因此科學家應該把中藥視為可能造成性命威脅的「新」藥。藉著把常山乃至所有中藥貶低為只不過是自然原料，這種研究程序體現了華威．安德森（Warwick Anderson）所描述的「可能是殖民科學最具殖民色彩的特徵」：也就是「其歷史**看起來**彷彿純粹只是萃取和挪用，只是把先前毫無價值的物品納入科學體系裡，而抹去在地社會與政治的混亂影響。」（字體強調在原文即有）。[9]所幸，常山研究是一個能夠挑戰這種常識性研究程序的「異常案例」，證實常山抗瘧效果的過程不但將其中涉及的知識政治揭露無遺，更證明了任何以「萃取和挪用」方式進行的研究，都絕不是實現中醫潛在價值時，成本效益最高或最有效的研究取徑。

就連陸淵雷這位最激進的改革者，也對中醫科學化的破壞性後果感到疑慮。參與了自己所主張的整理中醫案所引發的激烈辯論之後，陸淵雷卻感到後悔，語重心長地指出：「今世科學程度，尚未能澈底瞭解自然界之對象。國醫固有方法，實驗有效而不得科學上理解者甚多。今之整理，欲醫藥利用科學，非以醫藥供科學之犧牲。」[10]

令陸淵雷痛心的是，在科學化的名義之下，中醫付出了許多不必要的「犧牲」。是以改革派中醫師努力與中醫科學化方案折衝協商，希望能從這項中醫界正式支持的方案中，拯救出他們所珍惜的中醫。更重要的是，為了回應雙重背叛的指控，他們必須同時協商何謂「科學化」以及什麼是中醫的本真。

正因此，當中醫師被迫擁抱中醫科學化方案並投入推動時，他們致力於強調科學內部的不統一性以及異質性。他們拒絕將科學本質化為一個同質的實體，雖然那正是「科學化」一詞的預設。相反地，他們極力探索醫療科學內部的異質性，以便創造條件讓中醫與科學能夠進行有正面價值的跨種雜交。現代醫療科學中，他們特別感興趣的領域包含神經系統、[11]免疫學與抵抗力、淋巴系統，[12]以及荷爾蒙，[13]因為這些領域探討的現象都像「氣化」一樣無形而不可見。本書的一個重要發現，就是許多中醫師都不相信中醫之於科學與現代性，必然是水火不容、全然對立。深切體認到中醫的各種缺陷與限制，他們積極地由科學與西醫中選取若干元素納入中醫，以實現心中的宏大目標——創造新中醫。

這些中醫師不僅拒絕把科學本質化為一種同質的實體，也同時拒絕把中醫保存為一種永恆不變的、同質的傳統。相反地，他們致力於由中醫內部相互競爭的「學派」中找出有價值的次傳統，從而重組出一個現代的中醫。舉例而言，我在第四與第八章曾指出，他們利用經驗的概念而抬高宋朝之前那種比較「經驗性」的醫學傳統，相對地貶抑金元時期的醫學，更把《傷寒論》視為一部以經驗為導向、因此較為重要的經典，從而將其地位提升至《黃帝內經》之上。許多中醫師都深切體認到，想要讓中醫延續長存，就一定要重新組合、甚至重新發明中醫的傳統。他們把中醫裡一些不合時宜的實作排除在外，但也把一些在近代歷史中遭到邊緣化的實作重新納入其中，例如針灸。如同在本書裡已數度闡述的，日本的學術研究為現代中醫的重組提供了關鍵性的資源與啟發。

選擇性地借用科學以及重組中醫，是兩項交引互動的歷史過程。最明白顯示這一點的，莫過於將細菌理論納入中醫的歷史。如同第八章詳述過的，中醫師雖然認識到細菌理論對於中醫的病因學構成了重大的挑戰，卻還是致力於將其納入中醫，為的就是改進中醫預防以及控制急性傳染病的能力。依據蘭安生的分析，急性傳染病是中國每年比美國多出六百萬死亡人口的根本原因。另一方面，為了保存中醫的「治療價值」，他們援引現代免疫學及抵抗力理論，大力主張必須保存「證」的概念與名稱。為了達成雙重的目標——一方面讓中醫納入細菌理論的新知，另一方面又保存中醫有實效的治療與診斷技術——他們發展出「辨證論治」的雛形，而這個雛形在中共建政後被提升為「傳統中醫」（Traditional Chinese Medicine）的決定性特徵。如同辨證論治這項公式所強調的，醫學理論的功能在於「介入世界」而不是「再現世界」——在於發展有效的療法，而不是理解疾病的肇因。由於辨證論治超越了再現主義的真實觀，因此它有效地拆解了將中醫與現代性視為水火不容的對立兩極的思想基礎。

「雜種醫」的批判者斷言這種醫學難以持續成長，他們這麼說是有道理的。首先，創造價值的努力絕對沒有保證一定會成功。此外，中醫裡有價值的元素究竟為何？這個問題的答案不免會受到特定的社會政治情境所影響，因此也會隨著時代而持續改變。即便如此，這些努力還是為中西醫的跨種雜交開啟了一扇大門，使中醫師不再認為自己是在同時追求本真性與科學化兩種邏輯上相互衝突的目標，而可以新的方式來思考中西醫交融的可能性，從欣賞、轉譯、犧牲，尤其最重要的是價值的角度（包含知識論的價值、臨床的價值，以及社會經濟的價值）。透過協商現代性論述以及重組中醫的具體成果，改革派人士承擔了發展「非驢非馬」醫的歷史性挑戰。雖然他們通常都被視為食古不化的保守派，但這些懷抱改革意識的中醫師卻是積極的行動者，他們致力於實現中醫的現代性，從而探索中國自身的現代性。

醫學與中國的現代性：國民黨相對於共產黨

說至此處，熟悉共產黨時期中醫史的讀者也許會納悶於本書記錄的這段歷史之歷史意義與影響，因為本書結束於共產黨在一九四九年接掌中國之前，也沒有觸及一九四九年以前共產黨控制地區的醫學實踐與政策。就現代中國的歷史研究而言，一九四九年之前這個階段有何歷史意義的問題，絕不是中醫史特有的問題，而是關乎民國時期與共產時期的連續性與斷裂性的大議題。如同柯偉林（William C. Kirby）指出的，研究共產中國的學者「通常會略過民國時期，認定那是一段過渡期，沒有繼承人。」[14]如果這樣理解現代中國史是值得商榷的話，那麼至少在中醫史裡看起來是有一定道理的。[15]儘管中醫師曾透過集體奮鬥來爭取國民黨政府的支持以及改革中醫，但相較於一九五〇年代中期的那種由政府支持的、全面性的中醫建制化，民國時期的成果顯然相去甚遠。學者發現一九五〇年代的醫學政策、制度架構與標準化的教科書徹底改造了中醫，是以他們主張新創造出來的中醫和其前身之間應該要在名稱上做出明確的區別，以凸顯出這種新中醫和民國以及晚清時期的中醫之間的差異。在英文文獻中，這種新中醫被稱為「Traditional Chinese Medicine」（傳統中醫），簡寫為ＴＣＭ，是一個廣為人知的專有名詞。將一個新近大幅改造的醫學定名爲「傳統」，聽起來有些反諷，或許其目的正是希望誤導人們以為它就是「傳統」。正因為目前學界認為中醫史在民國與共產時期之間存在如此明顯的斷裂，所以本書才特別想邀請學者去探索這兩個時期之間潛在的連續性。更重要的是，去探索這兩個政權將自身連結至現代性的方式有何重大差異。

呼應關於中共政權的研究成果，中醫史學家也認為共產時期的國家比先前強而有力，因此能夠對中醫實施全面性的支持政策。是以雖然學者們同意「當中醫遇上國家」時發生的事件影響深遠，卻傾向認為當中醫遇到比較孱弱的國民黨國家時的歷史（也就是本書記錄的這段歷史）影響力十分有限。此外，當學者描述共產黨所施行的重大政策改變時，也常將政策改變描述為大權獨攬的毛主席所做的個人決定，而傾向於低估中醫師與支持者的角色。醫學史學家金．泰勒（Kim Taylor）甚至指出她那部開創性的著作所追求的目標，就是要「呈現在中華人民共和國時期，中醫從來不曾『自主』進展，而一直是在國家政策的引導之下。」[16]

泰勒一針見血地指出全書的核心論點：「中醫在共產革命當中扮演的角色是被動的。」[17]我猜想泰勒之所以會得出這項結論，是她受到將國家視為自主行動者的學術傳統所影響，因此認為國家與中醫之間的關係是一種權力平衡的零和賽局。由零和賽局觀點看來，一旦認識到共產黨國家以史無前例的力量介入中醫界，即便介入的目的是支持中醫，仍不免會得到中醫界缺乏能動性的結論。為了擺脫這種國家觀，我才在本章第一節強調「國家場域」的概念。

本書記錄的歷史能夠解釋一個違反直覺的現象：與共產黨國家相較之下比較孱弱的國民黨國家，如何能夠對中醫的發展產生如此巨大的影響力？就是為了得到國民黨國家的正式承認，中醫師才會擁抱中醫科學化方案，從而接下挑戰，致力發展一種被污名化為「非驢非馬」的醫學。但國民黨國家並未強迫中醫界這麼做，它不是藉著權力威迫而發揮影響力，而是透過建立「國家場域」的方式。由於它致力於在國內推行現代醫學教育和醫療體系，這些努力將可能讓中醫有機會得到一系列與專業有關的權益。稍微誇張一點地說，正是因為國民黨國家較為孱弱，國醫的願景才會對中醫師那麼有吸引力。別忘了一點，是在中醫師證明了自己擁有政治力、成功擋下余巖的提案之後，他們才開始致力於影響國家政策、並從而開始受到國家的影響。如同伊索寓言裡〈北風與太陽〉的故事，有時溫柔的方式也能夠實現強大的影響力。

更重要的是，國家才剛開始創造出這些新權益，中醫師們就立刻以驚人的行動力來追求這些新權益並同時致力改革中醫。受限於當時的現實環境，在短期內實現這些權益的可能性是有限的，但中醫師們認為自己正在投入一個可以帶來集體社會流動（collective social mobility）的運動。由國家新創造出來的權益以及集體社會流動的可能性，是我們理解中醫現代史的關鍵線索。至少在民國時期，中醫並不是被動地回應國家，而是積極地透過國家來追求向上流動。當國家在共產時期變得更加強大、更有資源、並且更支持中醫之後，想像中可能發生的現象應該不是中醫的能動性降低，而是國家與中醫界間更多的互相合作。

想像中的互相合作非常難以在史料上得到證據，尤其是關於中醫師所扮演的積極角色，相較於他們在民國時期所擁有的高能見度，一九五〇年代主導重組中醫的領導人物卻幾乎完全是匿名的。[18]不過，在蔣熙德（Volker Scheid）關於中醫孟河醫派的歷史專著裡，還是可以見到中醫與國家相互合作的若干證據。如同他指出的，不少中醫改革者，包括本書提到的陸淵雷與施今墨這兩位在民國時期未能實現他們改革願景的關鍵人物，都在共產黨政府裡擔任高階領導人及顧問。此外，對於共產黨政府為中醫提供了他們終生渴望的強力支持，他們都一致表達發自內心的感激。[19]簡言之，如果我們聚焦於國家的中醫政策，會看到國民黨與共產黨之間有著明顯的斷裂。但如果關注點是中醫領導人以及他們改革中醫的願景，我們會發現有高度的連續性，跨越改朝換代的政治鴻溝。為了看出中醫現代史的連續性，我們必須從中醫師的觀點來檢視中醫的發展。

看出中醫師在改革中醫時的能動性極其重要。不然的話，我們就很容易會把中醫現代史化約成政治史的衍生物，從而錯過這段在地歷史挑戰西方中心科學史觀的潛力。舉例而言，泰勒考掘出現代中醫在一九五〇年代被創造出來的歷史過程，而她主張創造的基礎是「在中華人民共和國早期特殊的政治、社會與經濟環境之下，中醫被精心操弄為『文化遺產』的價值，而不是中醫實際的治療價值。」[20]毫無疑問地，中醫師在民國時期確實努力將中醫塑造為中國的「國粹」，在共產黨時期則被塑造為「人民的文化遺產」。不過，如同我在先前的章節裡指出的，他們努力的目的絕不只是「保存」中醫的正宗傳統而已，而是要創造出一種全新的中醫，不但受到國家核可，並能對全世界的醫學做出貢獻。透過追溯中醫師們為了實現中醫「現代化」的願景而持續從事的努力，我們便可以清楚看出中醫發展史跨越國共政權的連續性。更重要的是，我們可以看出，當這兩個政權在制定中醫政策時，它們所面對的中醫，並不是一個恆久不變的「傳統」中醫，而是誕生中的新中醫。

就發展一種新中醫而言，國民黨與共產黨的差別不在於支持的程度，而是本質性的差異。對於創造出一個「非驢非馬」的新中醫的可能性，兩個政權抱持著截然不同的態度，因為它們對於現代性的概念也有著截然不同的自我定位。國民黨政府從來不曾認為中國的現代性有可能明顯地不同於由現代科學所界定的那種普世性的現代性。同一時期的印度提倡「印度科學」（Hindu science），並且將其當成現代印度民族主義的象徵，[21]但國民黨的領導者卻從不曾試圖把他們的官方民族主義建立在傳統科學或者中醫的基礎上，更遑論把中醫提升為現代科學的另類選項。即便是國民黨內同情中醫的政治人物，例如陳氏兄弟，在一九三一年決定成立國醫館支持中醫時，也堅持中醫師一定要採納中醫科學化方案。這項方案是國民黨政府與中醫結盟的關鍵基石，同時也是它堅持的底線。國民黨國家從不曾考慮基於文化特殊主義（cultural particularism）來支持中醫，也不曾主張中醫是一種另類科學。但國民黨國家的確支持一項高度爭議的可能性：中醫與現代科學的關係並不必然水火不容、互相對立。即便國民黨國家在理論上承認了這種可能性，那仍然是不夠的，必須要有中醫支持者在實作中實現這種可能性，以具體方式證明中醫如何能夠被科學化，從而成為現代中國的一部分。

國民黨政府不願支持被視為反現代的「傳統醫學」，但它對於公醫制的支持，卻鼓舞人們為中國想像一種與一般西醫極為不同的「現代醫學」。公醫政策的出發點，就是要以中國具體社經環境為前提來設計解決其醫學問題的方法，因此是一個有自我意識的在地創新，而不只是複製所謂的「現代醫學」而已。實際上，陳志潛在為定縣模式所構想的一項關鍵原則，就是「能不用醫生與護士，則不用」。[22]鄉村衛生工作讓陳志潛深切體認到，想依賴專業人士來服務中國鄉村是何等不切實際，是以定縣模式竭盡可能地為醫療服務「去專業化」。陳志潛完全不認為定縣模式背叛了現代醫學的專業主義，恰恰相反，追隨恩師蘭安生的腳步，他相信自己發展出了一個預見全球醫學發展趨勢的公醫願景，從而深感自豪。[23]

為了實施這種公醫制，共產黨在一九四九年掌權之後就立刻宣布了「團結中西醫」的政策。[24]在這個時期，共產黨重視中醫不是由於其治療效果或是意識形態的功能，而主要是想利用中醫龐大的人力資源，為國家迫切的醫學需求提供暫時性的解方。這個目標聽起來也許平淡無奇，和共產黨政府在一九五〇年代中期為中醫提供的全面支持相比之下更是如此。不過，相較於民國時期，這卻是中醫史上的一大突破。如同第十章提過的，當國民黨政府在一九四〇年代為了實現其公醫願景而面對同樣艱鉅的人力問題時，即便有些中醫師與支持者熱心推動將中醫納入鄉村衛生體系，它仍然堅持拒絕運用中醫的人力。相較之下，共產黨的「團結中西醫」政策將中醫的地位從私人執業提升為國家醫療體系的合法成員。這樣一來，共產黨便實現了某些中醫師連結中醫與鄉村醫療需求的政治願景。這段歷史發展證成了我在本書導言中引介的方法論，就是「超越傳統的存續和現代性的發展的二元史觀」。正因為中國的現代醫學絕非僅是歐洲醫學的在地複製，所以中醫才有機會成為中國現代醫療體系內關鍵性的成員。

共產黨在一九四九年後運用中醫人力的做法無疑地超越了國民黨，但在這個早期階段，它其實無意支持中醫的持續發展，遑論為全球醫學創造一種新中醫。如同泰勒所論證，直到一九五四與一九五六年間，共產黨才發展出這個激進的政策。泰勒的重要發現挑戰了原先的通論，就是認為共產黨自從延安時期開始就已經基於某種原則而支持中醫發展。換句話說，共產時期關鍵突破的真正起點，是共產黨開始積極支持在民國時期遭到污名化的「雜種醫」，並由毛澤東的一九五六年政策將其合法化為「中西醫結合」。泰勒明確指出，在一九五〇年代中期以前，毛澤東和其他領導人都不曾考慮過這種中醫願景，更別說熱切提倡。但是早自一九三〇年代開始，許多中醫師就已經投入發展這樣一種被譏嘲為「非驢非馬」的新式整合醫學。

於是，關鍵問題就變成：共產黨為什麼會決定支持已遭到污名化的「雜種醫」？這個問題的答案把我們帶回到本書導言所強調的一項關鍵區別，就是存在著兩個各自獨立卻又彼此相關的鬥爭：一者是針對中醫在國家醫療體系裡扮演的角色所進行的**政策鬥爭**，另一者是針對「科學界定的現代性」(science as modernity) 而進行的**意識形態鬥爭**。國民黨與共產黨對於中醫採行了不同的政策，對於「非驢非馬」的這種新中醫尤其如此，但不是因為這兩個政黨執著於不同的醫療政策，而是因為它們對於科學界定的現代性採取截然不同的立場。

至少有兩項歷史發展促使共產黨對於科學界定的現代性發展出與國民黨大為不同的觀點。第一，共產黨在一九五〇年代遇到的中醫界，已然擁抱中醫科學化長達二十年之久。國民黨國家當初提倡中醫科學化，不是為了解決醫學政策的問題，而是要在意識形態的戰場上，為自己創造出一個介於文化民族主義與科學界定的現代性之間的中間立場。雖說中醫科學化的意義十分模糊又備受爭議，這項方案卻還是激勵了中醫師在實務上探索融合中西醫的可能性，像是利用科學程序證實中醫的療效以及把中醫標準化，以便使其成為國家衛生與教育體系的一部分。而改革中醫的若干努力與成果，也反過來為中醫科學化方案添加具體的血肉，使這個受到陳氏兄弟與若干國民黨菁英渴求的意識形態中間立場，不再只是一個完全沒有內容支持的空想。

第二，共產黨由國民黨手中接下中醫科學化的口號，[25]卻巨幅轉化了這個口號的意義，因為馬克思主義容許他們構想一種與西方科學很不同的科學，從而能夠與資本主義的西方世界保持一種相當不一樣的關係。學者尚未認知到中國共產黨對於科學抱持著十分矛盾的態度。自命為科學社會主義的推動者，共產黨人認定自己是五四運動的真正繼承者，而誓言堅信「賽先生」。但另一方面，由於馬克思主義強調社會的「上層結構」——包括科學在內——必然由「下層結構」的生產關係所決定，因此共產黨人遠比國民黨人能夠想像一種另類科學，一種和產生自資本主義社會「下層結構」的科學大異其趣的科學。如果國民黨政府開啟了中醫與科學共存的可能性，從而激勵了中醫師借用科學的異質性，那麼馬克思主義的科學觀，尤其是辯證唯物論，[26]就提供了進一步的機會，讓中醫得以自我形塑為「素樸的辯證唯物論」，進而變成一種與西方資產階級科學截然不同的另類科學。

受惠於共產黨所帶來的這個重要意識形態轉變，原本被譏評為「非驢非馬」的中醫，從而得以由怪物般的「雜種醫」而自我轉化為備受頌揚的「新醫」，成為「新中國」的代表。舉個具體例子，我在第八章記錄了「辨證論治」在民國時期的雛形，一九四九年後有人開始將它與辯證唯物論緊密連結，所以才被定名為「辨證論治」，從而成為「中醫的決定性特質，也是現代中醫發展的關鍵」。[27]這種新中醫不再被視為對於現代科學與傳統中醫的雙重背叛，反而正當化了共產黨政府反西方的立場，使他們可以向世人證明社會主義中國達成了一項超越想像力極限的成就：成功地發展出他們自己的科學，從而創造了自己的現代性。在這種新中醫的協助之下，共產中國敢於宣稱自己超越了「由歐洲科學界定的現代性」的概念，不再接受那種以**源於歐洲的**普世科學作為基石的現代性概念。儘管如此，當共產黨將中醫的地位提升為中國的現代性的象徵之時，卻經常順帶貶低國民黨時期中醫科學化的努力以及日本對此過程的重要影響。

中醫和科學與技術研究

由於本書深深受惠於科學與技術研究（Science and Technology Studies）和科技與社會（Science,

Technology and Society）這兩個簡稱為STS的學術傳統，因此在結論的最後我要將本書所記錄的歷史重新構想為STS所關切的理論議題，並與其對話，以闡明這段歷史的理論意義。我特別想探究中醫現代史對於拉圖（Bruno Latour）的**現代性憲章**（modern constitution）的可能意義，因為本書就是建立在此分析基礎之上。在他發人深省的專著《我們從未現代過》（*We Have Never been Modern*）一書中，拉圖以他所謂的現代性憲章來詮釋具有規範性意涵的現代性概念。現代性憲章是一部現代世界的憲章，雖然沒有明言書寫下來，但其實是可以像現代民族國家的憲法一般地被記錄在紙上。在他的觀點中，這部現代憲章的重大特徵就是其中的兩極——例如自然與文化——被定義為邏輯上的相互對反。具體一點地說，我們把文化定義為必須歸屬給自然的一切特質的相反，反過來說也這樣定義自然。因此，當兩個相反的極端一旦配對並列，我們就再也無法想像、也無法看出有任何事物能存在於這兩者之間；一切事物應該都可以清楚分配到兩類中的一類，不是自然就是文化，不是客體就是主體，不是科學就是政治。

截至目前為止，拉圖的現代性憲章聽起來可能還是很接近傳統上對於現代性的理解。但他指出，正由於現代性憲章將一系列的純粹類別界定為互斥的二元對立，因此它能讓一端的事物轉譯入另一端，從而造出無數的混種物（hybrids）。現代性的力量不僅源自清楚闡明對立兩端的本質，更在於它能促生由這兩端結合而成的混種物。極為弔詭的是，我們現代人愈是只承認這些純粹類別內的事物，我們就愈有能力把這些「純粹」的事物結為一體，從而在兩個對立的類別間創造出混種物。藉著把現代性理解為一種憲章，拉圖突顯了現代性的規範性功能，只認可某些事物與行為是該政體的合法成員。雖然對立兩極間的交引互動每天都在我們眼前上演，現代性憲章卻「使組成混種物的中介工作變成不可見、無法想像，也無法呈現。」[28]

此外，拉圖指出，這一系列的「大斷裂」為西方人提供了斷然區分我群和他人的關鍵論據。用拉圖的話來說，自然與文化的「內部斷裂」(internal divide）為現代人與前現代人的「外部斷裂」(external divide）賦予了正當性。[29] 以本書中那些歷史行動者的語言來闡釋這一點的話，即是現代性憲章迫使現代醫學的倡議者將自己和那些信仰前現代中醫的人士區分為截然不同的兩種人。他們被迫承認這麼一種無可調和的區分，因為現代醫學和其他一切的醫學傳統都不同，只有現代醫學成功地將自然與文化區分開來，而且將其學說完全建立在自然的基礎之上。除非那些歷史行動者能夠認知到「內部斷裂」的兩極之間其實存在著混種物以及中介行為，不然他們絕對無法想像在現代醫學與前現代中醫的「外部斷裂」之間會有可能出現混種醫學。

假設拉圖說的沒錯，直到二十世紀末之前，這個現代性憲章對西方人而言是可以有效運作的，那麼許多非西方人老早就注意到這個憲章是有問題的。在本書記錄的歷史中，中醫師正確地指出，中醫致命性的弱點就是欠缺與國家的連結。有些反諷的是，中醫師沒有依循現代性憲章的建議去追求一種與政治脫鉤的科學，因為與西醫的鬥爭使他們有了一個痛切的領悟：中醫急需與國家結盟，才會變得比較像現代西醫。[30]當時國醫館館長高聲疾呼中醫「當有政治眼光」，中醫師們聽進去了這個呼籲，投入推動中醫的自我政治化（self-politization），直至今日我們仍可感受到這個運動的影響力。反諷的是，中醫師認為連結中醫與政治是一種追求現代性的努力，卻導致人們懷疑中醫的盛名只不過是由國家支持的政治宣傳而已。

基於另一個原因，中醫支持者必然早已認識到對於他們所追求的目標而言，現代性憲章並不適用。既然被譏評為「非驢非馬」，改革派中醫師無法不面對一個令人痛苦的結論：自己苦心支持的混種醫，由現代性憲章的角度看來，只是一個無藥可救的自我矛盾。就這個意義上而言，他們被迫採取一種相當接近於拉圖所稱的「非現代人」（nonmoderns或amoderns）的立場。根據拉圖的描述，「非現代人」會「同時將兩件事納入考量，其一是現代性憲章，另一是普遍孳生的混種物（popularization of hybrids）。憲章不認可混種物的存在資格，卻又使其能大量孳生」。[31]實際上，中醫改革者比拉圖的「非現代人」走得更遠，他們不只是把現代性憲章與混種物「納入考量」而已；自從一九三〇年代就開始，他們就致力達成一項看似註定失敗的任務：一方面承認現代性憲章，同時又努力發展他們自己眼中的「雜種醫」（mongrel medicine）。

根據拉圖的精彩分析，要一直等到二十世紀晚期，當西方人發現現代性憲章不再能「有效運作」之後，他們才終於開始看到大量被「內部斷裂」所否認的轉譯與混種。為了有效地辨識與規範充斥於當代世界的混種物，STS學者投入草擬新憲章的政治工程，是以致力於徹底反思科學的概念，因為科學的概念——一旦與自然的概念合而為一——正是現代性憲章最重要的理論基石。相較之下，有些非西方人很久之前就已經發現現代性憲章有問題，就規範他們急速現代化的生活而言，根本就不適用。中醫師願意信守現代性憲章，所以投入中醫科學化，但之後他們立刻發現必須與這部憲章進行協商，創造出一個修正版本，才能實現及發展中醫潛在的價值。無怪乎在與現代性憲章協商的歷史過程中，他們會與許多當代STS學者所關注的重要議題近身肉搏，包括再現主義的真實觀（representationist conception of reality）、知識的實踐理論（practiced theory of knowledge）、科學的不統一性與異質性（disunity and heterogeneity of science），還有客觀性的歷史知識論（historical epistemology of objectivity）等等。不過，和當代STS學者的處境截然不同，他們的論點在當年不僅沒有得到有識之士的認真看待，而是被鄙夷為無可救藥地反現代（antimodern）。

陳果夫苦澀地吞下常山研究是「五四三二一」的指控，承認自己「倒行逆施」地顛倒了標準研究程序，將臨床實驗當成評估中藥療效的第一個步驟。譚次仲想支持這個研究程序，但他唯一說得出口的理由也只能說此程序「於理不順，而於事則倍易」而已。[32]值得一提的是，早在一九二〇年代晚期的日治台灣，年輕的醫學科學家杜聰明（一八九三—一九八六）就曾提議以很類似的方式研究傳統漢藥。身為第一位在聲望崇高的京都帝國大學獲得博士學位的台灣人，杜聰明拒絕把這種研究程序視為落伍懷舊或者不合邏輯，反而宣稱這個程序合乎全球醫學研究的最新發展。這個研究程序呼應一個新的學科，實驗治療學（Experimental Therapeutics）；那是約翰霍普金斯大學藥學系在一九一〇年代才開始推動的前沿領域，而洛克斐勒醫學研究所等知名國際研究機構也才投入不久。[33]即便擁有如此無可挑剔的科學資歷，杜聰明卻也像中國的陳果夫與譚次仲一樣，必須承受反現代的指控。

儘管被詆毀為「倒行逆施」，常山研究的成功是後世尋找抗瘧中藥的關鍵跳板。它為一九六〇年代青蒿素的發現鋪平了道路，而此發現在二〇一一年贏得聲望崇高的拉斯克臨床醫學研究獎，進而在二〇一五年獲得國際科學界的最高榮譽——諾貝爾醫學獎。這是中國科學家從事現代醫學研究以來獲得的最高獎項，也證明了本書的核心觀點，在敘述中國發展現代醫療與醫學科學的歷史時，我們必須把中醫現代史視爲其中不可或缺的一環。此外，「倒行逆施」的研究程序也在最近啟發了當代科學家，鼓舞他們為抗瘧植物藥學設計出一種系統性的「反向藥理學」（reverse pharmacology）。[34]就像常山研究，這種創新的努力證明了現代科學與中醫間確實可能有正面價值的跨種雜交（crossbreeding）。

相較於一九二五年春季孫中山臨終前的爭議，後續數十年間緩慢而迂迴的演變使人們愈來愈有可能不再認定中醫與生物醫學必然水火不容、相互對立，而能開始想像這兩者間發生具有正面價值的跨種雜交。這個想像空間的出現當然有社會與政治的基礎，但更重要的兩項因素是醫學自身的發展與相關知識論的鬥爭。一方面，來自中醫界內部的改革成果，像是中醫師將細菌學說納入中醫，並發展出「辨證論治」的雛形，都使中西醫雜交的計畫再度變成可以想像。此外，在「經驗」這個概念上，中醫師也創造了一種本地獨有的現代主義式的知識論，以作為理解與改革中醫的基礎。此外，來自中醫界之外的科學家的研究與創新也不遑多讓，使得人們能夠想像出一系列研究設計與臨床實踐去跨越現代與前現代間的大斷裂。

拉圖對於現代性憲章的「內部斷裂」與「外部斷裂」的批評是密切相關的，但自從他的著作於一九九三年出版以來，很容易被辨識出來的是被「內部斷裂」所否認的混種物。舉例而言，他的書中提到的臭氧層破洞當年鮮為人知，現在卻是國際社會的關鍵政治議題，世界各地的小學生都會在教室裡學到。相較之下，拉圖爾的另一個願景，就是透過修正「外部斷裂」以轉化「我們（現代人）」和其他自然文化（nature-cultures）間的扭曲關係」，[35]至今尚未實現。拉圖拒絕接受普世主義與文化相對主義這對雙胞胎，而倡議一種「非現代」（nonmodernist）的觀點：不再以抽象的概念來對比現代與前現代，而聚焦於在兩者之間「建立關係的（具體）過程」。[36]拉圖強調聚焦於歷史中具體實現的關係，這一點與後殖民研究（postcolonial studies）關於非西方地區現代性的論點相互呼應：兩者都承認非西方社會的歷史現實與歐洲現代性的理想之間有落差，但兩者都拒絕將落差當成是非西方社會的遲緩、失敗，或者扭曲。[37]可惜的是，拉圖未能以實證研究以落實他的「關係主義」（relationalism）。就我所知，幾乎沒有學者曾研究過非西方人如何在長期的歷史進程中，一方面致力於追求現代性憲章所揭示的世界，另一方面又致力於為現代性的「外部斷裂」的兩側——「現代」與「前現代」——建立一個比較平等互惠的關係。相較之下，中醫現代史便構成一個具有獨特啟發性的案例。由於中醫遭遇現代性衝擊後依然存續至今，而且過去八十年來又致力於將自身的實踐與理論和現代科學與生物醫學建立連結，因此能夠為ＳＴＳ學者提供一個具體案例，以供他們反思現代性的議題，尤其是現代科學與非西方知識傳統之間的關係。希望這段中醫現代史能夠幫助我們看到、乃至欣賞更多我們至今視而未見的「雜種」實踐。如果「我們」因此而能夠理解為何「我們從未現代過」，那麼這項洞見應可幫助我們更能夠欣賞眾多他者的歷史性努力與志業——為人類全體創造出多元化的現代性。

致謝

在寫作本書的多年裡，我獲得了許多的鼓勵與建議，來自於Carol Benedict（班凱樂）、Francesca Bray（白馥蘭）、Karin Chemla（林麗娜）、Benjamin A. Elman（艾爾曼）、Judith Farquhar（馮珠娣）、Charlotte Furth（費俠莉）、金永植（Kim Yung-sik）、Arthur Kleinman（凱博文）、Bruno Latour、廖育群、酒井靜、Nathan Sivin（席文）、Paul Unschuld（文樹德），尤其是栗山茂久以及我在芝加哥的老師，Robert J. Richards與Prasenjit Duara（杜贊奇）。

感謝長期關心本書的老師與朋友們——陳永發、梁其姿、傅大為、祝平一與吳嘉苓，我才能夠在二〇〇八年做出困難的決定，離開我鍾愛的清華大學，轉至中央研究院近代史研究所任職。在那裡，我享有對於寫作本書而言極具啟發性與支持性的環境，能經常與許多學問深厚的同事交流討論，尤其是參與杜正勝在史語所創設的生命醫療史研究室與梁其姿在人社中心創立的東亞衛生史計畫。其中對於本書幫助最大的有張谷銘、祝平一、陳姃湲（Jin Jung-won）、康豹（Paul R. Katz）、李貞德、李建民、李尚仁、林富士、劉士永、呂妙芬、沈松僑、王道還、楊翠華與Peter Zarrow（沙培德）。此外，我還要感謝張哲嘉和我一起主辦醫學、科技與社會工作坊，也要感謝黃克武、張寧、王正華、連玲玲以及賴毓芝共同創造出那個氣氛輕鬆熱烈而又真正跨學科的群體。感謝王文基所長的邀請，我有幸成為陽明交通大學科技與社會研究所的一員。在這台灣第一個STS研究所裡，我深深獲益於學生與同事們非凡的智性活力，包括陳嘉新、范玫芳、郭文華、林宜平、楊弘任，尤其是多年前將我引入科學史的老師傅大為。

中醫不僅為我引介了一個迷人的研究領域，也讓我認識了一群傑出的學者與好友。由於我是在研究所求學的後期才加入中醫史的領域，所以對於世界各地許多老師與學術同仁對我的熱情歡迎，還有他們那些充滿啟發性的談話與令人興奮的學術成果，我都深懷感激。除了我在中研院的同事之外，這些令我獲益良多的人士還包括Linda L. Barnes、Gerard Bodeker、Miranda Brown、張嘉鳳、趙元玲、陳秀芬、范家偉、Asaf Goldschmidt（郭志松）、Marta Hanson（韓嵩）、T. J. Hinrichs（艾媞婕）、Elisabeth Hsu（許小麗）、Eric Karchmer（艾克立）、Ruth Rogaski（羅芙芸）、Hugh Shapiro（夏互輝）、Vivienne Lo（羅維前）、皮國立、Kim Taylor、Michele Thompson、Yi-li Wu（吳一立）、楊念群、余新忠、張大慶，尤其是Bridie Andrews（吳章）與Volker Scheid（蔣熙德）。自從Bridie與我分享了她當年尚未發表的博士論文以來，她一再以學術研究和慷慨精神而令我感佩不已。此外，也是她在二〇〇四年向我提出的疑問，令我首度意識到自己關於滿洲鼠疫的研究已轉變了我原先構想這本書的範圍與本質。Volker和我一樣對於創造中醫研究與科技研究（Science and Technology Studies）之間的對話深感興趣，因此我不但有幸獲得他的友誼，也深深受益於他所提供的許多深入討論、批評以及合作的機緣。

相較於其他科學史學家，中醫史學家無疑是特別幸運的一群人，因為許多中醫師與研究者都對自己這門專業的歷史以及相關的理論議題感到深刻的興趣。我從他們身上學到了非常多，尤其是Ted J. Kaptchuk、張恒鴻、張永賢、陳光偉、與黃怡超，感謝他們長期以來的支持、並邀請我到他們的研究所與醫院進行學術交流。我也要感謝北京中國中醫科學院的鄭金生教授與他的同事；這個研究計畫看到曙光的時刻，就是當他帶我看到成堆出版於清末民初的中醫期刊的那一天——那時那些期刊大多都捆綁成疊，表面覆蓋著一層厚厚的灰塵。

我覺得非常幸運，本書能夠獲得東亞研究、科學史、醫學史、以及科技術研究等領域的學者所提供的評論與建議。由於題材使然，本書必然需要涉及許多與中醫有關的技術性的細節，但在中醫領域之外的這些學者對此書的關注，鼓舞我致力於為一個更為廣大的讀者群寫作。為此，我要感謝Janet Browne、Susan Burns、Janet Chen、陳美霞、陳芮琳、瞿宛文、鍾月岑、Robert J. Culp（高哲一）、Christopher Cullen（古克禮）、Steven Epstein、Fa-ti Fan（范發迪）、Ian Hacking（哈金）、Christopher Hamlin、Larissa Heinrich（韓瑞）、胡成、黃寬重、飯島涉（Wataru Iijima）、Joan Judge（季家珍）、柯志明、林東（Tong Lam）、Eugenia Lean（林郁沁）、Jongtae Lim（林宗台）、林崇熙、Rebecca Nedostup（張倩雯）、Dagmar Schäfer（薛鳳）、Ori Sela（石敖睿）、George Steinmetz、宋玟靜、John Warner、王汎森、葉文心、楊振邦與葉嘉熾。

多年來，我曾在東亞以外的若干場合發表了本書的部分內容；本書深深受益於這些研討會與會者的評論與建議——其中許多人都已在先前提及。更幸運的是，自本世紀初開始我就就得以參與東亞地區數個ＳＴＳ與醫學史社群的創建，包括於二〇〇二年成立的亞洲醫學史學會（總部在中研院歷史與語言研究所）、二〇〇〇年成立的東亞ＳＴＳ網絡（East Asian STS Network），以及以台灣為基地的國際期刊《東亞科學、技術與社會》（*East Asian Science, Technology and Society: An International Journal*）於二〇〇六年創刊（現由杜克大學出版社出版）。我研究的領域是現代中國，因此特別感激能有機會到東亞的許多地方，向興趣不是特別在於中國醫學史但卻又極為投入的聽眾發表我的研究。我想要向以下這些人士的邀請與評論表達感謝：Mary Bullock與Bridie Andrews（中華醫學基金會，北京）、陳凡（東北大學，瀋陽）、Gregory Clancey（新加坡國立大學）、高晞（復旦大學，上海）、洪性旭（國立首爾大學）、梁其姿（香港大學）、林文源（清華大學，新竹）、中島秀人（東京工業大學）、呂宗學（成功大學，台南）、Dongwon Shin與Buhm Soon Park（韓國科學技術院）、宋相庸（漢陽大學，首爾）、鈴木晃仁（慶應義塾大學）、塚原東吾（神戶大學）、津谷喜一郎（東京大學），以及王文基（陽明大學，台北）。

很難想像還有什麼人能比Sabine Wilms（碧悅華）博士更適合擔任本書的英文編輯。她本身是史學家、教師，並長期投入中醫經典的英譯，對我而言她比較像是合作夥伴，而遠不只是英文編輯。在她的編輯工作裡，她達成了一項幾乎是不可能的任務，同時實現兩個看似相互矛盾的目標：一方面永不懈怠地追求學術和語言上的完美，另一方面卻同時又高度敏感地保持我的聲音，而使得本書仍然完全是我個人思想的表達。她一再鼓勵我將世界各地的中醫執業者當成想像中的讀者，從而引導我將這項寫作計畫變得更具挑戰性與充滿意義。

Marta Hanson（韓嵩）、Henrietta Harrison（沈艾娣）與Sigrid Schmalzer（舒喜樂）為芝加哥大學出版社完整閱讀了我的書稿，並提供了廣泛的評論與極有助益的建議。Warwick Anderson、Christopher Hamlin與Volker Scheid慨然接受我的邀請閱讀部分章節並提供建議與批評。我深深受惠於他們每一位投入的心力，尤其是建議強化本書的敘事主軸，以及Warwick Anderson批評性的建議。特別感謝林郁沁的友誼，還有她將本書推介給哥倫比亞大學Weatherhead Institute的東亞叢書系列。如果芝加哥大學出版社的編輯Karen Darling博士沒有在二〇〇七年的美國醫學史協會年會中發現我的寫作計畫，本書或許根本不會有機會出版。Karen對本書的熱情幫助我在這項寫作計畫上繼續投入了五年；最後的成果有一大部分必須歸功於她那些年來令人欽佩的耐心、專業的引導以及無數的支持與鼓勵。我也想要對該出版社的優秀團隊表達感謝，包括Nick Murray、Julie Shawvan、Sarah Mabus、Micah

Fehrenbacher，尤其是Mary Gehl。

寫作本書的期間，我除了曾在哈佛燕京學社與普林斯頓高等研究院分別工作過一年之外，其餘時間都在台灣。在一九八七年解嚴前後，許多才華洋溢而且深富理想性的台灣年輕人都選擇了人文與社會科學做為他們的志業。我深感榮幸能夠身處於這些老師、同事與學生之間，尤其是以下這四個領域的學者：醫學史，科學、技術與社會（STS），東亞現代史，以及性別研究，其中性別研究的女性學者在學術上與為人方面都為我帶來重要的啟發。雖然可能難以直接察覺，但這些台灣學者們以學術改善世界的熱情激勵——並挑戰——了這部歷史研究。

這部書稿曾獲得台灣的國家科學委員會為了協助人文與社會科學書籍的出版而創設的獎助金。我很感謝這筆獎助金（99-2410-H-001-037-MY2）還有陳東升，是他主掌國科會人文社會處時，開創了這個重要的獎助金。我也曾獲得洛克斐勒檔案中心的差旅獎助金，而得以使用該中心無比豐富的檔案收藏。更令人難忘的是該館的檔案管理員Tom Rosenbaum，他常在午餐時間徐徐走入廚房，詢問我早上有什麼發現，從而給我許多極有幫助的建議。我非常感謝二〇〇四—二〇〇五年的哈佛燕京獎學金，儘管在那年結束之時，我有些絕望地感到完成本書的日子變得更為遙遙無期——因為那一年的研究工作徹底改變了這項研究計畫的規模。在我任職的中研院近史所，我常覺得自己在工作上應當要更加努力，才能不辜負那群認真能幹的行政人員為我們提供的行政與專業支持，尤其是所秘書江淑玲小姐。我要感謝蔡蓉茹小姐製作書中的插圖，也要感謝我的研究助理詹穆彥先生細心幫助我處理全書的腳注。

感謝我先前發表過的那些文章的出版商允許我重複使用其中的部分內容。這些文章包括“From Changshan to a New Anti-Malarial Drug: Re-Networking Chinese Drugs and Excluding Traditional Doctors”，*Social Studies of Science* 29，no. 3（1999）；“How Did Chinese Medicine Become Experiential? The Political Epistemology of Jingyan”，*Positions: East Asian Cultures Critique*，10，no. 2（2002）；“Sovereignty and the Microscope: Constituting Notifiable Infectious Disease and Containing the Manchurian Plague”，收錄於Ki Che Leung and Charlotte Furth編，*Health and Hygiene in Chinese East Asia*（Durham, NC: Duke University Press，2010）；還有“Qi-Transformation and the Steam Engine: The Incorporation of Western Anatomy and the Re-Conceptualization of the Body in Nineteenth Century Chinese Medicine”，*Asian Medicine: Tradition and Modernity* 7，no. 2（2013）。

在修訂書稿的最後階段，我有幸能夠在普林斯頓高等研究院工作，參與狄宇宙（Nicola Di Cosmo）所主持的東亞研究群。和那裡的學者談話令我受益良多，尤其是Heinrich von Staden與Christopher Hamlin。高等研究院的行政人員，尤其是Marian Zelazny與Terrie Bramley，以遠遠超乎我所預想的方式為學者們創造了一個極具生產力的美好環境。我也要感謝蔣經國國際學術交流基金會為本書的出版所提供的支持，尤其是該會能幹又熱心的工作人員林詩璇。

有位同事曾經開玩笑地對我說，他發現我有一項特質令他嘆服：「你會說你的學術著作都是以你太太做為想像的讀者；她要是顯得沒興趣，你就會改做別的事情。」由於慧瑾大部分清醒的時間都在思考雲端運算、物聯網或其他尖端科技，所以真正值得嘆服的，應該是她竟然能持續地對我的研究感到興趣而且還有影響力。感謝慧瑾一直是我所信任的「同學」，而又不斷地賦予同學一詞更為豐富的意義。

中文版致謝

非常感謝陳信宏先生將英文書稿翻譯為中文。陳先生是曾獲梁實秋翻譯獎的專業譯者，我曾讀過數本他翻譯的書，向來感謝他信實優雅的文字。但在我收到譯稿前兩章後，我卻意識到自己必須回到原作者的立場，擁有自由來重新修改，才能使這本書不只是一個忠實的翻譯，而更接近原先期望中為中文讀者寫的書。陳先生不以為忤慨然支持這個想法，我衷心感謝。為了避免讀者發現中英文版的差距後誤以為是翻譯的疏失，所以我將自己的角色界定為「原著與修訂」。

如果這本書真地近乎我在當研究生時所想像的，一本寫給中文讀者的書，而不只是一本英文書的中文翻譯而已的話，一切都要歸功於左岸出版社的林巧玲主編。與她的合作讓我深切體會到為什麼台灣出版界能夠跨越美國出版界那種學術與大眾間的鴻溝，這樣珍貴的特質都要感謝在寒冬中為學術出版奮戰不懈的出版人。也是由於她為此書所想像的讀者，才啟發我將副書名改為〈中醫、西醫與現代中國的相互形塑〉。在最後階段，我們就書稿的各方面討論過數十個問題，她不厭其煩地提供專業的意見並做了許多調整，我謹在此致上深摯的謝忱。

倘若我又坐下來回想的話，只怕這個致謝又會像英文版的致謝一樣，一發不可收拾。但是我現在的職責讓我能以更直接的方式表達心中的感謝，所以我想謝謝曾經擔任我的研究助理的三位年輕朋友，蔡韻涵小姐、吳昱蓓小姐、以及現在已經取得學位的陳鴻明博士，非常感謝你們的協助與活力。

注釋

CHAPTER 1——導論

1 魯迅，《集外集》（北京：人民文學出版社，1973），頁152。

2 實際上的狀況並非這麼直截了當。魯迅應該知道孫中山在臨終前確實服用了中藥，因為他接受中醫診治的整個過程都廣受各大全國性報紙的報導。就連孫中山的中醫師陸仲安開立的處方也刊登於報紙上，並且受到了激烈的評論與批評。魯迅沒有針對孫中山在臨終前服用中藥的事實提出評論，而是強調了他先前雖然受到親友的勸說，仍然拒服中藥。藉著以這種方式呈現這起事件，魯迅也許是想要暗示孫中山在臨終前服用中藥之時，可能早已喪失了意識，或是已無法控制自己所接受的治療。關於陸仲安的診脈與開立的方劑，見《晨報》，1925年2月21日，第3版。

3 同上。

4 William L. Prensky, "Reston Helped Open a Door to Acupuncture," *New York Times*, December 14,1995.

5 Frank Ninkovich, "The Rockefeller Foundation, China, and Cultural Change," *Journal of American History* 70, no. 4 (1984): 799-820, esp. 803.

6 James Reston, "Now, About My Operation in Peking," *New York Times*, July 26,1971.

7 Margaret Chan, "Keynote Speech at the International Seminar on Primary Health Care in Rural China," in *International Seminar on Primary Health Care in Rural China* (Beijing: World Health Organization, 2007).

8 關於宋朝對於醫療執業的政府規範，見Asaf Goldschmidt, *The Evolution of Chinese Medicine: Song Dynasty, 960-1200* (London and New York: Routledge, 2009)。

9 C. C. Chen, *Medicine in Rural China: A Personal Account* (Berkeley and Los Angeles: University of California Press, 1989), 3-4.

10 Joseph S. Alter, ed., *Asian Medicine and Globalization* (Philadelphia: University of Pennsylvania Press, 2005); Elisabeth Hsu, "Introduction for the Special Issue on the Globalization of Chinese Medicine and Mediation Practices," special issue, *East Asian Science, Technology and Society: An International Journal* 2, no. 4 (2009): 461-64.

11 Charlotte Furth, "Becoming Alternative? Modern Transformations of Chinese Medicine in China and the United States," *Canadian Bulletin of Modern History* 28, no. 1 (2011): 5-41; Volker Scheid and Hugh MacPherson, eds., *Integrating East Asian Medi-*

cine Into Contemporary Healthcare: Authenticity, Best Practice and the Evidence Mosaic (Oxford: Elsevier, 2011).

12 如欲進一步瞭解傳統中醫的興起，見 Judith Farquhar, *Knowing Practice: The Clinical Encounter of Chinese Medicine* (San Francisco: Westview Press, 1994); Kim Taylor, *Chinese Medicine in Early Communist China, 1945-63* (London: Routledge Curzon, 2005); 以及 Volker Scheid, *Chinese Medicine in Contemporary China: Plurality and Synthesis* (Durham, NC: Duke University Press, 2002)。

13 除了我自己的論文以外，吳章（Bridie Andrews）的論文〈現代中醫的形成，一八九五—一九三七〉（The Making of Modern Chinese Medicine, 1895-1937）也是一項傑出的例外。由於吳章研究的是「西醫的中國化與現代中醫專業紀律的創造」這雙重過程，因此她正確強調了公共衛生與國家建構之間的關聯（在第一項過程裡），還有透過選擇性吸收西式醫學制度、理論與實踐而促成中醫的形成（在第二項過程裡）。儘管如此，她卻把這兩者視為兩項各自獨立的過程，在論文裡分別以兩個不同部分加以探討，而這樣的安排並不利於看出這兩項歷史進程如何因為中醫師在一九二〇年代晚期開始與西醫競逐國家的認可與支持，而從此纏結在一起。見 Bridie Andrews, "The Making of Modern Chinese Medicine, 1895-1937" (PhD diss., Cambridge University, 1996)。中文版補充說明，也可參考 Bridie Andrews, *The Making of Modern Chinese Medicine, 1850-1960* (Toronto: UBC Press, 2014) 其他重要的例外還包括鄧鐵濤與程之范，《中國醫學通史：近代卷》（北京：人民衛生出版社，2000）；以及楊念群，《再造病人：中西醫衝突下的空間政治（1832-1985）》（北京：中國人民大學出版社，2006）。鄧鐵濤那部全面性而且基礎性的研究，也把中醫史與西醫史分為兩冊各別探討。

14 舉幾個例子，中國的生物醫學史著作包括 AnElissa Lucas, *Chinese Medical Modernization: Comparative Policy Continuities, 1930s-1980s* (New York: Praeger, 1982); Ka-che Yip, *Health and National Reconstruction in Nationalist China: Development of Modern Health Service, 1928-1937* (Ann Arbor, MI: Association for Asian Studies, 1996); Mary Brown Bullock, *An American Transplant: The Rockefeller Foundation and Peking Union Medical College* (Berkeley and Los Angeles: University of California Press, 1980); Iris Borowy, ed., *Uneasy Encounters: The Politics of Medicine and Health in China, 1900-1937* (Frankfurt am Main: Peter Lang, 2009); 張大慶，《中國近代疾病社會史（1912-1937）》（濟南：山東教育出版社，2006）。傳統中醫史的著作包括 Ralph Croizier, *Traditional Medicine in Modern China: Science, Nationalism, and the Tensions of Cultural Change* (Cambridge, MA: Harvard University Press, 1968); 趙洪鈞，《近代中西醫論爭史》（合肥：安徽科技出版社，1989）；鄧鐵濤編，《中醫近代史》（廣東：廣東高等教育出版社，1999）。

15 Benjamin A. Elman, *On Their Own Terms: Science in China, 1550-1900* (Cambridge, MA: Harvard University Press, 2005), 420.

16 就法律上而言，自從國民政府在一九三六年頒布中醫條例以來，中醫即獲得承認為中國現代醫療服務的一部分。

17 Elman, *On Their Own Terms*, 420.

18 Warwick Anderson, "Postcolonial Histories of Medicine," in *Medical History: The Stories and Their Meanings*, eds. John Harley Warner and Frank Huisman (Baltimore, MD: Johns Hopkins University Press, 2004), 285-307, esp. 299.

19 Dipesh Chakrabarty, *Provincializing Europe: Postcolonial Thought and Historical Difference* (Princeton, NJ: Princeton University Press, 2000), 27.

20 關於現代化的架構如何深遠地影響現代中國科學史的撰述與閱讀，見 Grace Shen, "Murky Waters: Thoughts on Desire, Utility, and the 'Sea of Modern Science'", *Isis* 98, no. 3 (2007):584-96，尤其是頁 586。

21 John Grant, "State Medicine: A Logical Policy for China," *National Medical Journal of China* 14, no. 2 (1928): 65-80, esp. 65.

22 Croizier, *Traditional Medicine in Modern China*.

23 D. W. Y. Kwok, *Scientism in Chinese Thought, 1900-1950* (New Haven, CT: Yale University Press, 1965), 135-60.

24 Hui Wang, "The Fate Of 'Mr. Science' In China: The Concept of Science and Its Application in Modern Chinese Thought," *Positions: East Asian Culture Critiques* 3, no. 1 (1995): 1-68, esp. 33 and 37.

25 引人注意的是，當時「信仰」一詞被使用於文化的許多面向，包括政治、愛情與醫療保健，而且在短短幾年前醫療還與信仰毫無關係。簡單舉幾個例子，眾所周知，孫中山在他的三民主義裡相當強調信仰的重要性。名作家沈從文在寫給女友的一封情書裡，也強調自己對她懷有「信仰」。在醫病關係當中，西醫師致力於把中國的病患轉變為對於西醫懷有信仰的「合格病人」。使用「信仰」一詞的情形，顯示這些領域正在轉變為西方一神論體系的過程中。關於「信仰」在民國時期的醫病關係當中的興起，見雷祥麟，〈負責任的醫生與有信仰的病人：中西醫論爭與醫病關係在民國時期的轉變〉，《新史學》，卷14期1（2003），頁45-96，尤其是頁92-95。

26 David Arnold, *The New Cambridge History of India, Volume 3, Part 5: Science, Technology and Medicine in Colonial India* (Cambridge: Cambridge University Press, 2000), 15.

27 傅斯年，〈所謂國醫〉，《獨立評論》，期115（1934），頁17-20，尤其頁17。

28 Arnold, *New Cambridge History of India*, 16.

29 值得一提的是，科學與自然（以及真實 reality）的混為一談、等同為一，並不是只發生在這段歷史中的獨特現象。一九九〇年代發生於美國的「科學戰爭」，辯論的核

心也是科學與真實之間的關係。如同哈金指出的，涉入那場辯論的自然科學家最關切的問題，就是「〔科技研究〕的建構主義者企圖挑戰科學以形上學來強化其權威的做法」。正如民國時期，這場關於形上學的公共辯論其核心就是科學的文化權威。見 Ian Hacking, *The Social Construction of What?* (Cambridge, MA: Harvard University Press, 1999), 95。

30 在同一個時期，國民黨企圖消滅所有近似於宗教的活動，將那些活動貼上「迷信」的標籤。見 Rebecca Nedostup, *Superstitious Regimes: Religion and the Politics of Chinese Modernity* (Cambridge, MA: Harvard University Asia Center, 2009)。

31 在中醫反對者眼中，更糟的是中醫已開始與正在興風作浪的文化民族主義結盟。在進步知識分子的觀點中，文化民族主義是阻礙中國現代化進程的罪魁禍首，因為文化民族主義標舉「國粹」而試圖保存各種傳統中國制度。進步知識分子認定科學與生物醫學具有普世性的本質，是以特別無法忍受國醫運動的倡導者竟敢基於國籍而區分醫學，宣稱中醫是中國的文化精華。

32 當白露（Tani E. Barlow）闡釋殖民現代性 (colonial modernity) 這個深具影響力的概念時，這是她所強調的第一個重點；見 "Introduction: On 'Colonial Modernity,'" in *Formations of Colonial Modernity in East Asia*, ed. Tani E. Barlow (Durham, NC: Duke University Press, 1997), 1-20，尤其是頁 1。

33 Sheila Jasanoff, "Ordering Knowledge, Ordering Society," in *States of Knowledge: The Co-Production of Science and Social Order*, ed. Shelia Jasanoff (London: Routledge, 2004), 13-45.

34 Ian Hacking, *Representing and Intervening* (Cambridge: Cambridge University Press, 1983), 130-46.

35 英文當中最接近的同義詞是「neither fish nor fowl」，但這個英文片語無法傳達「非驢非馬」中核心的跨種雜交概念。

36 班固撰，顏師古注，楊家駱主編，《新校本漢書》（台北：鼎文出版社，1986），頁 3616-17。

37 在第七章的結論當中，我會進一步闡明我所謂的「非驢非馬」醫與後殖民理論所稱的混種醫兩者之間的重要差異。

38 Liang Qichao, *Intellectual Trends in the Ch'ing Period*, trans. Immanuel C. Y. Hsu (Cambridge, MA: Harvard University Press, 1959), 113.

39 陸淵雷，〈擬國醫藥學術整理大綱草案〉，《神州國醫學報》，卷 1 期 1（1932），頁 1-9，尤其頁 3。

40 舉例而言，當別人指控譚次仲支持雜種醫時，他便說由於中醫與科學分屬不同的物種，雜種醫是不可能的。見譚次仲，〈質問上海中西醫藥雜種醫之剖視一篇〉，《中西醫藥》，卷 3 期 2（1937），頁 102-4，尤其是頁 102。

41 Volker Scheid and Sean Hsiang-lin Lei, "Institutionalization of Chinese Medicine," forthcoming.

42 K. Chimin Wong and Lien-teh Wu, *History of Chinese Medicine* (Taipei: Southern Materials Center, 1985), 770; orig. pub. 1932.

43 Nathan Sivin, *Traditional Medicine in Contemporary China* (Ann Arbor: University of Michigan Press, 1987), 21.

CHAPTER 2——主權與顯微鏡：滿州鼠疫的遏制，一九一〇—一九一一

1 C. C. Chen, *Medicine in Rural China: A Personal Account*, p. 20; Ralph Croizier, *Traditional Medicine in Modern China: Science, Nationalism, and the Tensions of Cultural Change*, pp. 45-46; Carl F. Nathan, *Plague Prevention and Politics in Manchuria, 1910-1931*, p. 6; John Z. Bowers, "The History of Public Health in China to 1937," pp. 26-46, esp. 32.

2 Editorial, *National Medical Journal of China* 2, p. 2.

3 錫良、趙爾巽、陳昭常、周樹模，〈緒言〉，收入張元奇編，《東三省疫事報告書》，頁4。

4 Charles Rosenberg, "Introduction. Framing Disease: Illness, Society, and History," pp. xiii-xxvi, esp. xviii.

5 L. Fabian Hirst, *The Conquest of Plague*, p. 220.

6 See Andrew Cunningham and Perry Williams, eds., *The Laboratory Revolution in Medicine*.

7 Andrew Cunningham, "Transforming Plague: The Laboratory and the Identity of Infectious Disease," pp. 209-244, esp. 234.

8 Liande Wu, *Plague Fighter: Autobiography of a Chinese Physician*, p. 18.

9 Nathan, *Plague Prevention and Politics*. See also Carsten Flohr, "The Plague Fighter: Wu Lien-Teh and the Beginning of the Chinese Public Health System," pp. 360-381.

10 Ramon H. Myers, "Japanese Imperialism in Manchuria: The South Manchuria Railway Company, 1906-1933," pp. 101-132.

11 William C. Summers, *The Great Manchurian Plague of 1910-1911: The Geopolitics of an Epidemic Disease*, p. 17.

12 Nathan, *Plague Prevention and Politics*, p. 50.

13 Ruth Rogaski, *Hygienic Modernity: Meanings of Health and Disease in Treaty-Port China*, p. 187.

14 Wu, *Plague Fighter*, p. 1.

15 雖然華人長久以來都認為老鼠與鼠疫傳播有關，卻是直到香港鼠疫之後，國際科學菁英才首度確認腺鼠疫是由鼠蚤傳播。

16 Hirst, *Conquest of Plague*, p. 221.

17 Wu, *Plague Fighter*, p. 12.

18 Christo Lynteris, "Plague Masks: The Visual Emergence of Anti-Epidemic Personal Protection Equipment," p. 442.

19 Wu, *Plague Fighter*, p. 22。

20 Wu, *Plague Fighter*, p. 12。

21 為了因應印度的鼠疫疫情，一九〇三年通過了一項國際衛生公約，首度規定「以消滅船上的老鼠做為防疫措施」。Norman Howard-Jones, *The Scientific Background of the International Sanitary Conferences 1851-1938*, p. 85。

22〈論防疫行政宜極注意捕鼠〉，《盛京時報》，1911年1月21日。

23 Summers, *The Great Manchurian Plague of 1910-1911*, p. 74.

24〈北里博士演說詞〉，《盛京時報》，1911年2月24日。

25 Summers, *The Great Manchurian Plague of 1910-1911*, p. 74.

26 Nathan, *Plague Prevention and Politics*, p. 32.

27 Wu, *Plague Fighter*, p. 19.

28 Carol Benedict, *Bubonic Plague in Nineteenth-century China*, pp. 63-64.

29 根據伍連德的回憶與政府報告，疫情爆發前建立的衛生警察無法勝任遏制疫情的任務。伍連德特別指出「為了確保有效控制疫情，在例行檢查與報告工作當中，當盡可能以受過訓練的醫療人員取代沒有受過訓練的警察。如此一來，獲得解除任務的警察便可回歸他們原本的工作」(Wu, *Plague Fighter*, p. 23)。疫情結束後，伍連德經常公開批評衛生警察對於現代衛生方法一無所知，只曉得清掃街道。關於衛生警察為什麼執著於清掃街道，參見余新忠對於糞便管理的精彩研究："The Treatment of Night Soil and Waste in Modern China"，收錄於*Health and Hygiene in Chinese East Asia, ed. Angela Ki Che Leung and Charlotte Furth*, pp. 51-72。

30 Wu, *Plague Fighter*, p. 12.

31 張元奇編，《東三省疫事報告書》，第一編，第二章，頁112。這份共有三編的報告，在每一章開始處都歸零，重新開始頁碼。是以，我引用這份報告的內容時，都在編數後列出是何章，以幫助讀者確認頁數。

32 即便在疫情結束十年之後，當另一場肺鼠疫於一九二一年再度爆發於東北地區之時，診斷程序仍然沒有要求以顯微鏡檢查每個疑似病例。很明顯地，顯微鏡的功能不在於對每一件鼠疫病例進行普遍檢驗，而是為了確診「有疑慮的病例」。J. W. H. Chen, "Pneumonic Plague in Harbin (Manchurian Epidemic, 1921)," pp. 7-17，尤其是頁13。

33 Wu, *Plague Fighter*, p. 27.

34 錫良、趙爾巽、陳昭常、周樹模，〈緒言〉，頁8。

35 Carol Benedict, *Bubonic Plague in Nineteenth-century China*, p. 130.

36 Elizabeth Sinn, *Power and Charity: The Early History of Tung Wah Hospital*, p. 164.

37 Mary P. Sutphen, "Not What, but Where: Bubonic Plague and the Reception of Germ Theories in Hong Kong and Calcutta, 1894-1897," pp. 81-113, esp. 93.

38 伍連德，《東三省防疫事務總處大全書》，卷4，頁116。

39 與此形成強烈對比的是，根據香港鼠疫期間的香港衛生司司使艾堅遜（J. M. Atkinson）所述，許多華人將病患以及死者遺體棄置在街道。根據估計，由於一九〇三年通過一條法律，規定發現染疫的住屋兩側的房屋都必須消毒，遭到拋棄的屍體比例從一八九八年的百分之二十五・一提高到一九〇三年的百分之三十二・七。見J. M. Atkinson, *A Historical Survey of Plague in Hong Kong since Its Outbreak in 1894*, p. 23。

40 這樣的謠傳可能促成了後來東北地區關於的日本醫療的謠言；見Ruth Rogaski, "Vampires in Plagueland: The Multiple Meanings of *Weisheng* in Manchuria," pp. 132-159。

41〈誰謂疫病果不可治耶？〉，《盛京時報》，1911年2月19日；〈竟有如是之中醫乎？〉，《盛京時報》，1911年2月23日。

42 Wu, *Plague Fighter*, p. 25.

43 Sinn, *Power and Charity*, p. 170.

44 張元奇，《東三省疫事報告書》，〈章奏〉，頁33。

45 梁培基，〈上方便醫院論治疫防疫書〉，頁1-7。實際上，這則故事不太可能發生在一八九四年的疫情期間。一八九四年的疫情始於五月，終於八月；北里柴三郎在同年六月十四日分離出鼠疫桿菌。這起事件如果發生在一八九四年，就表示在此一發現之後短短一個月之內，英國公衛官員已將這項新的科學知識付諸實踐。由於在一八九四年的首次疫情之後的十多年間，腺鼠疫在香港又曾數度復發，因此這起事件如果確實發生過，想必是在後來的時間。

46 張元奇，《東三省疫事報告書》，第二編，第二章，頁11。

47 Sutphen, "Not What, but Where," pp. 81-113, esp.100-101.

48 Sinn, *Power and Charity*, p. 180.

49 Henry Blake, *Bubonic Plague in Hong Kong. Memorandum: On the Result of the Treatment of Patients in Their Own Houses and in Local Hospitals, During the Epidemic of 1903*, p. 6.

50 Henry Blake, *Bubonic Plague in Hong Kong. Memorandum: On the Result of the Treatment of Patients in Their Own Houses and in Local Hospitals, During the Epidemic of 1903*, p. 8。

51 Dugald Christie, *Thirty Years in Moukden, 1883-1913*, p. 250.

52 John Bowers, *Western Medicine in a Chinese Palace: Peking Union Medical College, 1917-1951* (Philadelphia, PA: Josiah Macy Jr. Foundation, 1972), p. 25.

53 Christie, *Thirty Years in Moukden*, p. 250.

54 當初的中國醫生如果戴上紗布口罩，並且嚴格遵守傳染與隔離的現代規則，就像二〇〇三年的中國醫生在廣東治療SARS病患之時所採取的做法，那麼他們在東北地區就不會受到如此致命的教訓。這兩場流行病很值得互相比較：兩者都是毒性強烈的傳染病，對傳統中醫造成的評價卻非常不一樣。見Martha E. Hanson, "Conceptual Blind Spots, Media Blindfolds: The Case of SARS and Traditional Chinese Medicine," pp. 228-254。

55 謝永光，《香港中醫藥史話》，頁297。

56 Hirst, *Conquest of Plague*, p. 220. See also Wu, *Plague Fighter*, p. 48.

57 吳有性著，鄭重光補註，《溫疫論補正》，頁11。

58 Marta E. Hanson, *Speaking of Epidemics in Chinese Medicine: Disease and Geographic Imagination in Late Imperial China*, pp. 92-103, esp. 101.

59 舉例而言，見Nathan, *Plague Prevention and Politics*, 6。

60「我們中國人信奉一套古老的醫療實踐體系，數百年來的經驗顯示這套體系對付許多疾病都相當有效。不過，這種直到三、四個月前在中國聞所未聞的疫病帶來了極大的教訓，迫使我們修正自己先前對於這門珍貴知識的觀點」（錫良，引用於Wu, *Plague Fighter*, p. 49）。

61 舉例而言，李玉尚，〈近代中國鼠疫對應機制〉，頁114-127。

62 Hirst, *Conquest of Plague*, pp. 220-253.

63 我要感謝梁其姿與我分享她對於這句曖昧陳述的想法。梁教授曾告訴我，許多西方學者都覺得很奇怪，為何中國的「傳染」概念與痲瘋病與天花緊密連結，卻不太涉及歐洲的感染概念中極為重要的鼠疫。她這段極有洞察力的分享鼓舞我深入探索中國傳染概念的議題，但此段分析完全是我的責任。沃克瑪（Barbara Volkmar）與艾媞婕（T. J. Hinrichs）在十二世紀的歷史中發現，在主張疫病會接觸感染與與反對這種主張的人士之間，曾對因應疫病的適切做法發生過一個醫學／道德爭議。持前項立場的人士似乎主張疫病可以經由人與人直接接觸而傳播。進一步細究我的論點和他們的重要歷史發現間的異同，將會超出本章探討的範圍，但我想部分原因就是源於中文裡沒有詞彙來區分接觸傳染與間接傳染這兩個概念。

64 Margaret Pelling, "The Meaning of Contagion: Reproduction, Medicine and Metaphor," pp. 15-38, esp. 15.

65 錫良、趙爾巽、陳昭常、周樹模，〈緒言〉，頁5。

66 范行准，《中國預防醫學思想史》，頁81-84。

67 余伯陶，《鼠疫抉微》，頁422。

68 余伯陶，《鼠疫抉微》，頁423。

69 余伯陶，《鼠疫抉微》，頁423。

70 余伯陶，《鼠疫抉微》，頁418。

71 引用於Carney T. Fisher，〈中國歷史上的鼠疫〉，頁673-747，尤其頁706。

72 Carney T. Fisher，〈中國歷史上的鼠疫〉，頁724。

73 直隸總督拍發之電報，1911年1月28日，引用於彭偉皓，《清代宣統年間東三省鼠疫防治研究》（台中：東海大學碩士論文，2007），頁69。

74 張元奇，《東三省疫事報告書》，第一編，第五章，頁4。

75 這個深具揭露性的現象由吳章（Birdie Andrews）指出，發表於“Tuberculosis and the Assimilation of Germ Theory in China, 1895-1937,” pp. 114-157，尤其是131。

76 W. J. Simpson, *Report on the Causes and Continuance of Plague in Hong Kong and Suggestions as to Remedial Measures.*

77 張元奇，《東三省疫事報告書》，〈章奏〉，頁12-17。

78 Summers, *The Great Manchurian Plague of 1910-1911*, p. 74.

79 Summers, *The Great Manchurian Plague of 1910-1911*, pp. 89-90。

80 Summers, *The Great Manchurian Plague of 1910-1911*, p. 91。

81 International Plague Conference, *Report of the International Plague Conference Held at Mukden, April 1911*, p. 363.

82 David P. Fidler, *International Law and Infectious Diseases*, p. 12。我要感謝一位匿名評論者與費俠莉（Charlotte Furth）提出法定傳染病的國際起源這個問題，也要感謝羅芙芸（Ruth Rogaski）提供這項參考資料。

83 David P. Fidler, *International Law and Infectious Diseases*, p. 30.

84 *International Plague Conference*, p. 362.

85 *International Plague Conference*, p. 397.

86 引自Erwin H. Ackerknecht, *A Short History of Medicine*, p. 211.

87 飯島涉，《ペストと近代中国》，頁188。

88 引自〈北里博士演說詞〉。

89 Wu, *Plague Fighter*, p. 51。感謝伊恩・哈金 (Ian Hacking) 在2007年訪問台灣時向我提出幾乎一模一樣事的實問題。他的問題促使我深入思考疫情期間所創造出來的（並且受到質疑與挑戰）新科學知識，以及這些新知識在形塑此歷史事件的走向中所扮演的角色。

90 Summers, *The Great Manchurian Plague of 1910-1911*, p. 74.

91 Quoted in Wu Yu-lin, *Memories of Dr. Wu Lien-Teh: Plague Fighter* (Singapore: World Scientific Publishing, 1995), pp. 96-97.

92 錫良、趙爾巽、陳昭常、周樹模，〈緒言〉，頁57。

93 感謝陳永發在聆聽我的演講後，和我分享了他對錫良報告的感動與欽佩。他真情洋溢的評論啟發我深入思考這個醫學事件的歷史意義。

94 錫良，〈東三省疫事報告書序〉，頁2。由於儒家價值觀反對隔離病患，中國政府譴

責在疫情期間拋棄親屬的家庭。梁其姿，"Organized Medicine in Ming-Qing China: State and Private Medical Institutions in the Lower Yangzi Region," pp. 134-166，尤其是144；范行準，《中國預防醫學思想史》，頁91-100。

95 錫良，〈東三省疫事報告書序〉，頁3。

96 錫良，〈東三省疫事報告書序〉，頁3。

97 錫良，〈東三省疫事報告書序〉，頁3。

98 錫良，〈東三省疫事報告書序〉，頁3。

99 Mark Gamsa, "The Epidemics of Pneumonic Plague in Manchuria 1900-1911," pp. 147-183, esp. 166.

CHAPTER 3——連結醫學與國家：由傳教醫學到公共衛生，一八六〇—一九二八

1 余巖，〈如何能使中國科學醫之普及〉，《申報醫學週刊》，期109（1935），頁109-111。

2 同上。

3 我在此處使用策略一詞，採取的是傅柯式的定義：「〔策略〕的邏輯清晰無比，目標明白可見，但是卻經常沒有人發明，也沒什麼人能夠說是策略的建構者。」Michael Foucault, The History of Sexuality (New York: Vintage Books, 1990), 95.

4 K. Chimin Wong and Lien-teh Wu, *History of Chinese Medicine* (Taipei: Southern Materials Center, 1985), 589; orig. pub. 1932.

5 馬堪溫，〈清道光帝禁針灸於太醫院考〉，《上海中醫藥雜誌》，卷36期4（2002），頁38-40。

6 George Macartney, *An Embassy to China: Being the Journal Kept by Lord Macartney During His Embassy to the Emperor Chien-Lung, 1793-1794* (London: Longmans; and St. Clair Shores, MI: Scholarly Press, 1972), 284.

7 Anon., *China Centenary Missionary Conference Records Held at Shanghai, April 25 to May 8, 1907* (New York: American Tract Society, 1907), 109.

8 Lien-teh Wu, "Past and Present Trends in the Medical History of China," *Chinese Medical Journal* 53, no. 4 (1938): 313-22, esp. 318.

9 W. G. Lennox, "A Self-Survey by Mission Hospital in China," *Chinese Medical Journal* 46 (1932): 484-534.

10 James L. Maxwell, "A Century of Medical Mission in China," *China Medical Journal* 34 (1925): 636-50.

11 Anon., *China Centenary Missionary Conference*, 110.

12 如同林東（Tong Lam）指出的，自從十九世紀晚期以來，中國人口缺乏精確統計數

字的情形就被視為一項最強烈的證據，證明中國人不在乎「事實」。Tong Lam, *A Passion for Facts: Techno-Scientific Reasoning, Social Surveys, and the Chinese Nation in the Early Twentieth Century* (Berkeley and Los Angeles: University of California Press, 2011).

13 The China Medical Commission of the Rockefeller Foundation, *Medicine in China* (Chicago: University of Chicago Press, 1914), 1. 對於在中國提倡公共衛生的這項擔憂，參見Harold Balme, *China and Modern Medicine: A Study in Medical Missionary Development* (London: United Council for Missionary Education Publication, 1921), 170-71。

14 Paul A. Varg, *Missionaries, Chinese, and Diplomats: The American Frotestant Missionary Movement in China, 1890-1952* (Princeton, NJ: Princeton University Press, 1958), 92.

15 G. H. Choa, *"Heal the Sick" Was Their Motto: The Protestant Medical Missionaries in China* (Hong Kong: Chinese University Press, 1990), 112.

16 Anon., *China Centenary Missionary Conference Addresses* (Shanghai: Methodist Publishing House, 1907), 28.

17 中國博醫會自從一九〇五年就開始討論是否應該給予中國畢業生正式會員資格，但直到清朝滅亡之際才得出肯定的結論。由於顏福慶在耶魯醫學院取得醫學博士學位，後來又服務於湘雅醫學院，因此在一九一〇年成為第一位獲得有效會員資格的中國人。伍連德在同一年被提名為榮譽會員，因為他沒有基督教機構的背景。Wong and Wu, *History of Chinese Medicine*, 562-63。

18 李經緯，《西學東漸與中國近代醫學思潮》(湖北：科學技術出版社，1990)，頁59。

19 張哲嘉，〈清末百科全書中的醫學論述〉，《台灣文學研究集刊》，卷2(2006)，頁59-78。

20 Shigehisa Kuriyama, "Between Mind and Eye: Japanese Anatomy in the Eighteenth Century," in *Paths to Asian Medical Knowledge*, ed. Charles Leslie and Allan Young (Berkeley and Los Angeles: University of California Press, 1992), 21-43.

21 Ruth Rogaski, *Hygienic Modernity: Meanings of Health and Disease in Treaty-Port China* (Berkeley and Los Angeles: University of California Press, 2004), 141.

22 關於台灣的日本殖民醫學，見Mike Shiyong Liu 劉士永, *Prescribing Colonization: The Role of Medical Practices and Policies in Japan-Ruled Taiwan, 1895-1945* (Ann Arbor, MI: Association for Asian Studies, 2009); 以及范燕秋，《疫病、醫學與殖民現代性——日治台灣醫學史》(台北：稻鄉出版社，2005)。另見李尚仁編，《帝國與現代醫學》(台北：聯經出版社，2008)。關於滿州的情形，見Robert John Perrins, "Doctors, Disease, and Development: Engineering Colonial Public Health in Southern Manchuria, 1905-1926," *in Building a Modern Nation: Science, Technology, and Medicine in the Meiji Era and Beyond*, ed. Morris Low (New York: Palgrave Macmillan, 2005), 103-32; Ruth Rogaski, "Vampires in Plagueland: The Multiple Meanings of Weisheng in

Manchuria," in *Health and Hygiene in Chinese East Asia*, ed. Angela Ki Che Leung and Charlotte Furth (Durham, NC: Duke University Press, 2010), 132-59; Mariam Kingsberg, "Legitimating Empire, Legitimating Nation: The Scientific Study of Opium Addiction in Japanese Manchuria," *Journal of Japanese Studies* 38, no. 2 (2012): 325-51.

23 王儀，〈與國人言醫事書〉，《醫藥學報》，卷2（1907），頁1-10，尤其頁3。

24 Morris Low, "Colonial Modernity and Networks in the Japanese Empire: The Role of Goto Shinpei," *Historia Scientiarum* 19, no. 3 (2010): 197-208.

25 王儀，〈與國人言醫事書〉，頁6。

26 Yu Xinzhong 余新忠, "Treatment of Night Soil and Waste in Modern China and Remarks on the Development of Modern Concepts of Public Health," in Leung and Furth, *Health and Hygiene in Chinese East Asia*, 51-72.

27 Lien-teh Wu, *Plague Fighter: Autobiography of a Chinese Physician* (Cambridge: W. Heffer & Sons, 1959), 49.

28 Benjamin A. Elman, *On Their Own Terms: Science in China, 1550-1900* (Cambridge, MA: Harvard University Press, 2005), esp. chapter 10.

29 Warwick Anderson and Hans Pols, "Scientific Patriotism: Medical Science and National Self-Fashioning in Southeast Asia," *Comparative Studies in Society and History* 54, no. 1 (2012): 93-113, esp. 96.

30 Wu, *Plague Fighter*, 279.

31 伍連德，《東三省防疫事務總處大全書》（東三省防疫事務總處，1924），卷4，頁113。

32 同上。

33 實藤惠秀著，譚汝謙、林啟彥譯，《中國人留學日本史》（香港：中文大學出版社，1982），頁68-71。

34 直到一九二〇年代，富裕的中國人家仍然鼓勵子孫修習法律為當官做準備，因此不會敦促他們學習自然科學。見Nathan Sivin, "Preface," in *Science and Medicine in Twentieth-Century China: Research and Education*, ed. John Z. Bowers, J. William Hess, and Nathan Sivin (Ann Arbor: Center for Chinese Studies, University of Michigan, 1988), xi-xxxvi。

35 Scheid, *Currents of Tradition in Chinese Medicine 1626-2006*, esp. chap. 2; and Yuanling Chao, *Medicine and Society in Late Imperial China: A Study of Physicians in Suzhou, 1600-1850* (New York: Peter Lang, 2009).

36 Balme, *China and Modern Medicine*, 62.

37 John Z. Bowers, *Western Medicine in a Chinese Palace: Peking Union Medical College, 1917-1951* (Philadelphia, PA: Josiah Macy Jr. Foundation, 1972), 17.

38 Balme, China and Modern Medicine, 109.

39〈勸習醫小引〉，《中華醫報》，卷1期1（1912），頁1。

40 舒新城，《近代中國留學史》（上海：中華書局，1989；原書出版於1933），頁28-33。

41 同上，頁76。

42 有鑒於醫學對於日本的現代化經驗是如此地重要，有點難以理解為什麼清政府與留日的中國學生卻並不會特別重視醫學，這個問題還需要進一步的研究。不過，這種情形在一九〇八年開始出現改變，那時清政府與日本文部科學省簽約，把學生送往五所指定的日本大學就讀。其中一所學校是千葉醫科大學，每年都有十名中國學生至該校就讀。見實藤惠秀，《中國人留學日本史》，頁50。

43 相較之下，日本醫生與醫學科學家在一八九三年就成立了兩個職業協會：明治醫學會與大日本醫學會。見James R. Bartholomew, *The Formation of Science in Japan* (New Haven, CT: Yale University Press, 1989), 87-88.

44 Wong and Wu, *History of Chinese Medicine*, 604.

45 值得注意是，在民國時期，不少著名醫學領袖與科學家原本都是英國公民，例如來自馬來半島的伍連德、來自新加坡的林可勝（一八九七—一九六九），以及來自香港的李樹芬（一八八七—一九六六）。

46 Larissa N. Heinrich, "Handmaids to the Gospel: Lam Qua's Medical Portraiture," in *Tokens of Exchange: The Problem of Translation in Global Circulation*, ed. Lydia H. Liu (Durham, NC: Duke University Press, 1999), 239-75.

47 Wong and Wu, *History of Chinese Medicine*, 605.

48 Mary Brown Bullock, *An American Transplant: The Rockefeller Foundation and Peking Union Medical College* (Berkeley and Los Angeles: University of California Press, 1980), 142; Ka-che Yip, *Health and National Reconstruction in Nationalist China: Development of Modern Health Service, 1928-1937* (Ann Arbor, MI: Association for Asian Studies), 19; and Arthur M. Kleinman, "The Background and Development of Public Health in China: An Exploratory Essay," in *Public Health in the People's Republic of China: A Report of Conference*, ed. Myron E. Wegman, Tsung-yi Lin, and Elizabeth F. Purcell (New York: Josiah Macy Jr. Foundation, 1973), 5-25, esp. 12.

49 Liping Bu, "Public Health and Modernization: The First Campaigns in China, 1915-16," *Social History of Medicine* 22, no. 2 (2009): 305-19.

50 E. S. Tyan, "A Plea for a Campaign of Public Health Education in China," *China Medical Journal* 29 (1915): 230-34.

51 Anon., "Proceedings of China Medical Missionary Association Conference," *China Medical Journal* 37 (1923): 301.

52 Anon., "Preventive Medicine," *China Medical Journal* 38, no. 1 (1924): 44-47, esp. 45.
53 Maxwell, "Medical Missions in China: A Time for Re-Statement of Principle," 584-85.
54 Yip, *Health and National Reconstruction*, 101.
55 Lien-teh Wu, "Some Problems before the Medical Profession of China," *National Medical Journal of China* 3 (1917): 5-9.
56 值得一提的是，公衛官員的新角色解決了醫學地位低落這項困擾醫學傳教士數十年之久的問題。簡單說，公共衛生領域可讓像伍連德這樣的專家在政府裡擔任重要職位。廣受敬重的中國公共衛生之父蘭安生在他的回憶*Reminiscences*（見後注114）中提出這個問題：「北京協和醫學院的畢業生為何有那麼高的百分比都選擇公共衛生？」而將此一引人注目的現象歸因於中國人的這項「心理」：在評估成功方面，中國人認為政府職位比金錢或是其他任何東西都還要重要。見Lien-teh Wu, "Some Problems before the Medical Profession of China," *National Medical Journal of China* 3 (1917): 5-9.
57 伍連德是眾所推崇的中國公共衛生的先驅者，但他接受的是醫師與科學家的訓練，而不是公共衛生專家的訓練。蘭安生在一九二一年被中國醫學委員會派去評估東北地區的衛生機構時，他對北滿防疫處及其處長都極度不以為然。蘭安生總結指出，這個機構「聲稱其目標在為該區域引進一般衛生措施，卻沒有採取任何嘗試以達成這項目標」。至於此機構失敗的原因，蘭安生將其歸咎於伍連德的獨角戲：「伍博士完全沒有接受過公共衛生訓練。他雖然長久以來一直被視為中國公共衛生的領袖之一，但他對於公衛行政領域的知識其實非常膚淺。」我們如果還記得伍連德的自傳《鼠疫鬥士》的書名，就會理解到他志在從事的工作並不是公衛體系的創造者或建構者。見John Grant, "North Manchurian Plague Prevention Service," RF folder 347, box 55, series 2, RG 5, 1921, Rockefeller Foundation Archive Center, Sleepy Willow, NY.
58 當選為第一屆會長的顏福慶，其父親是一名聖公會牧師，他的幾個兒子接受了生物醫學訓練之後，紛紛成為中國現代化各領域的著名領袖，包括醫學、工程與外交。顏福慶在耶魯醫學院取得醫學博士學位（一九〇九）之後，在一九一〇年成為雅禮協會（Yale-in-China）第一位接受過生物醫學訓練的中國醫生，從而成為中國博醫會的第一位正式華籍會員。對於雅禮協會而言，聘任顏福慶是一個突破性的決定，而此做法後來成了該會的招牌政策。在胡美（Edward H. Hume；一八七六—一九五七）的支持與合作之下，顏福慶擔任了長沙湘雅醫學院的第一任校長，從而展開他影響深遠的領導者與教育家生涯。見Nancy E. Chapman and Jessica C. Plumb, *The Yale-China Association: A Centennial History* (Hong Kong: Chinese University Press, 2002), 20; 以及錢益民、顏志淵，《顏福慶傳》（上海：復旦大學出版社，2007）。
59 F. C. Yen, "Presidential Address," *National Medical Journal of China* 2 (1916): 4-9, esp. 8.
60 伍連德的章節標題呈現出兩個平行的變化：「公共衛生及其他醫學活動在中國醫生

引領下出現的重大進展」。Wong and Wu, *History of Chinese Medicine*, 656.

61 James C. Thomson Jr., *While China Faced West: American Reformers in Nationalist China, 1928-1937* (Cambridge, MA: Harvard University Press, 1969)，39.

62 當韋爾奇（William Henry Welch）與弗勒斯納（Abraham Flexner）在一九一五年受邀加入中國醫學考察團之時，他們的任務就是「針對在中華民國提倡公共衛生與醫學教育所需採取的措施向本基金會提出建議」。Bowers, *Western Medicine in a Chinese Palace*, 49. 另見Mary E. Ferguson, *China Medical Board and Peking Union Medical College: A Chronicle of Fruitful Collaboration, 1914-51* (New York: China Medical Board of New York, 1970), 16.

63 Ferguson, *China Medical Board*, 20.

64 China Medical Commission of the Rockefeller Foundation, *Medicine in China*, 91.

65 關於蘭安生的背景以及他在民國時期的職業生涯，見Bullock, *An American Transplant*, 134-61.

66 John B. Grant, "A Proposal for a Department of Hygiene," RF folder 531, box 75, series 2, RG 2, 1923, Rockefeller Foundation Archive Center, Sleepy Willow, NY.

67 同上，頁6。

68 同上。

69 Thomson, *While China Faced West*, 1-18 and 43-75.

70 Yip, *Health and National Reconstruction*, 28.

71 Y. F. Chang, "Medicine and Public Health Service under the Nationalist Government," *National Medical Journal* 15 (1929): 114-16.

72 Lien-teh Wu, "A Survey of Public Health Activities in China since the Republic," *National Medical Journal of China* 15, no. 1 (1917): 1-6, esp. 4.

73 Wu, *Plague Fighter*, 23.

74 要瞭解清理街道為何在清末民初成為衛生的象徵，見Yu Xinzhong 余新忠, "The Treatment of Night Soil and Waste in Modern China," in Leung and Furth, *Health and Hygiene in Chinese East Asia*, 51-72.

75 Wong and Wu, *History of Chinese Medicine*, 664.

76 Frank Ninkovich, "The Rockefeller Foundation, China, and Cultural Change," *Journal of American History* 70, no. 4 (1984): 799-820, esp. 803.

77 同上，頁804。

78 Roger Greene, "Memorandum on Grant's Plan for a Hygiene Program for the P.U.M.C. Submitted by Him on October 8th," RF folder 531, box 75, RG2,1924, Rockefeller Foundation Archive Center, Sleepy Willow, NY.

79 在顧臨與洛克斐勒基金會合作的二十年間，他並沒有把公共衛生視為最高優先，而

是聚焦於為中國人灌輸「科學精神」。

80 Greene，"Memorandum on Grant's Plan," 1-2.

81 同上，頁2。

82 同上，頁2-3。

83 實際上，顧臨在短短三年後（一九二七年十二月）就改變了自己對於公共衛生的保留態度，而支持蘭安生在北京建立一個現代公衛機構的提議。相對於「我們沒有立場推薦勝任人員」的過去，顧臨認為蘭安生建立了足夠的政府人脈，也準備了能夠勝任的專業人員。此外，由於「北京在可見的未來唯一可能出現的變化，就是國民黨政府進駐」，顧臨因此觀察到中國大部分的公共衛生人員都是「支持民族主義運動的南方人」。（Roger Greene, "Letter to George E. Vincent," RF series 601 J, 1927, Rockefeller Foundation Archive Center, Sleepy Willow, NY.）

84 蘭安生與他的同僚在北京設立創新的衛生示範站，結果很快就發現「中國之所以欠缺公共衛生，主要就是因為內閣首長與高階行政官員不了解現代公共衛生所涵蓋的範圍」。見 John Grant, "Annual Report, 1924-25," 3。

85 根據布洛克（Mary Brown Bullock）所言，劉瑞恆參與了蘭安生這份備忘錄的草擬工作，但她可能把一九二七年這個時間點誤植為一九二八年；見 Bullock, *An American Transplant*, 152。

86 劉瑞恆在一九一三年於哈佛大學接受醫學訓練，後來在一九二六至一九三四年間擔任北京協和醫學院校長，也在一九二六至一九二八年間擔任中華醫學會會長。劉瑞恆接受的雖是外科訓練，卻陸續擔任了衛生部副部長（一九二九—三〇）以及部長（一九三〇—三五）。關於他的活動、著作，以及別人對他的回憶，見劉似錦，《劉瑞恆博士與中國醫藥及衛生事業》（台北：台灣商務印書館，1989）。

87 Michael H. Hunt, "The American Remission of the Boxer Indemnity: A Reappraisal," *Journal of Asian Studies* 31, no. 3 (1972): 539-60, esp. 556.

88 他們的討論聚焦於〈利用部分英國庚款從事中國公衛工作〉（The Use of Portion of the British Indemnity Fund for Public Health Work in China）這份論文，由首任會長顏福慶發表。

89 Wong and Wu, *History of Chinese Medicine*, 668-69.

90 The Association for the Advancement of Public Health in China, *On the Need of a Public Health Organization in China* (Beijing: Association for the Advancement of Public Health in China, 1926), 19.

91 同上，頁20。

92 同上，頁22。

93 Robert E. Bedeski, *State-Building in Modern China: The Kuomintang in the Prewar Period* (Berkeley and Los Angeles: Institute of East Asian Studies, University of California,

1981); Joshua A. Fogel, ed., *The Teleology of the Modern Nation-State: Japan and China* (Philadelphia: University of Pennsylvania Press, 2005).

94 John B. Grant, "Public Health and Medical Events During 1927 and 1928," in *The China Year Book, 1929-30*, ed. H. G. W. Woodhead (Shanghai: Christian Literature Society, 1928), 111-33, esp. 128.

95 同上，頁111。

96 Marianne Bastid, "Servitude or Liberation? The Introduction of Foreign Educational Practices and Systems to China," in *China's Education and the Industrialized World*, ed. Ruth Hayhoe and Marianne Bastid (New York: M. E. Sharpe, 1987), 3-20, esp. 14.

97 錢益民、顏志淵，《顏福慶傳》，頁68。

98 杜贊奇（Prasenjit Duara）對於中國國家建構的重要研究總結指出，自從一九〇〇年以來，中國國家就逐漸陷入了「以現代化為基礎之合法性」(modernizing legitimatization) 的邏輯當中。見 Prasenjit Duara, *Culture, Power, and the State: Rural North China, 1900-1942* (Stanford, CA: Stanford University Press，1988).

99 John B. Grant, "Provisional National Health Council." RF folder 529, box 75, China Medical Board, 1927, Rockefeller Foundation Archive Center, Sleepy Willow, NY.

100 郭廷以，《中華民國史事日誌》（台北：中央研究院近代史研究所，1984），卷2，頁157。

101 Yip, *Health and National Reconstruction*, 45.

102 根據蘭安生與顏福慶的通信，是蘭安生率先向顏福慶提出設立衛生部的構想。他們在武漢合作說服了國民黨高層，而且顏福慶一度看來似乎有可能擔任第一任衛生部長。見錢益民、顏志淵，《顏福慶傳》，頁92-93。

103 Grant, "Provisional National Health Council," 1.

104 同上。

105 同上，頁2。

106「透過政府，便有可能以相對低廉的成本，確保人民能得到某種最低程度的治癒性醫療。如果把這項工作交由私部門的治癒性醫療慢慢推進，那就可能得花上數十年的時間。」同上，頁6。

107 同上。

108 同上，頁4。

109 這兩項提案共同還有另一個引人注意的特色，就是其中強烈的歷史意識；這兩項提案都將自身置放入歷史發展的脈絡中。劉瑞恆的提案把當時中國的狀況比擬為一八四二年英國修正救貧法的前夕；他預見中國的公共衛生將會經歷「正常進程」而發展，先從城市開始，接著及於鄉下地區，最後達到「有效的全國衛生行政」。蘭安生的備忘錄與此形成強烈對比，敦促中國略過這些演進階段，直接採用英國在第一

次世界大戰之後發展出來的最先進的衛生政策，尤其是英國在一九一九年設置獨立的衛生部。他期盼最先進的國家衛生行政將會成為推動變革的火車頭，轉變中國前現代的社會與醫學環境。蘭安生不僅說服了國民黨菁英採用他的醫學政策，成立這個政府新部門，還致力促使他們認同他為國家提出的創新願景。見Association for the Advancement of Public Health in China, *On the Need of a Public Health Organization in China*, 15。

110 George Rosen, *A History of Public Health* (Baltimore, MD: Johns Hopkins University, 1993), 439-53; orig. pub. 1958.

111 Grant, "Provisional National Health Council," 5.

112 John Grant, "State Medicine: A Logical Policy for China," *National Medical Journal of China* 14, no. 2 (1928): 65-80.

113 在增添內容之後，這份備忘錄的中文譯稿於一九二七年七月刊出；見顏福慶，〈國民政府應設中央衛生部之建議〉，《中華醫學雜誌》，卷13期4（1927），頁229-40。

114 同上，頁233。

115 薛篤弼在一九二四年擔任京兆尹，從而結識了蘭安生。見John B. Grant, *The Reminiscences of Doctor John B. Grant*, Columbia University Oral History Collection (Glen Rock, NJ: Microfilming Corp. of America, 1977), 262.

116 蘭安生是一名美國傳教士的兒子，在一八九〇年出生於中國。就血統而言他並不是中國人，但他卻極力主張中國公共衛生的發展應該由中國人來主導，並以行動將此信念付諸實踐。蘭安生指出，相較於依賴外國人，更重要的是支持中國人自身的努力，就算「西方人的效率達百分之百，而中國人只有百分之六十」，也沒有關係。我們不當輕率地將蘭安生視為外籍西醫群體的一員，因爲他對中國的醫學專業以及由中國人領導的公衛事業做出了巨大的貢獻。以成立衛生部的提案為例，顏福慶的提案是由蘭安生的英文提案翻譯而來的，但以中文刊出時顏福慶卻是唯一列名的作者。為了向他的貢獻致敬，我把他納入第一代的華人西醫師。閱讀日本侵華時期他與他的中國學生之間的通信，令我極為動容。為蘭安生撰寫一部中文傳記，想必會是一項極有價值的寫作計畫。

117 Elizabeth Fee and Dorothy Porter, "Public Health, Preventive Medicine and Professionalization: England and America in the Nineteenth Century," in *Medicine in Society: Historical Essays*, ed. Andrew Wear (Cambridge: Cambridge University Press, 1992), 249-76, esp. 249.

118 伍連德，〈海港檢疫管理處略史〉，《醫事匯刊》，期11（1932），頁3-7。

119 龐京周，《上海市近十年來醫藥鳥瞰》（上海：中國科學公司，1933），頁69。

120 Pierre Bourdieu, "Rethinking the State: Genesis and Structure of the Bureaucratic Field," *Sociological Theory* 12, no. 1 (1994)：1-18, esp. 16.

121 當時蔚為風潮的排外運動為這項醫學領導權的移轉提供了重大助力。透過呼應**收回國權運動**，華人西醫師要求收回教育權，從而與民族主義結合。一九二八年一月，在許多不同國家接受醫學教育的華籍西醫師們，首度集結參與中華醫學會舉辦的會議。他們通過下列決議：（一）外國醫學機構能夠在沒有中國人擔任領導角色的情況下實質協助中國醫學發展的時代已經過去了。（二）在中國成立純外國醫學機構的時代已經過去了。至於既有外國醫學機構的保存，則必須採行具有政治家風範的政策，使那些機構與當地社群結為一體。見John Grant, "Public Health and Medical Events During 1932," *China Year Book* (1933): 172. 另一方面，國民黨政府的教育部則是針對西方掌控的教育機構頒布了法規，要求所有機構都必須由中國人擔任校長，而且其管理團隊的成員也必須由中國籍成員占多數。劉瑞恆就是在這樣的環境下於一九二六年成為北京協和醫學院的第一位中國校長。見Bullock, *An American Transplant*, 59.

CHAPTER 4——想像中醫與西醫之間的關係，一八九〇—一九二八

1 鄧鐵濤主編，《中醫近代史》（廣東：廣東高等教育出版社，1998），頁127。

2 Sean Hsiang-lin Lei, "Yu Yan," in Dictionary of Medical Biography, ed. W. F. Bynum and Helen Bynum (Westport, CT: Greenwood Press, 2006), 1341-42. 關於余巖的詳細傳記，參見祖述憲編注，《余云岫中医研究与批判》（合肥：安徽大學出版社，2006），頁1-5。

3 關於唐宗海的傳記，以及針對他的著作所從事的詳細研究，見皮國立，《醫通中西：唐宗海與近代中醫危機》（台北：東大圖書公司，2006），尤其頁21-36。

4 唐宗海，《中西匯通醫經精義》（台北：力行書局，1987；原書出版於1892），頁1。

5 Sean H.-L. Lei 雷祥麟, "Qi-Transformation and the Steam Engine: The Incorporation of Western Anatomy and the Re-Conceptualization of the Body in Nineteenth Century Chinese Medicine," *Asian Medicine: Tradition and Modernity* 7, no. 2 (2013): 1-39.

6 Catherine Despeux, "Visual Representations of the Body in Chinese Medical and Daoist Texts from the Song to the Qing Period," *Asian Medicine-Tradition and Modernity* 1, no. 1 (2005): 10-53, esp. 47.

7 唐宗海，《中西匯通醫經精義》，頁1。

8 Benjamin A. Elman, *On Their Own Terms: Science in China, 1550-1900* (Cambridge, MA: Harvard University Press, 2005), 295.

9 合信，《全體新論》（廣州：惠愛醫館，1851），頁57。

10 唐宗海，《中西匯通醫經精義》，頁27。

11 關於唐宗海主張三焦大致上等於腹膜這項論點的詳細重建，見雷祥麟，"Qi-transformation and the Steam Engine"。

12 Manfred Porkert and Christian Ullmann, *Chinese Medicine*, trans. Mark Howson (New York: Henry Holt, 1982), 123.

13 Bridie J. Andrews, "Wang Qingren and the History of Chinese Anatomy," *Journal of Chinese Medicine* 35 (January 1991), 30-36, esp. 33.

14 Nathan Sivin, *Traditional Medicine in Contemporary China* (Ann Arbor: University of Michigan Press, 1987), 137.

15 同上，頁134。

16 唐宗海，《中西匯通醫經精義》，頁111。

17 同上。

18 同上，頁32。

19 張寧，〈腦為一身之主：從「艾羅補腦汁」看近代中國身體觀的變化〉，《中央研究院近代史研究所集刊》，卷74（2011年12月），頁1-40。

20 唐宗海，《中西匯通醫經精義》，頁91。

21 柯為良，《全體闡微》（福州：美華書館，1881），頁1。

22 唐宗海，《中西匯通醫經精義》，頁111。

23 同上。

24 Charlotte Furth, "The Sage as Rebel: The Inner World of Chang Ping-Lin," in *The Limits of Change: Essays on Conservative Alternatives in Republican China*, ed. Charlotte Furth (Cambridge, MA: Harvard University Press, 1976). 章太炎看待中醫改革的立場以及他和余巖的關係有一項簡明的討論，見Volker Scheid，*Currents of Tradition in Chinese Medicine, 1626-2006* (Seattle: Eastland Press, 2007), 209-13。

25 錢信忠著，楊玲玲譯，《中國傳統醫藥學的發展與現狀》（台北：青春出版社，1995），頁43。

26 余巖，〈靈素商兌〉，《醫學革命論文選》（台北：藝文印書館，1976；原書出版於1917），頁89-130。

27 同上，頁89。

28 在中醫裡，「五臟」分別為肺、肝、心、脾與腎臟系統；六腑則是膽囊、胃、大腸、小腸、三焦，以及泌尿膀胱系統。

29 余巖，〈醫學革命過去工作現在情勢和未來的策略〉，《中華醫學雜誌》，卷20期1（1933），頁11-23。

30 余巖，〈科學的國產藥物研究之第一步〉，《學藝》，卷2期4（1920），頁1-8，尤其頁3。

31 丁福保比余巖早幾年對中醫提出了類似的批評。見劉玄，〈通俗知識與現代性：丁福保與近代上海醫學知識〉（香港：香港中文大學博士論文，2013）。

32 同上，頁3-5。除了那篇文章以外，余巖也在另一篇文章裡探討了同一個問題：〈我國醫學革命之破壞與建設（續）〉，《醫藥評論》，期9（1929），頁17-21。

33 余巖，〈科學的國產藥物研究之第一步〉，頁5。
34 余巖，〈我國醫學革命之破壞與建設〉，《醫藥評論》，期8（1929），頁1-17，尤其頁13。
35 余巖，〈科學的國產藥物研究之第一步〉，頁6。
36 同上，頁6-7。
37 Asaf Goldschmidt, *The Evolution of Chinese Medicine: Song Dynasty, 960-1200* (London: Routledge, 2009).
38 同上，頁56。
39 See Robert Hymes, "Not Quite Gentlemen? Doctors in Song and Yuan," *Chinese Science* 8 (1987): 9-76; 陳元朋，〈有關宋元醫者地位的論點〉，《新史學》，卷6期1（1995），頁179-201。
40 余巖致譚次仲信件，收入譚次仲，《醫學革命論戰》（香港：求實出版社，1952；原書出版於1931），頁59。
41 Lorraine Daston, "Baconian Facts, Academic Civility, and the Prehistory of Objectivity," in *Rethinking Objectivity*, ed. A. Megill (Durham, NC: Duke University Press, 1994), 37-63.
42 余巖，〈駁俞鑑泉經脈血管不同說〉，《同德醫藥學》，卷7期4（1924），頁15-20，尤其頁15。
43 余巖，〈靈素商兌〉，頁110。
44 俞鑑泉，〈經脈血管不同說二〉，《三三醫報》，卷1期29（1924），頁1。
45 唐宗海，《本草問答》（台北：力行書局，1987；原書出版於1880），頁2。
46 俞鑑泉，〈經脈血管不同說二〉，頁1。
47 俞鑑泉，〈經脈血管不同說〉，《三三醫報》，卷1期12（1923），頁1。
48 俞鑑泉，〈經脈血管不同說二〉，頁2。
49 俞鑑泉，〈經脈血管不同說〉，頁2。
50 最後，為了支持我對俞鑑泉的論點所採取的解讀，我要指出這一點：在他的觀點當中，血液不是在經脈裡循環，經氣才是。由於這種前所未有的把氣與血分為兩種不同系統的觀念，俞鑑泉因此必須解釋氣如何對血造成影響，也就是《內經》裡經常提及的現象。根據他的解讀，經脈不包含血脈，而血脈則是與西方的血管系統相當或甚至一模一樣。不過，在經脈裡循環的經氣還是可以對血造成影響，因為血在身體裡無所不在，不只存在於血管裡。為了支持這項論點，俞鑑泉舉了一個日常現象為例。我們如果捏皮膚，血就會從那一點湧出，儘管那一點並沒有連結於任何已知的血管。關於歷史上氣與血究竟是否曾被是為各自獨立循環，（李約瑟以為是曾如此），參見席文的重要分析Sivin, *Traditional Medicine in Contemporary China*, 119 and 437-38。

51 Carl F. Schmidt, "Pharmacology in a Changing World," *Annual Review of Physiology* 23 (March 1961): 3.

52 John Parascandola, *The Development of American Pharmacology: John J. Abel and the Shaping of a Discipline* (Baltimore, MD: Johns Hopkins University Press, 1992), 8.

53 飯沼信子，《長井長義とテレーゼ：日本薬学の開祖》(東京：日本薬学会，2003)。

54 John Black Grant, *The Reminiscences of Doctor John B. Grants*, Columbia University Oral History Collection (Glen Rock: Microfilming Corp. of America, 1977), 503.

55 伊博恩在他介紹藥理學系的文章裡明確指出，這個學系的研究完全聚焦於中國藥物學。見 Bernard E. Read, "Peking Union Medical College Department of Pharmacology," in *Problem of Medical Education* (New York: Rockefeller Foundation, 1925), 5-8。

56 Henry S. Houghton's letter to Edwin R. Embree, May 31,1920, folder 868, box 120, China Medical Board, Rockefeller Foundation Archive Center, Sleepy Willow, NY.

57 Mary Brown Bullock, *An American Transplant: The Rockefeller Foundation and Peking Union Medical College* (Berkeley and Los Angeles: University of California Press, 1980), 8.

58 Carl F. Schmidt, "The Old and the New in Therapeutics," *Circulation Research: An Official Journal of the American Heart Association* 13, no. 4 (1960): 690.

59《晨報》，1925年2月19日。

60 Schmidt, "Pharmacology in a Changing World," 7-8.

61 K. K. Chen and C. F. Schmidt, "The Action of Ephedrine, the Active Principle of the Chinese Drug, *Ma Huang*," *Journal of Pharmacology and Experimental Therapeutics* 24, no. 5 (1924): 339-57.

62 K. K. Chen, "Researches on Chinese Materia Medica," *Journal of the American Pharmaceutical Association* 20, no. 2 (1931): 110-13, esp. 112.

63 A letter from C. F. Schmidt to H. S. Houghton, October 22,1924, folder 873, box 120, IV 2 B9, China Medical Board, Rockefeller Foundation Archive Center, Sleepy Willow, NY.

64 M. R. Lee, "The History of *Ephedra* (*ma-huang*)," *Journal of Royal College of Physicians of Edinburgh* 41, no. 1 (2011): 78-84, esp. 81.

65 K. K. Chen and C. F. Schmidt, "Ephedrine and Related Substances," *Medicine: Analytical Reviews of General Medicine, Neurology and Pediatrics* 9, no. 1 (1930): 1-131.

66 Schmidt, "Pharmacology in a Changing World," 5.

67 K. K. Chen, "Two Pharmacological Traditions: Notes from Experience," *Annual Review of Pharmacology and Toxicology* 21, (1981): 1-6, esp. 3. 我要感謝 David Chen 向我提議這份文獻。

68 這段生平資訊乃是基於陳克恢自己所寫的記述。K. K. Chen, ed., *The American Soci-*

ety for Pharmacology and Experimental Therapeutics, Incorporated: The First Sixty Years (Washington: Judd & Detweiler, 1969), 67-68. 如欲進一步瞭解陳克恢，見丁光生，〈陳克恢——國際著名藥理學家〉，《生理科學進展》，卷40期4（2009），頁289-91。

69 我要感謝許小麗（Elisabeth Hsu）在閱讀了我於二〇〇二年針對「經驗」所寫的文章之後，和我分享了她對於這項中國藥物學的「經驗傳統」所懷有的想法與批評。她的評論協助我深入思考這項議題，並且將「經驗傳統」理解為歷史行動者的範疇以及一種關係性的概念。

70 Charlotte Furth, "The Sage as Rebel: The Inner World of Chang Ping- Lin," in *The Limits of Change: Essays on Conservative Alternatives in Republican China*, ed. Charlotte Furth (Cambridge, MA: Harvard University Press, 1976), 113-15.

71 章太炎，〈論中醫剝復案與吳檢齋書〉，《華國月刊》，卷3期3（1926），頁3。

72 Benjamin Elman, *From Philosophy to Philology: Social and Intellectual Aspects of Change in Late Imperial China* (Cambridge, MA: Council on East Asian Studies, Harvard University, 1984).

73 賈春華，〈古方派對中國近代傷寒論研究的影響〉，《北京中醫藥大學學報》，卷17期4（1994），頁5-9。

74 Benjamin Elman，"Sinophiles and Sinophobes in Tokugawa Japan: Politics, Classicism, and Medicine During the Eighteenth Century," *East Asian Science, Technology and Medicine: An International Journal* 2, no. 1 (2008): 93-121, esp. 116.

75 章太炎，〈序〉，收入陸淵雷編，《傷寒論今釋》（台北：文光出版社，1961；原書出版於1931），頁1。

76 湯本求真著，周子敘譯，《皇漢醫學》（台北：東方書局，1958；原書出版於1929），頁3。

77 湯士彥，〈中國人與中國醫學〉，《醫界春秋》，期39（1929），頁3。

78 余巖，《皇漢醫學批評》（上海：社會醫報館，1931）。

79 Sean Hsiang-lin Lei 雷祥麟, "How Did Chinese Medicine Become Experiential? The Political Epistemology of Jingyan," *Positions: East Asia Cultures Critique* 10, no. 2 (2002): 333-64.

80 面對生物醫學普及全球的現象，許多本土醫學實踐——例如日本漢醫、阿育吠陀醫學與土耳其醫學——都開始以類似的方式把自己描述為以經驗為中心的醫學。鑒於這些歷史發展，把中醫描述為奠基在經驗之上的說法絕不是中國獨有的現象。相反地，它源於流傳世界各地的現代性分裂--科學的西醫與經驗性的非西方醫學。關於阿育吠陀醫學與土耳其醫學，見Deepak Kumar, "Unequal Contenders, Uneven Ground: Medical Encounters in British India, 1820-1920," in Andrew Cunningham and Bridie Andrews, eds., *Western Medicine as Contested Knowledge* (New York: Man-

chester University Press, 1997), 172-90; and Feza Gunergun, "The Turkish Response to Western Medicine and the Turkish Medical Historiography," paper presented at the International Symposium on the Comparative History of Medicine—East and West, Division of Medical History, The Taniguchi Foundation, Seoul, Korea, July, 1998.

81 關於日本人熱衷於針對傳統藥物進行科學研究的情形，蘭安生在一九七七年評論指出：「那樣的熱衷對於亞洲各國的人民都具有極大的吸引力，而且是政治上的吸引力。」(*Reminiscences of Doctor John B. Grant*, 503). 另見E. Leong Way, "Pharmacology," in *Sciences in Communist China*, ed. Sidney H. Gould (Washington, DC: American Association for the Advancement of Science, 1961), 364。

CHAPTER 5——中國醫學革命與國醫運動

1 C. C. Chen, *Medicine in Rural China: A Personal Account* (Berkeley and Los Angeles: University of California Press, 1989), 3-4.

2 范守淵，《范氏醫論集》（上海：九九醫學社，1947），頁597。

3 余巖，〈我國醫學革命之破壞與建設〉，《醫藥評論》，期8（1929），頁1-17；〈我國醫學革命之破壞與建設（續）〉，《醫藥評論》，期9（1929），頁17-21。

4 除了〈我國醫學革命之破壞與建設〉之外，余巖還寫了至少三篇在標題裡有「醫學革命」一詞的文章：〈今後醫學革命之方策〉，《醫事匯刊》，期10（1931），頁33-34；〈醫學革命過去工作現在情勢和未來的策略〉，《中華醫學雜誌》，卷20期1（1933），頁11-23；〈醫學革命之真偽〉，《中西醫藥》，卷2期3（1936），頁30-31。

5 胡適的學生江紹原特別指出，醫學革命是在新文化運動之外獨立興起的運動。

6 余雲岫，〈雙十節之新醫與社會〉，《新醫與社會彙刊》，期1（1928），頁30-31，尤其頁31。

7 同上。

8 Warwick Anderson and Hans Pols, "Scientific Patriotism: Medical Science and National Self-fashioning in Southeast Asia," *Comparative Studies in Society and History* 54, no. 1 (2012): 93-113, esp. 98-99.

9 蔣介石在一九二六年七月發動北伐，國民革命軍於一九二七年三月進入上海。因此，在余巖撰寫〈我國醫學革命之破壞與建設〉這篇他首度使用了「醫學革命」一詞的文章之時，他已然居住在受到國民革命軍控制的區域。

10 余巖，〈序一〉，《新醫與社會彙刊》，期1（1928），頁1-2。

11 Ruth Rogaski, *Hygienic Modernity: Meanings of Health and Disease in Treaty-Port China* (Berkeley: University of California Press, 2004), 9.

12 余巖，〈如何能使中國科學醫之普及〉，《申報醫學週刊》，期109-11（1935）。

13 如欲進一步瞭解這些學校，見鄧鐵濤編，《中醫近代史》（廣東：廣東高等教育出版

社，1999），頁133-36。關於上海中醫專門學校的歷史以及其深富影響力的創辦人丁甘仁，還有該校的教師與校友，見裘沛然，《名醫搖籃——上海中醫學院（上海中醫專門學校）校史》（上海：上海中醫藥大學出版社，1998）。另見Volker Scheid, *Currents of Tradition in Chinese Medicine, 1626-2006* (Seattle, WA: Eastland Press), 223-77, esp. 235-39.

14 K. Chimin Wong and Lien-teh Wu, *History of Chinese Medicine* (Taipei: Southern Materials Center, 1985), 160-61; orig. pub. 1932.

15 Marianne Bastid, *Educational Reform in Early Twentieth-Century China* (Ann Arbor: Center for Chinese Studies, University of Michigan, 1988), 85-86.

16 Asaf Goldschmidt, *The Evolution of Chinese Medicine: Song Dynasty, 960-1200* (London: Routledge, 2009).

17 包伯寅，〈改進中醫意見書〉，《醫學雜誌》，期3（1919），頁65-75。

18 劉農伯，〈中西醫平議〉，《醫界春秋》，期4（1926），頁2-3。

19 關於龐京周的詳細生平，見龐曾涵、高憶陵與池子華，〈慈善人生——龐京周醫師的生平與事業〉，《紅十字運動中心電子期刊》，期6（2007），文章網址為http://www.hszyj.net/article.asp?articleid=731。

20 余巖，〈舊醫學校系統案駁議〉，《中華醫學雜誌》，卷12期1（1926），頁5-12。

21 Wong and Wu, *History of Chinese Medicine*, 159-68.

22 同上，頁163-64。

23 余巖，〈廢止舊醫以掃除醫事衛生之障礙案〉，《醫界春秋》，期34（1929），頁9-10。

24 王吉民與伍連德為余巖的提案提供了完整的英文譯本。關於這份譯本，見Wong and Wu, *History of Chinese Medicine*, 161-65。

25 余巖，〈廢止舊醫以掃除醫事衛生之障礙案〉，頁9。

26 同上。

27 余巖，〈科學的國產藥物研究之第一步〉，《學藝》，卷2期4（1920），頁1-8，尤其頁3-5。

28 余巖，〈雙十節之新醫與社會〉，《新醫與社會彙刊》（1936），頁5-6；范守淵，《范氏醫論集》，頁406-10。

29 把「個體醫學」認定為一種過時的醫療型態，對中醫的批評者而言至關重要，因為個別病患對於中醫的批評者而言，個別病患與傳統的醫病關係正是醫學革命的中心目標。為了建立現代醫師認為實踐現代醫學所必要的文化權威，他們認為有必要把自己的同胞重塑為「有資格的病人」，也就是「服從、被動、無聲、善忍耐、又有信仰」的現代病人。由於中國病患是醫學革命的目標，因此他們絕不該在決定這場革命的路線上扮演任何角色。見雷祥麟，〈負責任的醫生與有信仰的病人：中西醫論爭與醫病關係在民國時期的轉變〉，《新史學》卷14期1（2003），頁45-96。

30 余巖，〈廢止舊醫以掃除醫事衛生之障礙案〉，頁9。

31 同上。

32 Pierre Bourdieu, *The Logic of Practice*, trans. Richard Nice (Stanford, CA: Stanford University Press, 1990), 123-39, esp. 136.

33 見張在同、咸日金編，《民國醫藥衛生法規選編》(山東泰安：山東大學出版社，1990)。

34 余巖，〈廢止舊醫以掃除醫事衛生之障礙案〉，頁9。

35 焦易堂，〈國醫當有政治眼光〉，《國醫公報》，卷1期4(1933)，頁1-3，尤其頁1。

36 陳存仁，《銀元時代生活史》(桂林：廣西師範大學出版社，2007)，頁132。

37 汪企張，《二十年來中國醫事芻議》(上海：診療醫報社)，頁198-200。

38 James C. Thomson Jr., *While China Faced West: American Reformers in Nationalist China, 1928-1937* (Cambridge, MA: Harvard University Press, 1969), 1-41; Prasenjit Duara, "Knowledge and Power in the Discourse of Modernity: The Campaigns against Popular Religion in Early Twentieth-Century China," *Journal of Asian Studies* 50, no. 1 (1991): 67-83.

39 Mary Brown Bullock, *An American Transplant: The Rockefeller Foundation and Peking Union Medical College* (Berkeley and Los Angeles: University of California Press, 1980), 150-61.

40 潘桂娟、樊正倫，《日本漢方醫學》(北京：中國中醫藥出版社，1994)，頁193-207；趙洪鈞，《近代中西醫論爭史》(合肥：安徽科學技術出版社，1989)，頁289-310；Bridie Andrews, "The Making of Modern Chinese Medicine, 1895-1937" (PhD diss., Cambridge University, 1996), 149-76.

41 〈教衛部墳坑國醫國藥之痛史錄〉，《現代國醫》，卷1期6(1931)，頁5-16。

42 葉瑞陽，〈敬告全國醫學會(預防仿日本消滅漢醫之執照)〉，《三三醫報》，卷2期15(1924)，頁1-2。

43 葉其誰，〈中醫之自貶〉，《醫界春秋》，期5(1926)，頁5-6。

44 陳存仁，《銀元時代生活史》，頁110-11。

45 龐京周，《上海市近十年來醫藥鳥瞰》(上海：中國科學公司，1933)，頁79。

46 全國醫藥團體總會，《全國醫藥團體總聯合會會務彙編》(上海：全國醫藥總會，1931)，頁37。

47 《申報》，1929年3月18日。

48 同上。

49 Ralph Croizier, *Traditional Medicine in Modern China: Science, Nationalism, and the Tensions of Cultural Change* (Cambridge, MA: Harvard University Press, 1968).

50 Karl Gerth, *China Made: Consumer Culture and Creation of the Nation* (Cambridge,

MA: Harvard University Asia Center, 2003).

51 請見潘君祥主編，《中國近代國貨運動》（北京市：中國文史出版社，1995）。

52《申報》，1929年3月17日。

53〈大會情形〉，《醫界春秋》，期34（1929），頁18-45，尤其頁43。

54 同上。

55 全國醫藥總會，《全國醫藥團體代表大會提案會錄》（上海：全國醫藥總會，1929）。

56 同上，頁6、頁21。

57 同上。尤其見第6、8、21、91、98、100號提案。

58 李劍，〈全國醫藥團體聯合會的創立、活動及其歷史地位〉，《中國科技史料》，期3（1993），頁67-75，尤其頁68。

59 同上，頁69-70。

60 Croizier, *Traditional Medicine in Modern China*, 4.

61 實際上，許多協會與期刊後來都把名稱當中的「中醫」改為「國醫」。最顯著的例子，就是在一九二八年十二月藉由合併三個協會而成立的上海中醫協會；在傳統醫學執業者舉行運動抗議余巖的提案之後，這個組織隨即在一九二九年三月改名為上海國醫公會。見裘沛然，《名醫搖籃》，頁119-20。

62 我考慮過把「國醫」譯為State Medicine而不是National Medicine，但後來因為兩個理由而決定不這麼做。第一，國醫倡導者確實企圖把國醫與文化民族主義連結起來，儘管他們的主要目標是要讓中醫成為新興國家的一部分。更重要的是，我在本書後半段分析了公醫的興起——這是現代醫療體系的一項重要願景，而State Medicine是公醫倡導者在他們的正式英文出版品當中使用的詞語，因此我決定在現代醫療的脈絡中使用State Medicine一詞。為了避免以State Medicine一詞指涉兩項歷史運動而造成混淆，我決定把國醫英譯為National Medicine，但只要一有機會就盡力提醒讀者不該把國醫運動等同於或是簡化為文化民族主義運動。

63 Prasenjit Duara, *Culture, Power, and the State: Rural North China, 1900-1942* (Stanford, CA: Stanford University Press, 1988), 4.

64 Henrietta Harrison, *The Making of Republican Citizen: Political Ceremonies and Symbols in China, 1911-29* (Oxford: Oxford University Press, 1998), 1.

65〈中華醫學會大會紀要〉，《中華醫學雜誌》，卷18期6（1932），頁1140-47，尤其頁1146。

66 程迪仁，〈值得注目的一封信〉，《神州國醫學報》，卷1期1（1932），13-17，尤其頁13。

67 見全國醫藥總會，《全國醫藥團體代表大會提案會錄》，頁65。此外，第54、62、69、76、81、91號提案也都做出相同的建議。

68《申報》，1929年3月26日；李劍，〈全國醫藥團體聯合會的創立、活動及其歷史地

位〉，頁70。
69 陳存仁，《銀元時代生活史》，頁122。
70 同上，頁127-37。
71 見《申報》，1929年3月26日；陳存仁，《銀元時代生活史》，頁125。
72 見《申報》，1929年3月26日。
73 陳存仁，《銀元時代生活史》，頁124。
74 譚延闓，《譚延闓日記》，1929年3月22日。中央研究院近代史研究所，http://www.mh.sinica.edu.tw/PGDigitalDB_Detail.aspx?htmContentID=22。
75 譚延闓，《譚延闓日記》，1921年9月26日。
76 譚延闓，《譚延闓日記》，1925年3月23日。
77 類似的態度可見於陳果夫身上，他支持中醫也是基於自己的親身經驗。陳果夫比譚延闓更進一步，把自己身為病患的親身經驗轉變為在許多面向上參與醫學事務的公共資歷，包括參與中醫與西醫的鬥爭。見雷祥麟，〈負責任的醫生與有信仰的病人〉，頁84-92。
78〈薛部長對於中醫藥存廢問題之談話〉，《醫界春秋》，期34（1929），頁50-51，尤其頁50。
79 同上，頁51。
80 陳存仁，《銀元時代生活史》，頁134。
81 同上。
82〈中央衛生委員會議議決「廢止中醫案」原文〉，《醫界春秋》，期34（1929），頁9-11，尤其頁10-11。
83 衛生部，〈電〉，《衛生公報》，期4（1929），頁1-4。
84〈中央衛生委員會議議決「廢止中醫案」原文〉，頁10。
85〈附褚民誼對新舊醫藥紛爭之意見〉，《醫界春秋》，期34（1929），頁32-34。
86〈中央衛生委員會議議決「廢止中醫案」原文〉，頁10。
87 鄧鐵濤編，《中醫近代史》，頁133-36、頁271-74。
88 全國醫藥總會，《全國醫藥團體代表大會提案會錄》，頁56-57。
89 張贊臣，〈緒言〉，《醫界春秋》，期34（1929），封面頁。
90 鄧鐵濤編，《中醫近代史》，頁287。
91 上海衛生局，〈上海衛生局訓令〉，《神州國醫學報》，卷5期5（1937），頁40-41，尤其頁41。
92〈全國醫藥團體臨時代表大會紀要〉，《醫界春秋》，期42（1931），頁26。
93 同上，頁28。
94〈醫事消息〉，《醫界春秋》，期43（1930），頁23。
95 全國醫藥總會，〈國醫館問題〉，收入《全國醫藥團體總聯合會會務彙編》，頁86。

96 同上。
97 全國醫藥總會，《全國醫藥團體總聯合會會務彙編》，頁88。
98 同上。
99 衛生部，《衛生公報》，卷2期6（1930），頁69。
100 全國醫藥總會，《全國醫藥團體總聯合會會務彙編》，頁102。
101 焦易堂是中醫的強力政治支持者，也是國醫館的創館館長，他指出：「國醫一個名辭，在我們中國向來是沒有的。」見焦易堂，〈為擬訂國醫條例敬告國人書〉，《國醫公報》，卷1期3（1934），頁1。

CHAPTER 6——一九三〇年代上海醫藥鳥瞰

1 龐京周，《上海市近十年來醫藥鳥瞰》（上海：中國科學公司，1933），頁11。
2 關於龐京周的生平，有一段內容豐富的記述，可見於池子華，《中國紅十字運動史散論》（合肥：安徽人民出版社，2009）。
3 同上，頁3。
4 為了讓英文讀者更容易理解這份圖表，我在圖中的每段中文旁加了個以方括號標示的數字，以便與英文翻譯對照。
5 龐京周，《上海市近十年來醫藥鳥瞰》，頁9。
6 同上，頁50-51。
7 Lien-teh Wu, "The Problem of Veneral Diseases in China," *China Medical Journal* 15, no. 1 (1926): 28-36, esp. 29 and 34.
8 龐京周，《上海市近十年來醫藥鳥瞰》，頁64。
9 上海衛生局，〈上海衛生局訓令〉，《神州國醫學報》，卷5期5（1937），頁40-41，尤其頁41。
10 Harold Balme, *China and Modern Medicine: A Study in Medical Missionary Development* (London: United Council for Missionary Education, 1921), 109.
11 程瀚章，《西醫淺說》（上海：商務印書館，1933），頁70-71。
12〈中華西醫公會宣言〉，《申報》，1929年4月10日。
13 K. Chimin Wong and Lien-teh Wu, *History of Chinese Medicine* (Taipei: Southern Materials Center, 1985), 781; orig. pub. 1932.
14 龐京周，《上海市近十年來醫藥鳥瞰》，頁12。
15〈中華醫學會概括報告〉，《中華醫學雜誌》，卷18期1（1931），頁181-83。
16 China Medical Commission of the Rockefeller Foundation, *Medicine in China* (New York: China Medical Commission of the Rockefeller Foundation, 1914)，8.
17 朱季清，〈我國歷年來公共衛生行政的失策〉，《中國衛生雜誌》，1933，頁31-34；張大慶，《中國近代疾病社會史》（濟南：山東教育出版社，2006），頁85-88。

18 Marianne Bastid, "Servitude or Liberation? The Introduction of Foreign Educational Practices and Systems to China," in *China's Education and the Industrialized World*, ed. Ruth Hayhoe and Marianne Bastid (New York: M. E. Sharpe, 1987), 3-20, esp. 11.

19 金寶善，〈舊中國的西醫派別與衛生事業的演變〉，收入《中華文史資料文庫：第十六卷》（北京：中國文史出版社，1996），頁844-50，尤其頁848。

20 龐京周，《上海市近十年來醫藥鳥瞰》，頁12。

21 胡定安，〈中國醫事前途亟待解決之幾個根本問題〉，《醫事彙刊》，期18（1934），頁18-24。

22 朱席儒、賴斗岩，〈吾國新醫人才分佈概況〉，《中華醫學雜誌》，卷21期2（1935），頁145-53，尤其頁153。

23 龐京周，《上海市近十年來醫藥鳥瞰》，頁94。

24 A. Stewart Allen, "Modern Medicine in China: Its Development and Its Difficulties," *Canadian Medical Association Journal* 56 (1947): 11-13.

25 Yuanling Chao，*Medicine and Society in Late Imperial China: A Study of Physicians in Suzhou, 1600-1850* (New York: Peter Lang, 2009). 關於儒醫如何藉著書寫醫學史而塑造出這種集體認同，見祝平一，〈宋明之際的醫史與「儒醫」〉，《中央研究院歷史語言研究所集刊》，卷77期3（2006），頁401-49。

26 Nathan Sivin, *Traditional Medicine in Contemporary China* (Ann Arbor: University of Michigan Press, 1987), 21.

27 Balme, *China and Modern Medicine*, 20.

28 Lo Vivienne, "But Is It [History of] Medicine? Twenty Years in the History of the Healing Arts of China," *Social History of Medicine* 22, no. 2 (2009): 283-303.

29 余新忠，〈清代江南民俗醫療的行為探析〉，收入《清以來的疾病醫療與衛生》（北京：三聯書店，2009），頁91-108，尤其頁100。

30 余巖曾經嘲諷中醫支持者，指稱「巫」與「醫」在傳統上關係相當密切，因此如果中醫能夠以傳統與歷史的名義而被提升至國粹的地位，那麼政府也應該把算命與星象學也列為國粹。見余巖，〈舊醫學校系統案駁議〉，《中華醫學雜誌》，卷12期1（1926），頁5-12。

31 Prasenjit Duara, "Knowledge and Power in the Discourse of Modernity: The Campaigns against Popular Religion in Early Twentieth-Century China," *Journal of Asian Studies* 50, no. 1 (1991): 67-83, esp. 78; Rebecca Nedostup, *Superstitious Regimes: Religion and the Politics of Chinese Modernity* (Cambridge, MA: Harvard University Asia Center, 2009).

32 Philip S. Cho, "Ritual and the Occult in Chinese Medicine and Religious Healing: The Development of Zhuyou Exorcism" (PhD diss., University of Pennsylvania, 2006).

33 龐京周，《上海市近十年來醫藥鳥瞰》，頁17。

34 楊則民，〈中醫變遷之史的鳥瞰（續）〉，《國醫公報》，卷1期9（1933），頁31-40，尤其頁32。

35 龐京周，《上海市近十年來醫藥鳥瞰》，頁20。

36 同上，頁73。

37 熊月之，〈論李平書〉，《史林》，卷85期3（2005），頁1-7。

38 同上，頁3。

39 李平書，《李平書七十自述》（上海：上海古籍出版社，1989），頁51。

40 同上，頁52。

41 同上，頁54。

42 鄧鐵濤編，《中醫近代史》（廣東：廣東高等教育出版社，1999），頁133-36、頁271-74。

43 Volker Scheid, *Currents of Tradition in Chinese Medicine, 1626-2006* (Seattle: Eastland Press, 2007), 223-42. 在一九二九年示威之後，期刊與協會都改名而納入了「國醫」一詞。

44 同上，章9、章10。

45 同上，頁281。

46 同上，頁208。

47 同上。

48 龐京周，《上海市近十年來醫藥鳥瞰》，頁63。

49 同上，頁13。

50 鄭金生、李建，〈現代中國醫學史研究的源流〉，《大陸雜誌》，卷95期6（1997），頁26-35，尤其頁27。

51 Sean Hsiang-lin Lei, "Writing Medical History for a Living Tradition; or, Rescuing Medical History from Both the Nation and Nature," paper presented at the workshop Restrospect of a Century of Republican Scholarship, Institute of Modern History, Academia Sinica, Taiwan, January 11-13, 2012.

52 隴西布衣，〈上海七個醫學校的教程與興亡〉，《醫界春秋》，期20（1928），頁1-3，尤其頁2。

53 隴西布衣，〈上海七個醫學校的教程與興亡續〉，《醫界春秋》，期21（1928），頁1-4，尤其頁2。

54 龐京周，《上海市近十年來醫藥鳥瞰》，頁13。

55 隴西布衣，〈上海七個醫學校的教程與興亡續〉，頁4。

56 這兩者之間還有另一項對比，亦即上海中國醫學院包含了針灸課程，丁甘仁的學校則沒有。

57 張子恆，〈上海兩中醫校之比較觀〉，《醫界春秋》，期27（1928），頁4。
58 鄧鐵濤編，《中醫近代史》，頁153-61。
59 實藤惠秀著，譚汝謙、林啟彥譯，《中國人留學日本史》（香港：中文大學出版社，1982），頁236。
60 龐京周，《上海市近十年來醫藥鳥瞰》，頁100。
61 Bridie Andrews, "The Making of Modern Chinese Medicine, 1895-1937" (PhD diss., University of Cambridge, UK, 1996), 197.
62 葉勁秋，〈關於中醫教育〉，《中西醫藥》，卷3期7（1939），頁461-64，尤其頁462。
63 龐京周，《上海市近十年來醫藥鳥瞰》，頁13。
64 上海衛生局，〈上海衛生局訓令〉，頁40-41。
65 龐京周，《上海市近十年來醫藥鳥瞰》，頁6。
66 同上，頁125-26。

CHAPTER 7——做為動詞的科學：中醫科學化與雜種醫的興起

1 錢信忠，《中國傳統醫藥學發展與現狀》（台北：青春出版社，1995），頁44。
2 Judith Farquhar, *Knowing Practice: The Clinical Encounter of Chinese Medicine* (San Francisco: Westview Press, 1994), 17-19.
3 《申報》，1929年3月21日。
4 衛生部，〈電〉，《衛生公報》，期4（1929），頁1-4。
5 顧惕生，〈中醫科學化之商兌〉，《醫界春秋》，期44（1930），頁1-3，尤其頁1。
6 提案人包含譚延闓、胡漢民、陳肇英、朱培德、邵元沖、陳立夫與焦易堂。見陳郁，〈中醫藥文獻之鱗爪〉見陳郁，〈中醫藥文獻之鱗爪〉，《中醫藥》，卷1期5（1960），頁9-22，尤其頁9。
7 全國醫藥總會，《全國醫藥團體總聯合會會務彙編》（上海：全國醫藥總會，1931），頁178。
8 同上，頁179-80。
9 同上，頁181。
10 〈中央國醫館籌備大會開會紀錄〉，《國醫公報》，卷2期2（1934），頁6-14，尤其頁8。
11 全國醫藥總會，《全國醫藥團體總聯合會會務彙編》，頁102。
12 〈中央國醫館宣言〉，《國醫公報》，卷1（1932），頁1-7，尤其頁7。
13 〈國醫館問題〉，收入全國醫藥總會，《全國醫藥團體總聯合會會務彙編》，頁86。
14 John Fitzgerald, *Awakening China: Politics, Culture and Class in the Nationalist Revolution* (Stanford, CA: Stanford University Press, 1996), 55.
15 中華醫史學會於一九三六年成立，中國醫史博物館則於一九三八年成立。
16 見D. W. Y. Kwok, *Scientism in Chinese Thought, 1900-1950* (New Haven, CT: Yale Uni-

versity Press, 1965).

17 余巖，〈今後醫學革命之方策〉，《醫事彙刊》，期10（1931），頁33-34。

18 余巖，〈讀國醫館整理學術草案之我見〉，《中西醫藥》，卷2期2（1936），頁178-92，尤其頁178。

19 余巖，〈第二版自序〉，收入《余氏醫述》第二版（上海：社會醫報社，1932；原書出版於1928），頁2。本書書名亦作《醫學革命論文選》。

20 舉例而言，袁復初曾在一九二四年倡導中醫科學化。不過，與一九二九年之後的科學化方案形成鮮明對比的是，袁復初希望「納陰陽五行之說於科學軌道」。見袁復初，〈改進中醫之我見〉，《三三醫報》卷2期12與13（1924），頁1-4與1-2。

21 陳培之，〈中國醫學科學整理之我見〉，《中西醫藥》，卷2期2（1936），頁146-48，尤其頁147。

22 洪冠之，〈關於「中醫科學化問題」的商榷〉，《中西醫藥》，卷2期2（1936），頁148-54，尤其頁148。

23 學者傾向于邊緣化對於啟蒙價值提出質疑的人士。就這一點而言，學者們的觀點與當年追求現代化的中國知識分子還有現代民族國家的觀點是一致的，也因而成為學者難以自覺的盲點。見Prasenjit Duara, "Knowledge and Power in the Discourse of Modernity: The Campaigns against Popular Religion in Early Twentieth-Century China," *Journal of Asian Studies* 50, no. 1 (1991): 67-83, esp. 74.

24 同上。

25 彭光華，〈中國科學化運動協會的創建、活動及其歷史地位〉，《中國科技史料》，卷13期1（1992），頁61-72。

26 Ralph Croizier, *Traditional Medicine in Modern China: Science, Nationalism, and the Tensions of Cultural Change* (Cambridge, MA: Harvard University Press, 1968), 92-99.

27 陳首，〈中國科學化運動研究〉（北京大學哲學系博士論文，2007）。我要感謝陳珮瑩向我提供她手上的這份論文。

28 除了發起中國科學化運動之外，陳立夫與顧毓琇後來也在一九三八年共事，分別擔任國民黨政府的教育部長與副部長，直到這項運動因為日本侵華而告終止。見顧毓琇，〈「中國科學化」的意義〉，《中山文化教育館季刊》，卷2期2（1935），頁415-22；陳首，〈科學與科學化：顧毓琇的理念分析〉，《科學技術與辯證法》，卷24期4（2007），頁84-88。

29 陳首，〈中國科學化運動研究〉，頁99。

30 陳果夫，〈醫學的幼稚及中醫科學化的必要〉，《國醫公報》，期10（1933），頁12-15。

31〈中國科學化運動協會第二期工作計畫大綱〉，《科學的中國》，卷5期5（1935），頁181-84。亦見顧毓琇，〈「中國科學化」的意義〉，頁418、422。

32〈中國科學化運動協會第二期工作計畫大綱〉，頁182。

33「科學化」一詞雖然先前就已存在，在中國科學化運動發起於一九三二年之前卻極少受到使用。

34《中醫科學化論戰》，《中西醫藥》，卷2期2-3（1936）。

35 余巖，〈我國醫學革命之破壞與建設〉，《醫藥評論》，期8（1929），頁1-17；〈我國醫學革命之破壞與建設（續）〉，《醫藥評論》，期9（1929），頁17-21。

36 在這二十三篇文章裡，只有十篇是首度發表於這兩期特刊當中。至於其他十三篇文章，則是主編從各醫學期刊蒐羅而來。是以那名主編也可挑選發表於一九二九年之前的文章，只要他覺得那些文章適合這兩期特刊的目的即可。

37〈揭幕〉，《中西醫藥》，卷2期2（1936），頁91-92，尤其頁91。

38〈徵文：中醫科學化論戰〉，《中西醫藥》，卷1期4（1935），頁300。

39 有一篇簡短描述陸淵雷醫學觀點的文章，見陳健民，〈陸淵雷先生的學術思想〉，《中華醫史雜誌》，卷20期2（1990），頁91-95。

40 陸淵雷，〈擬國醫藥學術整理大綱草案〉，《神州國醫學報》，卷1期1（1932），頁1-9。

41 同上，頁2。

42 陸淵雷，〈從根本上推翻氣化〉，《中醫新生命》，期3（1934），頁38-50。一名忠實追隨者概述了陸淵雷改革中醫的方案，而敦促中醫師在科學與氣化這兩個互斥的選項之間做出抉擇。見謝頌穆，〈中醫往何處去〉，《中醫新生命》，期3（1934），頁1-7，尤其頁1。

43 謝頌穆，〈中醫往何處去〉，頁1。

44 陸淵雷，〈擬國醫藥學術整理大綱草案〉，頁2。

45 Charles E. Rosenberg, "The Tyranny of Diagnosis: Specific Entities and Individual Experience," in *Our Present Complaint: American Medicine, Then and Now* (Baltimore, MD: Johns Hopkins University Press, 2007), 13.

46 譚次仲自稱是「主張中醫科學改造最力之人」。見趙洪鈞，《近代中西醫論爭史》（合肥：安徽科學技術出版社，1989），頁249。

47 這兩本書最早出版於一九三一年，後來合併為一本書，書名為《醫學革命論戰》。見譚次仲，《醫學革命論戰》（香港：求實出版社，1952；原書出版於1931）。

48 譚次仲，〈為科學化忠告全體中醫界〉，收入《醫學革命論戰》，頁94-111；〈與全體民眾論中醫科學化之必要〉，收入《醫學革命論戰》，頁115-18。

49 同上，頁526。

50 譚次仲，《醫學革命論戰》，頁63。

51 范行准，〈雜種醫之剖視〉，《中西醫藥》，卷2期11（1936），頁703-12，尤其頁708。

52 譚次仲，《醫學革命論戰》，頁28。

53 曾覺叟，〈聞余巖對焦館長為擬定國醫條例告國人商榷書之矯正〉，《光華雜誌》，卷2期2（1935），頁1-10，尤其頁1-2。

54 曾覺叟，〈致陸淵雷書〉，《醫學雜誌》，卷72（1933），頁74-79，尤其頁75。
55 趙洪鈞，《近代中西醫論爭史》，頁232-33。
56 范行准，〈國醫的徘徊世代〉，《國醫評論》，卷1期3（1933），頁1-9，尤其頁4。
57 范行准，〈給董志仁先生〉，《中西醫藥》，卷2期5（1936），頁308-12，尤其頁311。
58 如欲進一步瞭解謝觀，見Volker Scheid, *Currents of Tradition in Chinese Medicine, 1626-2006* (Seattle, WA: Eastland Press, 2007), 377-83。
59〈國醫藥學術整理大綱草案〉，《國醫公報》，卷2期2（1934），頁1-6。
60 余巖，〈讀國醫館整理學術草案之我見〉，頁189。
61 Bridie J. Andrews, "Acupuncture and the Reinvention of Chinese Medicine," *American Pain Society Bulletin* 9, no. 3 (1999), n.p.
62 Hiromichi Yasui, "History of Japanese Acupuncture and Moxibustion," *Journal of Kampo, Acupuncture and Integrative Medicine* 1 (February 2010): 2-9, esp. 7.
63 孫晏如，〈振興國醫尤需提倡針灸說〉，《醫界春秋》，期54（1930），頁2。
64〈為設立國醫館案中央政治會議致國民政府原函〉，《國醫公報》，卷1期10（1933），頁3。
65〈中央國醫館整理國醫藥學術標準大綱草案〉，《國醫公報》，卷2期2（1934），頁1-6，尤其頁5。
66 陳碧川，〈針灸療病法在醫藥上的價值與其弊害〉，《國醫公報》，卷2期3（1934），頁53-54。
67 梁春煦，〈中央國醫館整理國醫藥學術標準大綱草案僭評〉，《國醫公報》，卷2期2（1934），頁87-96，尤其頁95。
68〈中央國醫館整理國醫藥學術標準大綱草案〉，頁5。
69 黃竹齋，《針灸經穴圖考》（台北：新文豐出版有限公司，1970；原書出版於1934），頁56。
70 關於承淡安的職業生涯以及他對針灸的貢獻，見Andrews, "Acupuncture and the Reinvention of Chinese Medicine," 2-3. 關於承淡安那張掛圖的廣告，見〈新式十二經穴掛圖出版〉，《醫界春秋》，期69（1932），封底頁。
71 Bridie Andrews, "The Making of Modern Chinese Medicine, 1895-1937," PhD diss., Department of History and Philosophy of Science, University of Cambridge, Cambridge, 1996, 279.
72 同上，頁280。
73 林富士，〈「祝由」釋義：以《黃帝內經素問》為核心文本的討論〉，《中央研究院歷史語言研究所集刊》，卷83期4（2012），頁671-738。
74 Philip Cho, "Ritual and the Occult in Chinese Medicine and Religious Healing: The Development of Zhuyou Exorcism," PhD diss., University of Pennsylvania, 2006; 陳秀

芬，〈當病人見到鬼：試論明清醫者對於「邪崇」的態度〉，《國立政治大學歷史學報》，期30（2008），頁43-86，尤其頁71-76。

75 張榮明，〈略論中醫祝由術的歷史發展〉，《醫古文知識》，期3（1995），頁11-13，尤其頁13。

76 就我所見，唯一一篇文章是：馮薇馨，〈巫術對於心理療病之必要〉，收入王慎軒編，《中醫新論彙編》（蘇州：蘇州國醫書社，1932），頁45。

77 陳果夫，〈江蘇醫政學院的過去與未來〉，收入陳果夫編，《苦口談醫藥》（台北：正中書局，1949），頁47-66，尤其頁62。

78 陳果夫，〈對於醫學院的期望〉，收入《苦口談醫藥》，頁66-75，尤其頁73。

79 提出一個與此相當的情況也許會有助於理解。西方人開始利用中醫治療心理疾病的時候，發現有些在這方面有效果的針灸點被人視為「迷信」，因而被排除於一九五〇年代出版的傳統中醫標準教科書之外。Linda L. Barnes, "The Psychologizing of Chinese Healing Practices in the United States," *Culture, Medicine and Psychiatry* 22, no. 4 (1998): 413-43, esp. 421-25.

80〈揭幕〉，《中西醫藥》，卷2期2（1936），頁91-92，尤其頁91。

81 余巖，《余氏醫述》，頁1。

82 黃克武，〈從申報醫藥廣告看民初上海的醫療文化與社會生活〉，《中央研究院近代史研究所集刊》，卷7期2（1988），頁141-94。

83 關於第一個群體提出的一項攻擊，見秦伯未，〈中醫與科學〉，《中醫世界》，卷5期2（1933），頁1-5，尤其頁2。至於來自第三個群體的攻擊，著名中醫史學家范行准痛斥了譚次仲對於中醫關鍵概念所提出的十項解讀。見范行准，〈雜種醫之剖視〉。

84 Bill Ashcroft, Gareth Griffiths, and Helen Tiffin, *The Post-Colonial Reader*, 2nd ed. (London: Routledge, 2006), 137.

85 陸淵雷，〈擬國醫藥學術整理大綱草案〉，頁3。

86 同上。

87 我雖然認為傳統醫學執業者普遍希望超越「保存中醫」這種防衛性策略，但舉一個對於把中醫當成國粹保存的想法明確提出譴責的例子，也許會有助於我們的理解。在一九三〇年一篇標題為〈中醫與前途〉的文章裡，姚兆培主張指出：「中西之爭，日甚一日。而中醫保存國粹四字之聲浪，亦日甚一日。余對此四字，覺有須明辨而討論者二焉。一、中醫祇可以前進而不可以保存也。蓋保存國粹者，其目的欲存中醫於不廢也。而以今日醫學大勢觀之，保存二字，實不足以自存。即極盡能事，其結果至今不過延長若干年之壽命，終歸消滅，而非奮起前進不可也。……吾中醫若不能治病，或能治病而簡效妥速俱不如西醫，廢之可也，何必保存乎？若中醫而能治病，且治療成績能在西醫之上，則豈特保存？當將各項治療方法，整理而彙成一書，供獻於世界，在世界醫學市場上占一位置而與今日之西醫抗衡。」姚兆培，〈中

醫與前途〉，《醫界春秋》，期45（1930），頁3。

88 范行准，〈雜種醫之剖視〉，頁703。

89 一項明確的論述可見於范行准對於雜種醫的批評。「若以雜種醫所持『中醫科學化』一語，而用邏輯之方式言之，則其前提為中醫本一非科學之物，而後始有科學化之結論。」（同上，頁706）。

90 例如：傅斯年，〈再論所謂「國醫」〉，收入《傅斯年全集》（台北：聯經出版社，1980；原書出版於1934），頁309-14，尤其頁311。

91〈揭幕〉，頁92。

92 范行准，〈雜種醫之剖視〉，頁706。

93 西醫師一旦毫無顧忌地表達自己的想法，就像這些特刊的主編那樣，他們都主張「中醫不可科學化……是早得到了的結論」。因此，「今日所待決的問題，不在中醫能不能科學化，而在中醫能不能減少」。就這個意義上而言，西醫師實際上並不認為中醫科學化是個值得認真思考的問題。他們擔憂的是政府願不願意立法禁止中醫，或者至少以科學之名而大幅限制中醫的執業。這就是為什麼那名主編把中醫科學化的知識論問題與中醫是否應該受到廢止的政府政策爭議明確連結在一起。見宋大仁，〈覆「再論中醫科學化問題」〉，《中西醫藥》，卷2期8（1936），頁544-49，尤其頁544-45。

CHAPTER 8——細菌理論與「辨證論治」的史前史

1 葉古紅，〈傳染病之國醫療法〉，《國醫公報》，卷2期10（1935），頁67-71，尤其頁67。

2 舉例而言，見葉古紅的以下這兩篇文章：〈中華醫藥革命論〉，《醫界春秋》，期49（1930），頁1-3；以及〈中華醫藥革命論〉，《醫藥評論》，卷6期1（1934），頁28-31。

3 實藤惠秀著，譚汝謙、林啟彥譯，《中國人留學日本史》（香港：中文大學出版社，1982），頁235。

4 張在同編，《民國醫藥衛生法規選編》（濟南：山東大學出版社，1990；原書出版於1912-1948），頁10。

5 劉士永，〈「清潔」，「衛生」與「保健」——日治時期臺灣社會公共衛生觀念之轉變〉，《台灣史研究》，卷8期1（2001），頁41-88，尤其頁57。

6 余巖，〈廢止舊醫以掃除醫事衛生之障礙案〉，《醫界春秋》，期34（1929），頁9-10，尤其頁9。

7〈中央衛生委員會議議決「廢止中醫案」原文〉，《醫界春秋》，期34（1929），頁9-11，尤其頁10。

8 括號裡的資訊是原文內容。中文原文把所謂的「疫病」等同於「傳染病」這個比較常用的詞語。

9 全國醫藥總會，《全國醫藥團體代表大會提案會錄》（上海：全國醫藥總會，1929），頁17-8。

10〈江蘇省中醫檢定規則〉，《醫界春秋》，期89（1934），頁29-30，尤其頁30。

11 同上，頁29。

12 傷寒是個廣泛的傳統疾病類別，但政府在此處將其等同於「typhoid」。

13 政府在此處以「傷風」一詞指涉流感這種生物醫學疾病。

14〈吳縣中醫公會議決反對江蘇省中醫檢定規則〉，《醫界春秋》，期91（1934），頁39-40。

15 Volker Scheid, "Foreword," in *Warm Diseases: A Clinical Guide*, ed. Guohui Liu (Seattle, WA: Eastland Press, 2001), vii-x.

16 施今墨備受敬重，是北京的四大中醫師之一。他把自己的青春歲月投注於推翻滿清，因此熟識國民黨的領袖。一部分由於這些政治人脈，他因此獲得國醫館館長暨國民黨高階政治人物焦易堂邀請擔任國醫館的副館長。他在此一職務中成為改革中醫的主要推動者之一。他在一九三二於北京創立華北國醫學院，這所學院熱衷於將現代醫學學科納入課程裡。

17 施今墨，〈中央國醫館學術整理會統一病名建議書〉，《醫界春秋》，期81（1933），頁7-12，尤其頁8。

18 同上，尤其頁7。

19 同上。

20 同上。

21 同上，頁8。

22 Marta E. Hanson, *Speaking of Epidemics in Chinese Medicine: Disease and the Geographic Imagination in Late Imperial China* (London: Routledge, 2011), 2.

23 同上，頁102。

24 同上，頁10。

25 同上。

26 Sean Hsiang-lin Lei, "Sovereignty and the Microscope: Constituting Notifiable Infectious Disease and Containing the Manchurian Plague (1910-1911)," in *Health and Hygiene in Chinese East Asia*, ed. Angela Leung and Charlotte Furth (Durham, NC: Duke University Press, 2010), 73-108, esp. 93.

27 舉例而言，在一部相當傑出的中醫現代史著作裡，作者斷論一九四九年之前最重要的發展都是出現在傳染病的領域裡。不過，那位作者沒有提到這個類別本身也是中醫當中的一項革命性發展。見鄧鐵濤編，《中醫近代史》（廣東：廣東高等教育出版社，1999），頁407-12。

28 施今墨，〈中央國醫館學術整理會統一病名建議書〉，頁11。

29 同上。

30 有一部著作詳盡研究了惲鐵樵對於細菌理論的立場，見皮國立，《「氣」與「細菌」的近代中國醫療史》（台北：國立中國醫藥研究所，2012），尤其是第六章。

31 惲鐵樵，〈對於統一病名建議書之商榷〉，《醫界春秋》，期81（1933），頁20-24，尤其頁22。

32 同上。

33 關於細菌理論與中醫的關係，見Bridie Andrews, "Tuberculosis and the Assimilation of Germ Theory in China, 1895-1937," *Journal of the History of Medicine and Allied Sciences* 52, no. 1 (1997): 114-57.

34 鄧鐵濤編，《中醫近代史》，頁88-89。

35 時逸人，《中國時令病學》（香港：千頃堂書屋，1951；原書出版於1930），頁7。

36 田爾康，〈中醫對於急性傳染病症試列舉其長並糾正其短〉，《醫學雜誌》，期69（1933），頁5-6。

37 同上。

38 時逸人，《中醫傳染病學》（台北：力行書局，1959），頁97。

39 同上。

40《醫學雜誌》，期69（1933），封面頁。

41 巴斯德把細菌視為疾病的必要原因，但與他同時代的人上卻誤以為他的論點是把細菌視為充分原因，因此認為他的想法荒謬不經，因為在人的身上經常可以看見帶有細菌卻沒有表現出疾病症狀的情形。不難理解，當中醫擁護者後來熱切主張六氣是疾病根源而細菌則只是此一過程的副產品時，他們的許多論點與半個世紀之前發生在歐洲的辯論似曾相識。卡特正確強調了這一點：在十九世紀中葉之前，無論是非西方醫學傳統或是西醫，「他們使用的都是充分原因而非必要原因」。見K. Codell Carter, "The Development of Pasteur's Concept of Disease Causation and the Emergence of Specific Causes in Nineteenth-Century Medicine," *Bulletin for the History of Medicine* 65, no. 4 (1991): 528-48, esp. 528.

42 鄧鐵濤編，《中醫近代史》，頁301。

43 張贊臣，〈關於統一病名之所見〉，《醫界春秋》，期81（1933），頁2。本段呈現的資訊，以及後續對於章太炎與渡邊熙的討論，一方面支持Volker Scheid的這項主張：「現代對於症狀、證候與疾病的區辨，在一九五〇年代之前從未明白界定」，另一方面也將其複雜化。見Volker Scheid, *Chinese Medicine in Contemporary China: Plurality and Synthesis* (Durham, NC: Duke University Press, 2002), 205.

44 這兩個字是「證」與「症」。

45 Scheid, *Chinese Medicine in Contemporary China*, 205-6.

46 同上，頁206。

47 渡邊熙著，沈松年譯，《和漢醫學之真髓》（上海：昌明醫學書局，1931；原書出版於1928），頁7。

48 渡邊熙，〈日本醫學博士渡邊熙提議各大學添設漢醫講座書〉，《醫學雜誌》，期72（1933），頁70-72，尤其頁71。

49 渡邊熙把這句話變得廣為人知，後來也受到許多中醫擁護者用來突顯中西醫的對比，但他在這句引文裡卻犯了不少錯誤。渡邊熙很有可能是把斯科達和廣受讚譽的聽診器發明人雷奈克（René-Théophile-Hyacinthe Laennec；一七八一—一八二六）搞混成同一人。在〈斯科達的錯誤見解〉這篇文章裡，渡邊熙一開頭就寫道：「現代聽診器的發明人斯科達在一八〇五年左右指出……。」斯科達出生於一八〇五年，所以絕不可能在一八〇五年說了那句話。此外，斯科達也不是聽診器的發明人。不過，正因為斯科達與這句引文之間的關聯不正確，所以成了一項有用的線索，可以讓我們把這個觀點從中國思想家追溯到渡邊熙的身上。見渡邊熙，《和漢醫學之真髓》，頁26。

50 Barry G. Firkin and J. A. Whitworth, *Dictionary of Medical Eponyms* (New York: Parthenon, 2002), 374.

51 渡邊熙，《和漢醫學之真髓》，頁2。

52 章太炎，〈序〉，收入陸淵雷編，《傷寒論今釋》（台北：文光出版社，1961；原書出版於1931）。

53 時逸人，〈壬申之夏醫學專校第四班畢業錄序〉，《醫學雜誌》，期65（1932），頁1-3，尤其頁2。

54 吳漢遷，〈按〉，《醫學雜誌》，期72（1933），頁72。

55 陸淵雷編，《傷寒論今釋》，頁2。章太炎這句話看起來雖然像是直接對應於斯科達的那句話，但他卻完全沒有提到渡邊熙或斯科達的名字。儘管如此，其他人也注意到章太炎在這篇序裡改寫了渡邊熙引用斯科達的那句話。見曾覺叟，〈致章太炎書〉，《醫學雜誌》，期72（1933），頁72-74，尤其頁72。

56 Roy Porter, *The Cambridge History of Medicine* (Cambridge: Cambridge University Press, 2006), 121-26.

57 章太炎，〈序〉，頁1。

58 同上。

59 賈春華，〈古方派對中國近代傷寒論研究的影響〉，《北京中醫藥大學學報》，卷17期4（1994），頁5-9。

60 Michael Worboys, *Spreading Germs: Disease Theories and Medical Practice in Britain, 1865-1900* (Cambridge: Cambridge University Press, 2000), 4.

61 Charles E. Rosenberg, "The Tyranny of Diagnosis: Specific Entities and Individual Experience," in *Our Present Complaint: American Medicine, Then and Now* (Baltimore, MD: Johns Hopkins University Press, 2007), 13.

62 同上，頁13-14。
63 這正是強硬保守派曾覺叟提議的觀點。他發表了一封寫給章太炎的公開信，表達自己不同意章太炎承認中醫不識病因的說法。相對於曾覺叟的批評以及不同提議，章太炎這項觀念的策略性本質也就顯得更加清楚可見。見曾覺叟，〈致章太炎書〉，頁72。
64 章太炎將證與病對立的說法，很有可能確實是源自渡邊熙。渡邊熙的著作在一九二八年出版於日本的時候，書名是《和漢醫學ノ本體：主證治療學》。如同這個書名所顯示的，章太炎強調的治療與證這兩個關鍵，都已經被渡邊熙用來突顯和漢醫學的特質。
65 值得注意的是，施今墨後來被譽為辨證論治理論在一九五〇年代的主要創建者。他顯然在成為北京中醫藥學院首位教授前後改變了立場。
66 見宋愛人，〈科學不足存廢國醫論〉，《醫界春秋》，期85（1933），頁17-19，尤其頁17；葉古紅，〈傳染病之國醫療法〉，頁67。
67 Erwin H. Ackerknecht, *A Short History of Medicine* (Baltimore, MD: Johns Hopkins University Press, 1982), 232.
68 葉古紅，〈傳染病之國醫療法〉，頁68。
69 同上。
70 Paul Weindling, "The Immunological Tradition," in *Companion Encyclopedia of the History of Medicine*, ed. W. F. Bynum and Roy Porter (London: Cambridge University Press, 1995), 192-204, esp. 195.
71 葉古紅，〈傳染病之國醫療法〉，頁68。
72 Scheid, *Chinese Medicine in Contemporary China*, 203-4.
73 渡邊熙，《和漢醫學之真髓》，頁80-82。
74 Scheid, *Chinese Medicine in Contemporary China*, 200-37. See also Volker Scheid, "Convergent Lines of Descent: Symptoms, Patterns, Constellations and the Emergent Interface of System Biology and Chinese Medicine," *East Asian Science, Technology and Society: An International Journal*, forthcoming.
75 Eric I. Karchmer, "Chinese Medicine in Action: On the Postcoloniality of Medical Practice in China," *Medical Anthropology: Cross-Cultural Studies in Health and Illness* 29, no. 3 (2010): 226-52, especially 246.
76 渡邊熙，〈日本醫學博士渡邊熙提議各大學添設漢醫講座書〉，頁79。
77 Ian Hacking, *Representing and Intervening* (Cambridge: Cambridge University Press, 1983), 23 and 262-75.
78 關於辨證論治在一九五〇年代的出現與標準化，見蔣熙德的精闢分析，*Chinese Medicine in Contemporary China*, 200-37。
79 最引人注意的是，渡邊熙甚至宣稱皇漢醫學是「一門沒有基礎的學科」。

CHAPTER 9——以研究設計做為政治策略：新抗瘧藥物常山的誕生

1 E. Leong Way, "Pharmacology," in *Sciences in Communist China*, ed. S. H. Gould (Washington, DC: American Association for the Advancement of Science, 1961), 363-82, esp. 364.

2 范行准，〈雜種醫之剖視〉，《中西醫藥》，卷2期11（1936），頁703-12，尤其頁706。

3 饒毅、黎潤紅、張大慶，〈中藥的研究豐碑〉，《科學文化評論》，期4（2011），頁29-46。

4 我要感謝宋玫靜教授在與我討論時敦促我強調這項事實：就「國產藥物科學研究」而言，常山的案例絕對不是一個典型、或具有代表性的案例。她這個極有洞察力的建議促使我將此小節定名為「一個研究上的異例 (Research Anomaly)」。

5 行動者網絡理論有一部批判性導論以及省思，見John Law and John Hassard, *Actor-Network Theory and After* (Oxford: Blackwell, 1999).

6 Bruno Latour, *The Pasteurization of France* (Cambridge, MA: Harvard University Press, 1988), 21.

7 《申報》，1929年3月18日。

8 Karl Gerth, *China Made: Consumer Culture and Creation of the Nation* (Cambridge, MA: Harvard University Asia Center, 2003).

9 常大力批評中醫的西醫師汪企張，曾經坦承他十分懊惱於自己別無選擇而只能向病患開立外國製造的藥物。見汪企張，《二十年來中國醫事芻議》（上海：診療醫報社，1935），頁127。

10 在一系列的中醫歷史研究裡，范行准這位中國醫學史的先驅者，同時也是相當多產的中醫批評者，發掘了中醫若干元素的外國源頭。透過歷史研究，他大力抨擊那些把中醫提升至「國粹」地位的文化民族主義者。見范行准，〈胡方考〉，《中華醫學雜誌》，卷22期12（1936），頁1235-66。

11 汪企張，《二十年來中國醫事芻議》，頁164、頁278。

12 西醫師們顯然非常認真看待「買辦」的指控；他們不少人都引用中國海關總稅務司的統計數據，質疑中藥的國貨地位。舉例而言，見范守淵，〈「國藥」與國貨〉，《范氏醫論集》下冊（上海：九九醫社，1947），頁171-75；陳方之，〈西藥的漏溢問題〉，《醫事匯刊》，期8（1931），頁3-4。龐京周，〈答舊醫及告政府諸公文〉，《中醫教育討論集》（上海：中西醫藥研究社，1939），頁416-19。

13 言者，〈從麻黃精聯想到我國的醫藥界〉，《醫學週刊》，期36（1930）。

14 K. K. Chen, "Researches on Chinese Medica," *Journal of the American Pharmaceutical Association* 20, no. 2 (1931): 110-13, esp. 111.

15 張昌紹，〈三十年來中藥之科學研究〉，《科學》，卷31期4（1949），頁99-116。張鳴皋主編，《藥學發展簡史》（北京：中國醫藥科技出版社，1993），頁148；陳新謙、

張天錄編，《中國近代藥學史》（北京：人民衛生出版社，1992），頁128-31；薛愚主編，《中國藥學史料》（北京：人民衛生出版社，1984），頁414-19。

16 陳果夫，〈常山治瘧〉，收入《陳果夫先生全集》（全10冊，香港：正中書局，1952），冊8，頁263-68。

17 同上，頁264。

18 實際上，藥理學家也使用同樣的論點敦促國民黨政府建立其本身的製藥產業與研究機構。見陳新謙、張天祿，《中國近代藥學史》，頁114-16。

19 Francis G. Henderson, Charles L. Rose, Paul N. Harris, and K. K. Chen, "g-Dichroine, the Antimalaria Alkaloid of Chang Shan," *Journal of Pharmacology and Experimental Therapeutics* 95 (1948): 191-200.

20 自從一九三九年開始，劉紹光與他在中央藥物研究所的同事開創了對於中國抗瘧疾藥物的研究。見劉紹光，〈西南抗瘧藥材之研究〉，《中華醫學雜誌》，卷27期6（1940），頁327-42。關於張昌紹對於劉紹光的結論提出駁斥的後續研究，見張昌紹、周廷沖，〈國產抗瘧藥材之研究〉，《中華醫學雜誌》，卷29期2（1943），頁137-42。

21 丁福保，《中藥淺說》（上海：商務印書館，1930），頁2。關於丁福保與其醫學翻譯，參看馬伯英、高晞、洪中立，《中外醫學文化交流史》（上海：文匯出版社，1993），頁450-55。

22 關於常山的治療效果，波特．史密斯只是單純以不同措辭重述了本草文獻對於常山的記載，指出：「這種藥物的各種型態都用於治療熱病，尤其是源自瘧疾的熱病。在這種疾病的各個型態所受到推薦的治療處方當中，沒有一種不包含常山在內。」史密斯雖然承認常山在傳統上受到宣稱的療效，卻沒有提出他自己的評估。見F. Porter Smith, Chinese Materia Medica: Vegetable Kingdom (Taipei: Guting shuwu, 1969), 293; orig. pub. 1911.

23 李濤，〈我國瘧疾考〉，《中華醫學雜誌》，卷18期3（1932），頁415-19，尤其頁419。

24 許植方，〈國產截瘧藥之研究〉，《醫藥學》，卷1期9（1948），頁31-34，尤其頁34。

25 陳果夫，〈常山治瘧〉，頁264。

26 張錫純，《醫學衷中參西錄》（石家莊：河北科學技術出版社，1995），中冊，頁125。

27 K. K. Chen, "Half a Century of Ephedrine," in *Chinese Medicine: New Medicine*, ed. Frederick F. Kao and John J. Kao (New York: Institute for Advanced Research in Asian Science and Medicine, 1977), 21-27, esp. 22.

28 Carl F. Schmidt, "Pharmacology in a Changing World," *Annual Review of Physiology* 23 (1961): 1-15, esp. 7-8.

29 在相當長的時間裡，科學史學界有所謂的「外史」與「內史」之分。對於這個很有問題的二分法，Steven Shapin曾提出一個極為精彩深刻的檢討，見Steven Shapin, "Discipline and Bounding: The History and Sociology of Science as Seen Through the

Externalism-Internalism Debate," *History of Science* 30 (1992): 333-69.

30 陳果夫，〈常山治瘧〉，頁264。

31 原本的處方包含以下這些藥材：常山、檳榔、鱉甲、甘草、烏梅、紅棗與生薑。《常山治瘧初步研究報告》（重慶：國藥研究室，1944），頁1。

32 陳果夫，〈常山治瘧〉，頁265。

33《常山治瘧初步研究報告》（重慶：國藥研究室，1944），頁4。

34 同上，頁9。

35 同上，頁11。

36 同上，頁9。

37 B. E. Read and J. C. Liu, "A Review of Scientific Work Done on Chinese Material Medica," *National Medical Journal of China* 14, no. 5 (1928): 326-27.

38 實際上，另一名生藥學家在一九五四年斷論指出，中國本草文獻裡描述的雞骨常山不只有一種。此外，在全國各地的地方市場所販售的所謂常山，也不全都是同一種草藥：見樓之岑，〈常山的生藥鑑定〉，《中華醫學雜誌》，卷60（1954），頁869-70。

39 根據當時的科學共識，一旦在當下受到使用的中藥和其傳統描述之間發現落差，「其藥今無者，即去其名。今有其藥而不知是否與古相合者，即以今藥之性質記載之」。見言者，〈研究國產藥意見匯錄〉，《大公報醫學週刊》，期46（1930），單頁刊。

40《常山治瘧初步研究報告》，頁11-14。

41 同上，頁9。

42 舉例而言，見Smith, *Chinese Materia Medica: Vegetable Kingdom*, 292-93; and Bernard E. Read, *Chinese Medical Plants from the Pen Ts'ao Kang Mu (A. D. 1596) of a Botanical, Chemical and Pharmacological Reference List* (Taipei: Southern Material Center, 1982), 106; orig. pub. 1923.

43《常山治瘧初步研究報告》，頁12。

44 Saburô Miyashita, "Malaria in Chinese Medicine during the Chin and Yüan Periods," *Acta Asiatica*, no. 36 (1979): 10.

45 舉例而言，在陳存仁的《中國藥學大辭典》（一九三五）當中，「Orixa japonica」只是單純在常山的條目裡被列為一個「外國名稱」而已。見陳存仁，《中國藥學大辭典》（上海：世界書局，1935），頁1143。

46 Henderson et al., "g-Dichroine, the Antimalaria Alkaloid of *Chang Shan*"; Isabel M. Tonkin and T. S. Work, "A New Antimalarial Drug," *Nature* 156 (November 1945): 630.

47 J. W. Fairbairn and T. C. Lou, "A Pharmacognostical Study of *Dichroa febrifuga* Lour: A Chinese Antimalarial Plant," *Journal of Pharmacy Pharmacol* 2, no. 1 (1950): 162-77, esp. 164.

48 張昌紹、周廷沖，〈國產抗瘧藥材之研究〉，頁137-42。

49 對於植物萃取的常山鹼為什麼比較不會像合成常山鹼帶有那麼強烈的副作用，近來的一項研究提出了一種頗為可信的解釋。見Anthony Butler and John Moffett, "The Anti-Malarial Action of *Changshan* (Febrifugine): A Review," *Asian Medicine: Tradition and Modernity* 1, no. 2 (2005): 423-31, esp. 427。

50 陳果夫，〈常山治瘧〉，頁267。

51 陳果夫，〈一二三四五還是五四三二一〉，收入陳果夫，《醫政漫談續編》，頁71-72。

52 以下對於兩種研究程序準則的闡釋，是以余巖寫於一九五二年的一篇論文為基礎。我沒有直接證據可以證明陳果夫或者他的批評者心中所想的就是余巖的描述的這兩種研究程序準則。不過，在描述中藥科學研究的＃顛倒研究程序＆之時，余巖使用了「倒行逆施」一詞，意思相當近似於陳果夫的用詞（「五四三二一」）。我承認此論斷可能有時代錯置的風險，尤其是余巖對於中醫的態度據說在共產黨於一九四九年掌權之後出現了極大的轉變。儘管如此，我的重點不是要說明余巖所抱持立場，而是要闡明這兩種不同研究程序準則。此外，我提供了間接文獻來支持余巖對於這兩種研究程序的描述。我選擇以余巖的一九五二年論文做為主要參考對象，因為相較於其他作者，他對這兩種程序的表述非常有條理。最重要的是，他特別引用陳果夫的常山研究做為顛倒研究程序的例子。見余巖，〈現在該研究中藥了〉，收錄於《中國藥物的科學研究》，黃蘭孫編（上海：千頃堂出版社，1952），頁6-11。

53 有些生物醫學科學家更進一步，在第一步的化學分析前面應當再加上生藥鑑定。舉例而言，趙燏黃這位最重要的中國生藥學家之一，就抱持這種觀點，而堅稱在從事過生藥鑑定之前進行化學分析是沒有意義的事情。見趙燏黃，〈中藥研究的步驟〉，《新醫藥》，卷2期4（1934），頁331-34。

54 見張鳴皋，《藥學發展簡史》，頁151。

55 K. K. Chen and Carl F. Schmidt, "Ephedrine and Related Substances," *Medicine: Analytical Reviews of General Medicine, Neurology and Pediatrics* 9, no. 1 (1930): 1-131, esp. 1-7. 關於麻黃研究之歷史的簡要說明，可以參見James Reardon-Anderson, *The Study of Change: Chemistry in China, 1840-1949* (Cambridge: Cambridge University Press, 1991), 149-51.

56 Chen and Schmidt, "Ephedrine and Related Substances," 4.

57 譚次仲，〈再呈研究院論藥物實驗不宜忽視經驗〉，收入譚次仲，《醫學革命論戰》（香港：求實出版社，1952；原書出版於1931），頁50。

58 K. K. Chen, "Research on Chinese Materia Medica," 112.

59 根據艾格斯頓（M. K. Eggleston）的說法，「在〔史密特〕整群人因為數次失望的經驗而對中藥逐漸喪失興趣的情況下，是陳克恢主動發起對於麻黃的研究」。"Letter from M. K. Eggleston to Roger S. Greene, 12 December 1930," RF folder 873, box 120,

IV 2 B9, 1930. Rockefeller Foundation Archive Center, Sleepy Willow, NY.

60 K. K. Chen, "Research on Chinese Materia Medica," 112.

61 同上。

62 Chen and Schmidt, "Ephedrine and Related Substances," 6.

63 汪企張，《二十年來中國醫事芻議》，頁61-2。

64 見余巖，〈皇漢醫學批評〉，《大公報醫學周刊》，期70-85（1931），尤是期75；以及余巖〈我國醫學革命之建設與破壞〉，《中西醫藥》，卷2期3（1936），頁164-78，尤其頁169。

65《常山治瘧初步研究報告》，頁47。

66 同上。

67 同上。

68 實際上，科學家在後來的研究出版品當中一再把常山稱為一種「新抗瘧藥物」。舉例而言，見Tonkin and Work, "A New Antimalarial Drug," 630; and David Hooper, "A New Anti-Malarial Drug," Nature 157 (January 1946): 106.

69 陳果夫，〈老病人談中醫西醫〉，收入《陳果夫先生全集》，冊6，頁10。

70 譚次仲，〈再呈研究院論藥物實驗不宜忽視經驗〉，頁50-55。

71《常山治瘧初步研究報告》，頁4。

72 張昌紹，《現代的中藥研究》(上海：中國科學圖書儀器公司，1954)，頁141。

73 身為東京帝國大學的畢業生，趙燏黃是成立於一九〇七年的中國藥學會的創始會員。關於中國本草的現代生藥學研究，他做出的貢獻可能比任何人都還要多。有一部著作簡短探討了趙燏黃的背景與事業，見傅維康，《中藥學史》(成都：巴蜀書社，1993)，頁304-6。另見趙燏黃，〈說中藥〉，《醫藥評論》，期39（1930），頁5-7；以及趙燏黃，〈中藥研究的步驟〉。

74 趙燏黃，〈中央研究院擬設中藥研究所計畫書〉，《醫藥評論》，期1（1929），頁44-47。

75 李濤，〈我國瘧疾考〉，頁419。

76〈舊醫尚可改造耶？〉，《中華醫學雜誌》，卷19（1933），頁41。

77 Sean Hsiang-lin Lei and Gerard Bodeker, "*Changshan*—Ancient Febrifuge and Modern Antimalarial: Lessons for Research from a Forgotten Tale," in *Traditional Medicinal Plants and Malaria*, ed. Merlin Willcox, Gerard Bodeker, and Philippe Rasonanivo (London: CRC Press, 2004), 61-82, esp. 71. Also see Merlin Willcox et al., "Guideline for the Preclinical Evaluation of the Safety of Traditional Herbal Antimalarials," in the same volume, pp. 279-96.

78 這其實是拉圖對於現代性的評論當中的一項中心主題。為了取代他所謂的「現代性憲章」——一個永恆的自然和許多相對的文化——拉圖發明了「自然—文化綜合體」

（natures-cultures）的概念，也就是每個文化都有一個不可分割的「自然」，受到其社會技術網絡與實踐所鼓動。見Bruno Latour, *We Have Never Been Modern* (Cambridge, MA: Harvard University Press, 1993), 91-130.

79 物質上，常山從處方裡的七種藥物之一（陳果夫，一九四〇年以前）轉變為生萃取物（程佩箴，一九四〇年），再轉為不知名的分離生物鹼（化學家姜達衢，在一九四四年的《報告》裡〔見前注30〕），接著成為常山鹼-g（任職於禮來公司的陳克恢，一九四八年）。概念上，常山從一種有毒植物（《本草綱目》的記載）轉變為抗菌藥（一九三五），接著再變成治療瘧疾的「中國特效藥」（程佩箴，一九四〇年）。皮克林（Andrew Pickering）發展出一套系統性的語言以探究實踐與科學文化之間的相互穩定過程；見Andrew Pickering, *The Mangle of Practice: Time, Agency, and Science* (Chicago: University of Chicago Press, 1995), 68-112; and Joan H. Fujimura, "Crafting Science: Standardized Package, Boundary Objects, and 'Translation,'" in *Science as Practice and Culture*, ed. Andrew Pickering (Chicago: University of Chicago Press, 1992), 139-67.

80 我應該強調，不同於語言翻譯，此處討論的再網絡化涉及社會技術網絡之間的轉譯。因此，除了「意義」之外，這種轉譯的核心關注乃是物質物體。此外，關於中文、日文與西方語言之間的翻譯所帶有的問題性本質，劉禾曾進行一個系統性的研究，見Lydia H. Liu, Translingual Practice: Literature, National Culture, and Translated Modernity—China, 1900-1937 (Stanford, CA: Stanford University Press, 1995). 此外，如欲進一步理解涉及「語言不平等」的翻譯實踐，見Talal Asad, "The Concept of Cultural Translation in British Social Anthropology," in his *Genealogies of Religion* (Baltimore, MD: Johns Hopkins University Press, 1993), 171-99.

81 關於此一重要現象，以及當代中藥研究因此受到的影響，相關討論見Lei and Bodeker, "Changshan—Ancient Febrifuge and Modern Antimalarial," 61-82, esp. 72-77.

82 常山研究與一九六〇年代青蒿素舉世聞名的發現都是為了因應在瘧疾猖獗的地區作戰。如欲詳知青蒿素的故事，見Elisabeth Hsu, "Reflections on the Discovery of the Antimalarial *Qinghao*," *British Journal of Clinical Pharmacology* 61, no. 6 (2006): 666-670.

83 余巖，〈現在該研究中藥了〉，頁6。

84 譚次仲，〈再呈研究院論藥物實驗不宜忽視經驗〉，頁50-55。

CHAPTER 10——為中國鄉村建立公醫，一九二九—四九

1 Margaret Chan, "Keynote Speech at the International Seminar on Primary Health Care in Rural China," in *International Seminar on Primary Health Care in Rural China* (Beijing: World Health Organization, 2007), online at http://www.who.int/dg/speech-

es/2007/20071101_beijing/en/index.html (accessed July 17, 2013).

2 方小平在他近期的著作裡針對此流行的看法提出質疑，認為赤腳醫生計畫之所以獲得成功，不是因為使用針灸與傳統草藥。他主張「赤腳醫生計畫造成的關鍵影響，在於促成西醫進入原本受到中醫支配的鄉村」（*Barefoot Doctors and Western Medicine in China* [Rochester, NY: University of Rochester Press, 2012] 3）。

3 如同中華醫學會總幹事施思明所簡潔概述的：「關於鄉村地區那百分之八十四無力負擔私人醫療的人口，一般都同意他們的醫療問題只能藉由公醫解決」（*China's Health Problems* [Washington, DC: Chinese Medical Association, 1944], 13）。

4 同上。

5 根據布洛克所言，公醫政策是蘭安生與他的北京協和醫學院同事在一九二八年春季經過熱烈辯論之後發想出來的結果。見Mary Brown Bullock, *An American Transplant: The Rockefeller Foundation and Peking Union Medical College* (Berkeley and Los Angeles: University of California Press, 1980), 151.

6 蘭安生，〈中國建設現代醫學之方針〉，《醫學週刊集》（北平：丙寅醫學社，1928），頁296-302，尤其頁302。

7 John B. Grant, "Provisional National Health Council," China Medical Board, folio 529, box 75, 1927. Rockefeller Foundation Archive Center, Sleepy Willow, NY.

8 關於英國國家醫學的興起，見Steve Sturdy, "Hippocrates and State Medicine: George Newman Outlines the Founding Policy of the Ministries of Health," in *Greater Than the Parts: Holism in Biomedicine 1920-1950*, ed. Christopher Lawrence and George Weisz (Oxford: Oxford University Press, 1998), 112-34.

9 John B. Grant, "State Medicine: A Logical Policy for China," *National Medical Journal of China* 14, no. 2 (1928): 65-80, esp. 65.

10 這是針對英國庚子賠款提出的提案與蘭安生的公醫提案兩者間的另一大對比。前者假設中國的公共衛生發展會大致上跟隨西方國家走過的路：從大城市開始——經常是藉由私部門的刺激——接著發展到鄉下的衛生部門，最後才進展到全國衛生行政。此外，鄉村公衛通常是四種衛生行政類型當中最晚受到成立的一種。因此，那份提案的作者指出：「在建構國家衛生計畫的過程中，如果沒有對這些因素進行應有的考慮，將不免招致失敗」（Association for the Advancement of Public Health in China, *Memorandum on the Need of a Public Health Organization in China: Presented to the British Boxer Indemnity Commission by the Association for the Advancement of Public Health in China* [Beijing: Association for the Advancement of Public Health in China, 1926], 15）。

11 「第一個衛生示範區成立於北京之時，就與美國和歐洲大多數醫學院當中的公共衛生教導大為不同，在中國也是一個絕無僅有的例子」（Mary E. Ferguson, *China Medi-*

cal Board and Peking Union Medical College: A Chronicle of Fruitful Collaboration 1914-1915 [New York: China Medical Board of New York, 1970], 58）。

12 Anon., *The Rockefeller Foundation China Medical Board Twelfth Annual Report* (New York: Rockefeller Foundation China Medical Board, 1927), 12.

13 Grant, "State Medicine," 69.

14 這項分析以及「六百萬超額死亡人口」的數據，受到以下的文件使用：中國公共衛生促進協會 Association for the Advancement of Public Health in China, *Memorandum*, 5; 陳志潛，〈吾國全醫建設問題〉，《醫學週刊》，期89-92（1928）；黃子方，〈中國衛生芻議〉，《中華醫學雜誌》，卷13期5（1927），頁338-54，尤其頁338-39。

15 向英國庚子賠款委員會提出的提案，沒有強調要平衡地推動預防醫學與治癒醫學，而徹底貶低了治癒醫學的角色。這項提案接受減少中國六百萬超額死亡人口的目標，但得出這項激進結論：「實際上，**即便在沒有治癒醫學事業的情況下，中國大部分的超額死亡總數都可以大幅減少**〔字體強調為原文即有〕」（Association for the Rockefeller Foundation Archive Center, Sleepy Willow, NY. of Public Health in China, *Memorandum*, 5）。

16 Grant, "State Medicine," 69.

17 同上。一項類似觀點也出現於向英國庚子賠款委員會提出的提案裡：「〔中國〕沒有需要擺脫的傳統，因此其醫學校從一開始即可略過在西方可能避免不了的演進過程，直接進展到以預防為主的觀點」（Association for the Advancement of Public Health in China, *Memorandum*, 32）。

18 Grant, "Provisional National Health Council," 5.

19 黃子方，〈中國衛生芻議〉，頁353-54。

20「可恨者，世界醫學事業被私人把持已久，人民亦相習成風，智識界亦多以為不必收為國有。醫歸國有，人皆視為奇談。」（陳志潛，〈吾國全醫建設問題〉，頁90-91）。

21 同上，頁92。

22 蘭安生，〈中國建設現代醫學之方針〉，頁296。

23 Ruiheng Liu, "Chinese Ministry of Health," *National Medical Journal of China* 15 (1929): 135-48, esp. 147.

24 K. Chimin Wong and Lien-teh Wu, *History of Chinese Medicine* (Taipei: Southern Materials Center, 1985), 724; orig. pub. 1932.

25 陳志潛，〈吾國全醫建設問題〉，頁10。

26 俞煥文，〈協和醫院與定縣平教會〉，收入劉似錦編，《劉瑞恆博士與中國醫藥及衛生事業》（台北：台灣商務印書館，1989），頁28。

27 Elizabeth Fee and Dorothy Porter, "Public Health, Preventive Medicine and Professional-

ization: England and America in the Nineteenth Century," *Medicine in Society: Historical Essays*, ed. Andrew Wear (Cambridge: Cambridge University Press, 1992), 249-76.

28 如欲進一步瞭解格羅蒂揚及其社會衛生概念，見George Rosen, *From Medical Police to Social Medicine: Essays on the History of Health Care* (New York: Science History Publications, 1974), 60-119.

29 胡定安，《中國衛生行政設施計畫》(上海：商務印書館，1928)，頁39-40。

30 Charles Hayford, "The Storm over the Peasant: Orientalism and Rhetoric in Constructing China," in *Contesting the Master Narrative: Essays in Social History*, ed. Shelton Stromquist and Jeffrey Cox (Iowa City: University of Iowa Press, 1998), 150-72, esp. 151.

31 關於佃農的崛起是一種政治建構結果這一點，我要感謝林東 (Tong Lam) 與沙培德 (Peter Zarrow) 很有幫助的討論。

32 Charles W. Hayford, *To the People: James Yen and Village China* (New York: Columbia University Press, 1990), 112.

33 同上，頁103。

34 同上，頁126-27。

35 舉例而言，見C. C. Chen, *Medicine in Rural China: A Personal Account* (Berkeley and Los Angeles: University of California Press, 1989); Ka-che Yip, *Health and National Reconstruction in Nationalist China: Development of Modern Health Service, 1928-1937* (Ann Arbor, MI: Association for Asian Studies, 1996); AnElissa Lucas, *Chinese Medical Modernization: Comparative Policy Continuities, 1930s-1980s* (New York: Praeger, 1982); 楊念群，《再造病人》(北京：中國人民大學出版社，2006)。

36 Chen, *Medicine in Rural China*, 72.

37 C. C. Chen, "The Rural Public Health Experiment in Tsinghsien," *Milbank Memorial Fund Quarterly* 14, no. 1 (1936): 66-80, esp. 66-67.

38 「所謂政府有保護國民健康責任一層，卻是比較新近輸入之論調，不惟人民尚未明瞭，即政治當道也未必完全了解，無怪乎政府對於人民健康不能十分注意，而人民對於政府創辦衛生事業，亦不能給以相當之贊助。」見陳志潛，〈定縣社會改造事業中的保健制度〉，收入張元善、許仲廉編《鄉村建設實驗第二集》(上海：中華書局，1935)，頁459-73，尤其頁459。

39 同上，頁463。

40 Paul Starr, *The Social Transformation of American Medicine* (New York: Basic Books, 1982).

41 陳志潛，〈定縣社會改造事業中的保健制度〉，頁463。

42 同上。

43 Tong Lam, *A Passion for Facts: Social Surveys and the Construction of the Chinese Na-*

tion-State, 1900-1949 (Berkeley and Los Angeles: University of California Press, 2011), 154-55.

44 同上。

45 Theodore Porter and Dorothy Ross, *The Cambridge History of Science, vol. 7, The Modern Social Sciences* (Cambridge: Cambridge University Press, 2003), 505.

46 C. C. Chen, "Public Health in Rural Reconstruction at Tsinghsien," *Milbank Memorial Fund Quarterly* 12, no. 4 (1934)：370-78, esp. 370.

47 面對把中醫納入國家醫學教育體系的政治運動，陳志潛在鄉村建設運動的正式期刊《民間》裡發表了他最強烈的批評言論。

48 C. C. Chen, H. W. Yu, and F. J. Li, "Seven Years of Jennerian Vaccination in Tinghsien," *Chinese Medical Journal* 51 (1937): 953-62, esp. 961.

49 陳志潛，〈定縣社會改造事業中的保健制度〉，頁463。值得注意的是，在十九世紀的廣州，許多中醫師樂意採用琴納式牛痘接種術服務其社區。見Angela Ki-che Leung, "The Business of Vaccination in Nineteenth-Century Canton," *Late Imperial China* 29, no. 1 (2008): 7-39.

50 Chen, "The Rural Public Health Experiment in Tsinghsien," 70.

51 Chen, *Medicine in Rural China*, 82.

52 Chen, "Public Health in Rural Reconstruction at Tsinghsien," 371.

53 Chen, Yu, and Li, "Seven Years of Jennerian Vaccination in Tinghsien," 961.

54 同上，頁952。

55 同上，頁961。

56 Chen, "The Rural Public Health Experiment in Tsinghsien," 77.

57 陳志潛，〈定縣社會改造事業中的保健制度〉，頁464。

58 Chen, "The Rural Public Health Experiment in Tsinghsien," 79.

59 Liu Ruiheng, "Our Responsibilities in Public Health," *Chinese Medical Journal* 51 (1937): 1039-42, esp. 1040.

60 同上。

61 同上。

62 在沒有明言提及陳志潛那項調查的情況下，伍連德指出：「近來的數據調查明白顯示，農民能夠花費在醫療上的金額平均一年只有三十美分。」依據這項發現，伍連德計算指出，政府支持一名合格醫師，以最低收入計算的每年支出是六百美元，而從事實際工作所需的裝備則是至少四百或五百美元。由此一簡單的計算可知：「支持一名醫師需要一萬人——而一位醫學執業者絕不可能照顧得了這麼多病患。」見Wu Liande, "Fundamentals of State Medicine," *Chinese Medical Journal* 51 (1937): 777-78.

63 同上，頁779。

64 同上。

65 Anon., "Chinese Medical Conference Proceedings: The Public Health Section," *Chinese Medical Journal* 51 (1937): 1065-71, esp. 1067.

66 一名與會者向聽眾提出這個問題：「陳志潛博士提議的平均每人十美分的金額，是否足夠提供『公醫』機構在治療和預防方面必須向大眾提供的基本服務？」同上。

67 C. C. Chen, "Some Problems of Medical Organization in Rural China," *Chinese Medical Journal* 51, no. 6 (1937): 803-14, esp. 813.

68 同上，頁814。

69 F. Oldt, "State Medicine Problems," *Chinese Medical Journal* 51 (1937): 797-802, esp. 797.

70 Grant, "State Medicine," 65.

71 Oldt, "State Medicine Problems," 797.

72 同上，頁798。

73 R. K. S. Lim and C. C. Chen, "State Medicine," *Chinese Medical Journal* 51 (1937): 781-95, esp. 784.

74 同上，頁782。

75 同上，頁793。

76 Michael Shiyung Liu, *Prescribing Colonization: The Role of Medical Practices and Policies in Japan-Ruled Taiwan, 1895-1945* (Ann Arbor, MI: Association of Asian Studies, 2009), esp. chap. 3.

77 Lim and Chen, "State Medicine," 785.

78 Yip, *Health and National Reconstruction in Nationalist China*, 95.

79 杜孝賢，〈憶公共衛生專家金寶善〉，收入《中華文史資料文庫：第十六卷》（北京：中國文史出版社，1996），頁779-83，尤其頁780。

80 金寶善，〈舊中國的西醫派別與衛生事業的演變〉，收入《中華文史資料文庫：第十六卷》，頁844-50，尤其頁848。

81 P. Z. King, "Thirty Years of Public Health Work in China," *Chinese Medical Journal* 64 (1946): 3-16, esp. 11.

82 陳志潛指出：「〔中華醫學會〕在一九二八一三七年間對於公共衛生造成的廣大影響，可以歸功於兩類人士：（一）研究取向廣泛的醫學科學家，由林可勝這位在英國接受教育的生理學家為代表；（二）接受過專門公衛訓練的醫師，例如金寶善。」Chen, *Medicine in Rural China*, 62.」

83 金寶善，〈我國衛生行政的回顧與前瞻〉，《社會衛生》，卷1期3（1944），頁1-7，尤其頁4。

84 陳志潛，〈內政部行政衛生技術會議〉，《民間》，卷1期3（1934），頁11-15，尤其頁

12。

85 Li Yushang, "The elimination of schistosomiasis in Jiangxi and Haining counties, 1948-58: Public health as political movement," in *Health and Hygiene in Chinese East Asia*, ed. Angela Ki Che Leung and Charlotte Furth (Durham, NC: Duke University Press, 2010), 204-21.

86 金寶善，〈內政部衛生署鄉村衛生工作報告〉，收入章元善、許仕廉編，《鄉村建設實驗：第一集》（上海：中華書局，1933），頁117-25，尤其頁123。

87 根據劉士永的重要研究，由於北里柴三郎的門徒在一八九九至一九一四年間與東大（東京帝國大學）的教員展開了一場充滿敵意的學術競爭，因此北里研究所的許多校友都被迫離開日本本土而遷移至日本的殖民地。這場學術競爭造成了一項意料之外的結果，就是北里研究所提供了一套日本殖民地醫學的醫師網絡，從台灣、上海與朝鮮延伸至滿州。見Shiyung Liu, "The Ripples of Rivalry: The Spread of Modern Medicine from Japan to Its Colonies," *East Asian Science, Technology and Society: An International Journal* 2, no. 1 (2008): 47-72.

88 關於衛生在新生活運動裡扮演的中心角色，尤其是在復興四維方面所扮演的角色，見雷祥麟，〈習慣成四維：新生活運動與肺結核防治中的倫理、家庭與身體〉，《中醫研究院近代史研究所集刊》，期74（2011），頁133-77。

89 如同葉嘉熾指出的，蔣介石對於定縣的計畫以及鄉村地區的類似做法之所以會感興趣，實際上是因為他想要為「完成剿共的地區找出治理方法」。Yip, *Health and National Reconstruction in Nationalist China*, 181.

90 金寶善，〈公醫制度〉，《公共衛生月刊》，卷2期6（1936），頁255-59。

91 同上，頁258。

92 同上。

93 同上，頁259。

94《中國國民黨歷次會議及重要決議案彙編》（中國國民黨訓練委員會，1941），頁1187。

95 同上，頁1189。

96 在這場大會之後草擬的三年計畫裡，公共衛生的推行被列為「樹立基層政治組織，完成地方自治」的政治建設當中的一個面向。同上，頁1145。

97《第五屆八中全會決議案行政院辦理情形報告表》（1941），附錄7。中央研究院近代史研究所藏。

98 由於衛生院的設計就是要超越治癒醫學和預防醫學（以及公共衛生）的區隔，因此相關名稱的翻譯都絕非自然而然的結果。陳志潛用於描述這種三級組織的中文與英文名稱分別如下：（一）縣級：Health Center／保健院；（二）區級：Health Station／保健所；（三）村級：Health Worker／保健員。衛生署把縣級和區級的機構

都稱為衛生院。

99 Chen, "The Rural Public Health Experiment in Tsinghsien," 74.

100 蔣中正，《中國之命運》（重慶：中央訓練團，1951；原書出版於1943），頁158。

101 同上，頁154。

102 也許是因為葉嘉熾在戰爭爆發後於一九三七年停止了他的重要研究，所以沒有像戰前那麼仔細記錄戰時的公醫發展。不過，他還是正確強調了不同政權之間的連續性，指稱在「組織方面，共產黨的衛生結構乃是建立於國民黨的公醫基礎上」。Yip, *Health and National Reconstruction in Nationalist China*, 191. 關於戰時的醫學發展，見Nicole Barnes, "Protecting the National Body: Medicine and Public Health in Wartime Chongqing, 1937-1945" (PhD diss., University of California, Irvine, 2012).

103 金寶善，〈「公醫」之使命〉，《公醫》，卷1期1（1945），頁1-2，尤其頁1。

104 即便在中日戰爭於一九三七年爆發之後，醫療投資仍然持續成長。中央政府的公衛預算從一九三六年的一百五十萬美元增加到一九三九年的五百五十萬美元，在三年內就增加為原本的三倍以上。不過，金寶善也坦承指出：「〔這項預算〕僅佔全部行政費之百分之〇．五，較之先進各國，實覺瞠乎其後。」見金寶善、許世謹，〈我國戰時衛生設施之概況〉，《中華醫學雜誌》，卷27期3（1940），頁133-46，尤其頁143。

105 Hayford, *To the People*, 201.

106〈縣衛生建設座談會紀錄〉，《公醫》，卷1期1（1945），頁53-60，尤其頁59。

107 Chen, "Public Health in Rural Reconstruction at Tsinghsien," 371.

108 陳萬里，〈如何訓練保衛生員〉，《浙江政治》，期3（1940），頁30-37，尤其頁31。

109「〔保健員〕明白自己所受的訓練有限，他們的鄰居也知道這一點；他們在校友會這種組織團體當中的成員資格，使得他們受制於團體意見與指責；而且他們只要表現不稱職或者逾越職責，也很容易受到撤換」（Chen, "Public Health in Rural Reconstruction at Tsinghsien," 372）。

110 Yip, *Health and National Reconstruction in Nationalist China*, 80.

111 Chen, *Medicine in Rural China*, 80.

112 Federica Ferlanti, "The New Life Movement in Jiangxi Province, 1934-38," *Modern Asian Studies* 44, no. 5 (2010): 961-1000, esp. 968; Hans. J. van de Ven, "New States of War: Communist and Nationalist Warfare and State Building, 1928-34," in *Warfare in Chinese History*, ed. Hans. J. van de Ven (Leiden: Brill, 2000), 321-396, esp. 355-64.

113 陳萬里，〈如何訓練保衛生員〉，頁31。

114 陳萬里，〈打破衛生院困難的局面〉，《公醫》，卷1期2（1945），頁3-5，尤其頁4。

115 阮步蟾，〈辦理縣衛生幾個實際問題之商榷〉，《公醫》，卷1期4（1945），頁40-42，尤其頁42。

116 同上，頁40。

117 同上，頁41。

118 鄧宗禹，〈如何實施六代全會關於醫藥衛生方面的指示〉，《公醫》，卷1期6（1945），頁1-4，尤其頁3。

119〈縣衛生建設第二次座談會紀錄〉，《公醫》，卷1期6-7（1945），頁37-39，尤其頁38。

120〈長沙市國醫工會等快郵代電〉，《醫界春秋》，期87（1934），頁40-41，尤其頁40。

121 同上，頁40-1。

122 祝敬銘，〈關於五全大會「政府對於中西醫應平等待遇以宏學術而利民生案」之感想與希望〉，《醫界春秋》，期107（1935），頁1-4。

123 朱殿，《建設三千個農村醫院》（上海：農村醫藥改進社，1933）。

124 廣告見於《光華醫學雜誌》，卷1期2（1933）。

125 朱殿，《建設三千個農村醫院》，頁72-73。

126 同上，頁107。

127 同上，頁133。

128 同上，頁138。

129 朱殿，《建設三千個農村醫院》，頁132。

130 陳志潛，〈內政部行政衛生技術會議〉，頁14。

131 朱殿，《建設三千個農村醫院》，頁134。

132 根據陳志潛的回憶，也許因為這些中醫執業者的職業抱負高過他在定縣招募的那些平民百姓，所以原來是中醫執業者的赤腳醫生不願只是擔任保健員，而自稱為「醫生」，即便真地沒穿鞋子。如同陳志潛堅決指出的：「我們的體系有一項基本原則，就是保健員絕不該扮演醫師的角色，也不能受到要求扮演這個角色。」（83）從他的觀點來看，這種發展是他原本的保健員概念所出現的一項極度不幸的轉變，因為這些赤腳醫生居然不顧自己所受的訓練之有限，而開始治療病患。見Chen, *Medicine in Rural China*, 130。

133〈本會第一百五十四次徵文題〉，《醫學雜誌》，期87（1936），頁83。

134 范論義，〈醫藥公有制之實施計畫案〉，《醫學雜誌》，期87（1936），頁37-54，尤其頁41；時逸人，〈醫藥公有制之實施計畫案〉，《醫學雜誌》，期91（1936），頁1-11，尤其頁2。

135 不少中醫執業者都支持陳果夫這種建立鄉村醫院而由中醫執業者擔任院中人員的構想。見葉勁秋，〈創設鄉村醫院之建議〉，《醫界春秋》，期105（1935），頁2-3，尤其頁3。

136 胡定安的公共衛生學位是在柏林大學取得，師事極力倡導社會衛生與優生學的格羅蒂揚（一八六九－一九三一）。見胡定安，《中國衛生行政設施計畫》（上海：商務印書館，1928）。

137 陳果夫，〈江蘇醫政學院的過去與未來〉，收入陳果夫編，《苦口談醫藥》（台北：正中書局，1949），頁47-66，尤其頁48。
138 同上。
139 同上，頁51。
140 陳果夫，〈對於醫學院的期望〉，收入《苦口談醫藥》，頁66-75，尤其頁71。
141 陳果夫，〈江蘇醫政學院的過去與未來〉，頁65。
142 同上，頁66。
143 Oldt, "State Medicine Problems," 800.
144〈教育部醫學委員會〉，中國第二歷史檔案館藏，全宗號606，卷號88。
145〈敬告全國中醫師同仁書〉，《濟世日報》，1947年10月31日，頁2。
146 在草擬於一九四六年的〈衛生建設五年計畫〉當中，第一個目標是「普通死亡率應降至合理水準，由百分之三十至百分之十五」。
147 陳志潛，〈中國公共衛生應該走一條新路〉，《醫潮》，卷1期5（1947），頁3-7，尤其頁6。

CHAPTER 11——結論：與現代中醫一同思考

1 張贊臣，〈緒言〉，《醫界春秋》，期34（1929），封面頁。
2 同上。
3 Elisabeth Hsu, "Introduction for the Special Issue on the Globalization of Chinese Medicine and Meditation Practices," *East Asian Science, Technoogy and Society: An International Journal* 2, no. 4, (2009): 461-64; Joseph S. Alter, ed. *Asian Medicine and Globalization* (Philadelphia: University of Pennsylvania Press, 2005).
4 Michel Foucault, "Governmentality," in *The Foucault Effect: Studies in Governmentality*, ed. G. Burchell, C. Gordon, and P. Miller (Chicago: University of Chicago Press, 1991), 87-104.
5 Pierre Bourdieu, "Rethinking the State: Genesis and Structure of the Bureaucratic Field," *Sociological Theory* 12, no. 1 (1994): 1-18, esp. 16.
6 一九三五年的國民黨全國代表大會通過一項名為〈中西醫平等待遇〉的決議。次年，政府頒布《中醫條例》。此外，教育部也在一九三九年頒布《中醫專科學校暫行課目表》。由於中日戰爭在一九三七年爆發，因此這些法規都沒有獲得實行。
7 John Fitzgerald, "The Misconceived Revolution: State and Society in China's Nationalist Revolution, 1923-26," *Journal of Asian Studies* 49, no. 2 (1990): 323-43, esp. 334-37.
8 以印度為例，自從十九世紀中葉以來，「把本土醫學實踐納入西方治療法的可能性……就受到了排除」。見Gyan Prakash, *Another Reason: Science and the Imagination of Modern India* (Princeton, NJ: Princeton University Press, 1999), 129.

9 Warwick Anderson, "The Possession of Kuru: Medical Science and Biological Exchange," *Comparative Studies in Society and History* 42, no. 4 (2000): 713-44, esp. 715.
10 陸淵雷，〈擬國醫藥學術整理大綱草案〉，《神州國醫學報》，卷1期1（1932），頁1-9，尤其頁4。
11 王慎軒，〈奇經八脈之新義〉，收入王慎軒編，《中醫新論彙編》（上海：上海書店，1931），冊1，頁39。亦見杜亞泉，〈氣血新解〉，收入《中醫新論彙編》，頁44-45。
12 傅嶢承，〈營衛新釋〉，收入《中醫新論彙編》，頁40-42。
13 楊志一，〈「天奎」與「內分泌」〉，收入《中醫新論彙編》，頁56-59。
14 William C. Kirby, "Continuity and Change in Modern China: Economic Planning on the Mainland and on Taiwan, 1943-1958," *Australian Journal of Chinese Affairs*, no. 24 (1990): 121-41, esp. 121.
15 舉例而言，在一九六五至一九七三年間擔任中華人民共和國衛生部長的錢信忠（一九一一—二〇〇九），對於鴉片戰爭（一八三九—四二）以來的中醫發展所提出的敘述，就略過了民國時期，並且將余巖的廢止中醫提案簡單指為國民黨政府的政策。見錢信忠，《中國傳統醫藥學發展與現狀》（台北：青春出版社，1995），頁42-43。
16 Kim Taylor, *Chinese Medicine in Early Communist China, 1945-63* (London: Routledge Curzon, 2005), 8.
17 同上。
18 Judith Farquhar, "Re-Writing Traditional Medicine in Post-Maoist China," in *Knowledge and the Scholarly Medical Traditions*, ed. D. Bates (Cambridge: Cambridge University Press, 1995), 251.
19 就我看來，改革派的中醫師包括陸淵雷、施今墨、秦伯未與程門雪等人。蔣熙德指出：「程門雪與他同時代的大多數人一樣，也準備放棄自主權以換取國家承諾保護中醫傳統以及建立制度上的基礎建設，藉此促進學習與研究。」見 Volker Scheid, *Currents of Tradition in Chinese Medicine, 1626-2006* (Seattle, WA: Eastland Press, 2007), 326。
20 Taylor, *Chinese Medicine*, 151.
21 Prakash, *Another Reason*, 9.
22 陳志潛，〈定縣社會改造事業中的保健制度〉，收入章元善、許仕廉編，《鄉村建設實驗第二集》（上海：中華書局，1935)，頁459-73，尤其頁463。
23 See John Grant, "State Medicine: A Logical Policy for China," *National Medical Journal of China* 14, no. 2 (1928): 65-80, esp. 75.
24 Taylor, *Chinese Medicine*, 33.
25 毛澤東雖然沒有直接說出「中醫科學化」，但他在一九四四年發表〈文化工作中的統一戰線〉這個涉及中醫的演說，其主要看法被詮釋為「中醫科學化，西醫中國化」，

之後這句口號廣為流行（同上，頁17）。

26 Farquhar, "Re-Writing Traditional Medicine," 261.

27 Volker Scheid, *Chinese Medicine in Contemporary China: Plurality and Synthesis* (Durham, NC: Duke University Press, 2002), 214.

28 Bruno Latour, *We Have Never Been Modern* (Cambridge, MA: Harvard University Press, 1993), 34.

29 同上，頁99。

30 除此這個案例之外，還有許多案例可以讓我們看出在中國現代科學史與STS的研究取徑之間，存在一種著一種十分有趣、甚至可以帶來突破的的緊張關係。簡言之，STS研究十分擅長於揭露科技以及其社會政治脈絡之間隱密而不為人知的關係，但在現代中國的脈絡中，歷史行動者卻常常大張旗鼓、明白標舉科學與政治之間的關係。舒喜樂 (Sigrid Schmalzer) 在一篇重要的文章中指出，學者在理解與評價1949年後社會主義中國的科學時，尤其應當要意識到這種緊張關係，而進行研究方法的反省。見Sigrid Schmalzer, "On the Appropriate Use of Rose-Colored Glasses: Reflection on Science in Socialist China," *Isis* 98, no. 3 (2007): 571-83.

31 Latour, *We Have Never Been Modern*, 47.

32 譚次仲，〈再呈研究院論藥物實驗不宜忽視經驗〉，收入《醫學革命論爭》（香港：求實出版社，1952；原書出版於1931年），頁50-55。

33 如欲進一步瞭解實驗治療學的崛起，見Harry M. Marks, *The Progress of Experiment: Science and Therapeutic Reform in the United States, 1900-1990* (Cambridge: Cambridge University Press, 1997), 50; Miles Weatherall, "Drug Therapies," in *Companion Encyclopedia of the History of Medicine*, ed. W. F. Bynum and Roy Porter (London: Routledge, 1993), 915-38; K. K. Chen ed. *The American Society for Pharmacology and Experimental Therapeutics, Incorporated: The First Sixty Years* (Washington, DC: Printed by Judd and Detweiler, 1969). 關於杜聰明針對傳統醫學研究所提出的那項卓越而又充滿爭議的提案，見雷祥麟，〈杜聰明的漢醫藥研究之謎：兼論創造價值的整合醫學研究〉，《科技、醫療與社會》，卷11（2010年10月），頁199-283。

34 Merlin L. Wilcox, Bertrand Graz, Jacques Falquet, Chiaka Diakite, Sergio Giani, and Drissa Diallo, "A 'Reverse Pharmacology' Approach for Developing an Anti-malarial Phytomedicine," *Malaria Journal* 10 (supp. 1), S 8 (2011): 1-10, esp. 1.

35 Latour, *We Have Never Been Modern*, 11.

36 同上，頁113。

37 See Dipesh Chakrabarty, *Provincializing Europe: Postcolonial Thought and Historical Difference* (Princeton, NJ: Princeton University Press, 2000); Prakash, *Another Reason*.

左岸科學人文 368
非驢非馬 中醫、西醫與現代中國的相互形塑
Neither Donkey Nor Horse
Medicine in the Struggle Over China's Modernity

原著與修訂 雷祥麟
譯者 陳信宏
總編輯 黃秀如
責任編輯 林巧玲
行銷企劃 蔡竣宇

出版 左岸文化/遠足文化事業股份有限公司
發行 遠足文化事業股份有限公司(讀書共和國出版集團)
231新北市新店區民權路108-2號9樓
電話 (02)2218-1417
傳真 (02)2218-8057
客服專線 0800-221-029
E-Mail rivegauche2002@gmail.com
左岸臉書 facebook.com/RiveGauchePublishingHouse
法律顧問 華洋法律事務所 蘇文生律師
印刷 呈靖彩藝有限公司
初版一刷 2024年2月
初版二刷 2024年5月
定價 580元
ISBN 978-626-7209-73-8
978-626-7209-71-4(PDF)
978-626-7209-72-1(EPUB)

非驢非馬:中醫、西醫與現代中國的相互形塑/
雷祥麟著;陳信宏譯.
-初版.-新北市:左岸文化:
遠足文化事業股份有限公司發行,2024.02
面; 公分.-(左岸科學人文;368)
譯自:Neither donkey nor horse : medicine in the struggle over China's modernity.
ISBN 978-626-7209-73-8(平裝)
1.CST: 中醫史
410.92 112021106